Opieka nad dzieckiem
w wybranych chorobach
CHIRURGICZNYCH

OPIEKA NAD DZIECKIEM
W WYBRANYCH CHOROBACH
CHIRURGICZNYCH

Redakcja naukowa

mgr piel. KRYSTYNA TWARDUŚ
mgr piel. MIECZYSŁAWA PEREK

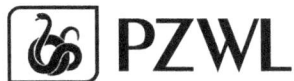

PZWL

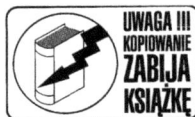

Autorzy i Wydawnictwo dołożyli wszelkich starań, aby wybór i dawkowanie leków w tym opracowaniu były zgodne z aktualnymi wskazaniami i praktyką kliniczną. Mimo to, ze względu na stan wiedzy, zmiany regulacji prawnych i nieprzerwany napływ nowych wyników badań dotyczących podstawowych i niepożądanych działań leków, Czytelnik musi brać pod uwagę informacje zawarte w ulotce dołączonej do każdego opakowania, aby nie przeoczyć ewentualnych zmian we wskazaniach i dawkowaniu. Dotyczy to także specjalnych ostrzeżeń i środków ostrożności. Należy o tym pamiętać, zwłaszcza w przypadku nowych lub rzadko stosowanych substancji.

Wydawca: *Anna Plewa*
Redaktor merytoryczny: *Barbara Kowalska*
Redakcja techniczna: *Zespół*
Korekta: *Zespół*

Projekt okładki i stron tytułowych: *Lidia Michalak-Mirońska*
Zdjęcie na okładce: Agencja Fotograficzna Fotolia

Wydanie I – 1 dodruk
Warszawa 2015

ISBN 978-83-200-4926-8

Wydawnictwo Lekarskie PZWL
02-460 Warszawa, ul. Gottlieba Daimlera 2
tel. 22 695-43-21; infolinia: 801 33 33 80
www.pzwl.pl
www.nursing.com.pl

Księgarnia wysyłkowa:
tel. 22 695-44-80
e-mail: wysylkowa@pzwl.pl

Skład i łamanie: *Joanna Piotrowska*

AUTORZY

Dr n. med., mgr piel. Grażyna Cepuch

Zakład Pielęgniarstwa Klinicznego, Instytut Pielęgniarstwa i Położnictwa,
Wydział Nauk o Zdrowiu, Collegium Medicum Uniwersytet Jagielloński

Lek. Dariusz Chmiel

Zakład Dziecięcej Medycyny Ratunkowej, Wydział Lekarski,
Collegium Medicum Uniwersytet Jagielloński

Mgr piel. Iwona Fąfara

Zakład Pielęgniarstwa Klinicznego, Instytut Pielęgniarstwa i Położnictwa,
Wydział Nauk o Zdrowiu, Collegium Medicum Uniwersytet Jagielloński

Dr n. med. Elżbieta Gabrowska

Krakowska Akademia im. Andrzeja Frycza Modrzewskiego
Oddział Leczenia Żywieniowego,
Uniwersytecki Szpital Dziecięcy w Krakowie

Dr n. med., mgr piel. Agnieszka Gniadek

Zakład Pielęgniarstwa Internistycznego i Środowiskowego,
Instytut Pielęgniarstwa i Położnictwa, Wydział Nauk o Zdrowiu,
Collegium Medicum Uniwersytet Jagielloński

Dr hab. n. med. Wojciech Górecki

Klinika Chirurgii Dziecięcej, Katedra Chirurgii Pediatrycznej,
Wydział Lekarski, Collegium Medicum Uniwersytet Jagielloński

Mgr piel. Bożena Krzeczowska

Zakład Pielęgniarstwa Klinicznego, Instytut Pielęgniarstwa i Położnictwa,
Wydział Nauk o Zdrowiu, Collegium Medicum Uniwersytet Jagielloński

Dr hab. n. med. Grzegorz Lis

Klinika Chorób Dzieci, Katedra Pediatrii,
Collegium Medicum Uniwersytet Jagielloński

Mgr piel. Mieczysława Perek

Zakład Pielęgniarstwa Klinicznego, Instytut Pielęgniarstwa i Położnictwa,
Wydział Nauk o Zdrowiu, Collegium Medicum Uniwersytet Jagielloński

Lek. Krzysztof Solecki

Klinika Chirurgii Dziecięcej, Katedra Chirurgii Pediatrycznej,
Wydział Lekarski, Collegium Medicum Uniwersytet Jagielloński

Lek. Janusz Sulisławski

Klinika Urologii Dziecięcej, Katedra Chirurgii Pediatrycznej,
Wydział Lekarski, Collegium Medicum Uniwersytet Jagielloński

Dr hab. n. med. Jerzy Sułko

Klinika Chirurgii Dziecięcej, Katedra Chirurgii Pediatrycznej,
Wydział Lekarski, Collegium Medicum Uniwersytet Jagielloński

Mgr piel. Krystyna Twarduś

Zakład Pielęgniarstwa Klinicznego, Instytut Pielęgniarstwa i Położnictwa,
Wydział Nauk o Zdrowiu, Collegium Medicum Uniwersytet Jagielloński

Dr n. med. Michał Wolnicki

Klinika Urologii Dziecięcej, Katedra Chirurgii Pediatrycznej,
Wydział Lekarski, Collegium Medicum Uniwersytet Jagielloński

PRZEDMOWA

Wiedza i umiejętności pielęgniarskie stanowią istotny element w procesie leczenia pacjentów w wieku rozwojowym. To przekonanie, a także troska o jakość opieki pielęgniarskiej nad dzieckiem leczonym na oddziale chirurgicznym skłoniły nas do opracowania niniejszego podręcznika. Została w nim zawarta aktualna wiedza na temat zagadnień klinicznych i najważniejszych aspektów opieki pielęgniarskiej w wybranych chorobach z zakresu chirurgii dziecięcej.

Oddając książkę w ręce studentów pielęgniarstwa i pracujących pielęgniarek, autorzy mają nadzieję, że będzie ona pomocna w nowoczesnym kształceniu oraz w codziennej praktyce pielęgniarskiej w procesie diagnozowania, leczenia i pielęgnowania dziecka.

Jeżeli stwierdzą Państwo, że podręcznik spełnił pokładane w nim nadzieje, będzie to dla jego autorów powód do najwyższej satysfakcji.

W imieniu zespołu współautorów
Krystyna Twarduś i *Mieczysława Perek*

SPIS TREŚCI

CZĘŚĆ I

ZAGADNIENIA OGÓLNE

PATOFIZJOLOGICZNE PODSTAWY REAKCJI DZIECKA NA URAZ OPERACYJNY

Krystyna Twarduś

1

Każdy zabieg diagnostyczny i leczniczy, a tym bardziej zabieg operacyjny, ponieważ powoduje uraz, ma duży wpływ na organizm i psychikę dziecka, zwłaszcza na organizm noworodka lub dziecka urodzonego przedwcześnie. Cechą charakterystyczną ustroju dziecięcego jest jego wyjątkowa labilność, która przejawia się w łatwości powstawania i szybkości pogłębiania się zaburzeń podstawowych funkcji życiowych.

Uraz przekraczający w skutkach normy dopuszczalne dla danego zabiegu medycznego można określić jako jatrogenny. Urazy jatrogenne są najczęściej efektem szybko przeprowadzonych zabiegów operacyjnych, z krótkim okresem obserwacji i wyrównywania zaburzeń przed zabiegiem operacyjnym i z leczeniem pooperacyjnym nieuwzględniającym odrębności czynnościowych małego dziecka. Planowe i doraźne zabiegi operacyjne wykonywane u dziecka muszą być zawsze traktowane jako potencjalna przyczyna szeroko pojętego urazu. Jeżeli taki uraz przekracza możliwości kompensacyjne ustroju, może doprowadzić do zagrożenia życia, a nawet do śmierci dziecka. Ważnym elementem postępowania pooperacyjnego jest doprowadzenie do jak najszybszego powrotu dziecka do zdrowia. Mając to na uwadze, należy pamiętać, że zabieg operacyjny, podobnie jak każde uszkodzenie ciała, może wywołać ciąg reakcji wpływających niekorzystnie na funkcjonowanie całego organizmu dziecka. Im młodsze dziecko, tym większa niedojrzałość poszczególnych narządów i układów. Małe rezerwy fizjologiczne organizmu małego dziecka i labilność reakcji na warunki zewnętrzne (uraz, stres operacyjny, zakażenie, wahania temperatury, nieprawidłowe żywienie) często powodują nasilenie objawów choroby i mogą sprawić, że znajdzie się ono w stanie zagrożenia życia.

Specyfika wieku dziecięcego – niedojrzałość wielu narządów i układów, duża dynamika rozwojowa (szczególnie w 1. roku życia), chwiejność równowagi wodno-elektrolitowej i kwasowo-zasadowej, odrębny sposób reagowania na uraz i ból operacyjny oraz stres związany z pobytem w szpitalu

– musi być uwzględniona w opiece nad dzieckiem znajdującym się na oddziale chirurgicznym (chirurgia dziecięca jest dziedziną medycyny w wielu aspektach bardziej zbliżoną do pediatrii niż do chirurgii osób dorosłych).

Okres noworodkowy jest szczególnym okresem życia dziecka. Układy organizmu dziecka muszą dopiero osiągnąć stan pełnej fizjologicznej sprawności, a ich rezerwa czynnościowa jest niewielka. W miarę wzrostu w okresie niemowlęcym i dzieciństwa czynność poszczególnych układów stopniowo dojrzewa, osiągając stan charakterystyczny dla człowieka dorosłego, a ich rezerwa czynnościowa wzrasta. Mimo że następstwem silnego stresu działającego na niedojrzałe układy fizjologiczne jest często niewydolność poszczególnych narządów, u niemowlęcia zdolność wzrostu i regeneracji jest znacznie większa niż u człowieka w wieku podeszłym. Ale niewydolność jednego z układów ustrojowych często powoduje (tak jak u osób dorosłych) zaburzenie czynności pozostałych układów. Jednak ze względu na niedojrzałość i brak rezerwy czynnościowej ta zasada współzależności układów ustrojowych jest bardziej oczywista w okresie niemowlęcym i wczesnego dzieciństwa.

Uraz tkanek na skutek zabiegu operacyjnego inicjuje w organizmie liczne zmiany biochemiczne, metaboliczne i immunologiczne. Powoduje również kompleks miejscowych reakcji, na które składają się: rozszerzenie naczyń, miejscowa kumulacja krążących leukocytów wielojądrzastych i makrofagów oraz zwiększona przepuszczalność włośniczkowa wraz z ucieczką płynów do otaczających tkanek. Następuje uwolnienie mediatorów z komórek zapalnych (histaminy i serotoniny) oraz aktywacja tkankowych i osoczowych układów proteolitycznych. Uwolnione czynniki posiadają właściwości chemotaktyczne oraz przyciągają komórki fagocytujące do miejsca uszkodzenia. Procesy te, mające na celu eliminację niekorzystnych czynników oraz przywrócenie równowagi w organizmie, noszą nazwę reakcji ostrej fazy. Inwazja bakteryjna, zranienie tkanek czy uraz operacyjny zawsze powodują lokalne uwolnienie enzymów lizosomalnych, które trawią i usuwają martwicze złogi. Proces ten jest nasilany przez nacieki wielojądrzastych leukocytów i makrofagów wyposażonych w enzymy trawiące białka.

Zabieg chirurgiczny wiąże się z koniecznością stosowania leczenia farmakologicznego (w tym leków stosowanych do znieczulenia ogólnego). Należy pamiętać, że w okresie noworodkowym wątroba nie jest w pełni dojrzała i że niektóre układy enzymatyczne odpowiedzialne za czynność odtruwającą i rozkładanie leków nie są jeszcze w pełni sprawne, a rozmieszczenie leków w płynach ustrojowych jest odmienne niż u osób dorosłych. Organizm noworodka produkuje mało białek krzepnięcia krwi (po urodzeniu podaje się witaminę K, aby ułatwić wytwarzanie protrombiny), a mały zapas glikogenu u noworodka łatwo ulega wyczerpaniu w stanie stresu operacyjnego. Dzieci poddawane zabiegowi operacyjnemu często są również wyniszczone. Jeśli okres głodzenia, zwłaszcza u noworodka i małego niemowlęcia, trwa długo, zubożenie zapasów glikogenu i mała podaż płynów mogą wywołać ketozę i odwodnienie organizmu. Właśnie z tego powodu u noworodków i małych niemowląt okres głodzenia przed zabiegiem operacyjnym powinien być maksymalnie skrócony, tak aby zapewnić bezpieczne znieczulenie dziecka (nie powinien być dłuższy od zwykłej przerwy między karmieniem u niemowlęcia, tzn. powinien wynosić 3–6 godzin; jeśli jest dłuższy, dziecku podaje się dożylnie płyny nawadniające).

U niemowląt nierzadko występują objawy niedojrzałości układu trawiennego, objawiające się m.in. nietolerancją dwucukrów. Nietolerancja oznacza, że w kale zwiększa się ilość węglowodanów i produktów jego rozpadu, co wiąże się z większą utratą wody drogą przewodu pokarmowego, wynikającą ze zwiększonego ładunku osmotycznego. Ze względu na dostępność wody znajdującej się w przestrzeni pozakomórkowej łatwo dochodzi do jej utraty i bardzo szybko niemowlę ulega znacznemu odwodnieniu. Lecząc dziecko po zabiegu operacyjnym, należy zawsze mieć na uwadze, że tego typu nietolerancja węglowodanów może wystąpić nawet u dziecka 3–4-letniego w odpowiedzi na uraz chirurgiczny.

Jedną z różnic między organizmem osoby dorosłej i organizmem dziecka jest szybkość, z jaką dziecko przechodzi ze stanu zdrowia w stan poważnej choroby. Należy to również mieć na uwadze, planując lub wykonując zabieg operacyjny w trybie nagłym. Stan dziecka może się gwałtownie pogorszyć ze względu na małe możliwości kompensacyjne ze strony poszczególnych narządów i układów. Obserwuje się również mechanizm odwrotny – dzieci często zdrowieją w bardzo krótkim czasie po wystąpieniu poważnych zaburzeń fizjologicznych, co nie byłoby możliwe w przypadku osoby dorosłej.

Kolejnymi czynnikami, które należy uwzględnić w przypadku chirurgii dziecięcej, są niższe wartości wskaźników fizjologicznych i dokonywanych pomiarów, co jest niezbędne dla prawidłowego postępowania w procesie leczenia dzieci po zabiegu operacyjnym (np. utrata 30 ml krwi u noworodka stanowi 10% objętości krwi krążącej, podczas gdy dla osoby dorosłej jest to objętość nieistotna z punktu widzenia klinicznego). Nieuwzględnienie tych różnic może powodować poważne następstwa zagrażające życiu małego dziecka.

Zabieg operacyjny, podobnie jak każde uszkodzenie ciała, może wyzwolić ciąg reakcji silnie wpływających na metabolizm organizmu. Hormony stresowe i cytokiny prozapalne uwalniane podczas urazu nasilają katabolizm glikogenu, tłuszczu oraz białek, prowadząc do upośledzenia stanu odżywienia dziecka, co z kolei wpływa na możliwość wystąpienia powikłań pooperacyjnych czy wydłużenia czasu hospitalizacji. Ze względu na dużą dynamikę metabolizmu organizm dziecka łatwiej niż u człowieka dorosłego może ulec odwodnieniu, przegrzaniu lub oziębieniu. Pozornie niewielka utrata krwi może okazać się groźna, gdy uwzględni się objętość krwi krążącej w ustroju małego dziecka.

W okresie pooperacyjnym, zwłaszcza po zabiegach neurochirurgicznych w obrębie podwzgórza i po rozległych zabiegach w obrębie jamy brzusznej (które są niebezpieczne dla niemowląt i małych dzieci ze względu na trudności związane z dokładną oceną utraty płynów w czasie długotrwałego zabiegu operacyjnego), może rozwinąć się pooperacyjne zatrucie wodne. Zespół taki powstaje w następstwie nieprawidłowego wydzielania hormonu antydiuretycznego. Objawami tego zespołu są: hiponatremia, utrzymujące się wydalanie znacznych ilości sodu w moczu, skąpomocz, niska osmolalność osocza oraz prawidłowa lub wysoka osmolalność moczu. Chory jest dobrze nawodniony i stwierdza się zwiększenie jego masy ciała. W rozpoznaniu różnicowym tego stanu należy uwzględnić odwodnienie hipotoniczne, w przebiegu którego stwierdza się zmniejszenie masy ciała i cechy odwodnienia, z obniżeniem stężenia sodu w surowicy krwi. Jeśli nie rozpozna się tego zespołu odpowiednio wcześnie, pojawiają się drgawki w następstwie obrzęku mózgu, co stanowi stan zagrożenia życia dziecka.

Zabieg operacyjny niesie również ze sobą ryzyko rozwoju zakażenia. Objawy zakażenia ogólnego u noworodka to: pogarszający się stopniowo ogólny stan dziecka, podwyższona temperatura ciała (czasami reakcją na zakażenie jest jednak obniżenie temperatury ciała), utrata łaknienia i pragnienia, przyspieszenie tętna i oddechu, narastające odwodnienie, zmniejszenie diurezy, narastające wzdęcie brzucha, zażółcenie powłok skórnych. U młodszych dzieci, szczególnie u noworodków i niemowląt, mechanizmy odpornościowe nie są dojrzałe, co może powodować ciężki przebieg pooperacyjny na skutek uogólnienia procesów zapalnych (ryzyko rozwoju posocznicy u noworodka, zwłaszcza urodzonego przedwcześnie). Zespół uogólnionej odpowiedzi zapalnej (SIRS – systemic inflammatory response syndrome) jest to nasilona reakcja zapalna występująca na skutek urazu operacyjnego. Może rozwinąć się po każdym rozległym zabiegu operacyjnym, w tym kardiochirurgicznym.

SIRS u dziecka rozpoznaje się wówczas, gdy wystąpią dwa lub więcej z następujących objawów:
→ temperatura ciała > 38°C lub < 36°C – poza bezpośrednim okresem pooperacyjnym (tj. w ciągu pierwszych 4 godzin po przekazaniu pacjenta z bloku operacyjnego);
→ częstość skurczów serca powyżej 160/minutę (po wykluczeniu hipowolemii po zabiegu kardiochirurgicznym);
→ pCO_2 < 32 mm Hg (z wyjątkiem stosowania planowej hiperwentylacji);
→ leukocytoza > 19 000/mm^3 lub < 4000/mm^3.

Zabieg kardiochirurgiczny w krążeniu pozaustrojowym może wyzwolić reakcję zapalną na skutek samego urazu chirurgicznego, dużej utraty krwi, przetoczenia krwi i preparatów krwiopochodnych oraz stosowania w czasie zabiegu hipotermii i krążenia pozaustrojowego. Odpowiedź zapalna ustroju na krążenie pozaustrojowe aktywuje złożony proces patofizjologiczny związany z przepływem krwi przez oksygenator i układ drenów oraz kontaktowanie się krwi z niefizjologicznymi powierzchniami aparatury. Na rozwój reakcji zapalnej ma również wpływ reakcja na niedokrwienne uszkodzenie tkanek związane z zatrzymaniem krążenia i reperfuzją. Ponadto ponowne wznowienie krążenia związane jest z aktywacją czynników bezpośrednio odpowiedzialnych za reakcję zapalną. Również endotoksemia może bezpośrednio wyzwolić reakcję zapalną (zmniejszona perfuzja przez naczynia trzewne może powodować zniszczenie śluzówki jelita, które ułatwia przemieszczenie się endotoksyn do krwi).

Ważnym czynnikiem jest również psychika małego dziecka – jego stan psychiczny może ulegać szybkim zmianom na skutek niekorzystnych czynników zewnętrznych. Możliwe jest wystąpienie lęku, przygnębienia i gniewu, a nawet reakcji typowo nerwicowych lub zaburzeń osobowości, które mogą utrzymywać się po ustąpieniu dolegliwości chorobowych. Może to znacznie zaburzać funkcjonowanie całego organizmu dziecka w okresie przed- i pooperacyjnym.

Specjalistyczna opieka nad chorymi dziećmi (zwłaszcza noworodkami) wymaga zatem wysoko kwalifikowanego personelu i odpowiedniego wyposażenia oddziału. Dzieci z chorobami chirurgicznymi powinny być diagnozowane i leczone przez chirurgów dziecięcych, co daje szanse na zmniejszenie liczby i ciężkości urazów jatrogennych związanych z leczeniem operacyjnym. Wprowadzanie nowych metod leczenia (w tym trybu operacji „jednego dnia") lub skracanie pobytu po większych operacjach powinno być bardzo rozważne z zachowaniem zasad bezpieczeństwa dziecka (bezwzględne wykluczenie wszelkich przeciwwskazań do zabiegu operacyjnego). Ważnym zadaniem chirurgii dziecięcej jest nie tylko rozpoznawanie choroby wymagającej zabiegu operacyjnego i wykonanie takiego zabiegu, ale również przewidywanie następstw i szybkie opanowanie zaburzeń i powikłań przed- i pooperacyjnych oraz wczesne rozpoczynanie leczenia usprawniającego po zabiegu chirurgicznym.

Piśmiennictwo

1. Dyja-Jarosz A., Osemlak P., Mełges T., Osemlak J.: *Urazy jatrogenne zagrażające życiu dziecka*. Rocz. Dziec. Chir. Uraz. 9 (XXXIII), Folium, Lublin 2005, s. 95–99.
2. MacMahon R.A. (red.): *Poradnik chirurgii dziecięcej*. Państwowy Zakład Wydawnictw Lekarskich, Warszawa 1990.

2 BADANIE DZIECKA NA ODDZIALE CHIRURGII DZIECIĘCEJ

Krzysztof Solecki

Informacje ogólne

Ogólne zasady badania dziecka na oddziale chirurgicznym nie odbiegają od zasad typowego badania pediatrycznego. Szczegółowe badanie ukierunkowane jest na problemy „chirurgiczne", które mogą występować u pacjenta. Dobrze zebrany wywiad lekarski oraz prawidłowo przeprowadzone badanie fizykalne stanowią podstawę dalszej diagnostyki i leczenia oraz ważny etap w ustalaniu relacji dziecka i rodziny z lekarzem.

Badanie podmiotowe obejmuje ustalenie głównych dolegliwości, czasu ich trwania, nasilenia i charakteru. W przypadku noworodków i niemowląt niezbędne jest uzyskanie dodatkowych informacji o przebiegu ciąży, badaniach prenatalnych, rodzaju i terminie porodu, masie urodzeniowej dziecka, punktacji w skali Apgar oraz rodzaju i tolerancji karmienia. Konieczne jest ustalenie, w której dobie została oddana pierwsza smółka, a także jaki jest czas i sposób oddawania moczu (mikcja strumieniem czy kroplowa). W przypadku pacjentów po urazach istotne jest dokładne poznanie okoliczności zdarzenia. Wywiad uzupełnia się o informacje o chorobach towarzyszących, uczuleniach, zażywanych lekach, przebytych chorobach (hospitalizacje, zabiegi operacyjne, choroby zakaźne). Istotne jest również zebranie wywiadu rodzinnego w kierunku chorób genetycznie uwarunkowanych oraz wywiadu socjalnego.

Badanie przedmiotowe rozpoczyna się od obserwacji dziecka – jego zachowania, sposobu poruszania się i relacji z otoczeniem. Przed przystąpieniem do badania fizykalnego należy umyć ręce, co, poza aspektem higienicznym, pozwala na ogrzanie rąk i zwiększa zaufanie rodziców.

W odróżnieniu od osób dorosłych, w odniesieniu do których można posługiwać się jednym schematem badania, u dzieci badanie każdorazowo powinno być dostosowane do wieku, charakteru i emocji dziecka. Dziecko może znajdować się w pozycji leżącej lub stojącej bądź na kolanach czy rękach rodzica. Nie zawsze możliwe jest przeprowadzenie od razu dokładnego kompletnego badania i musi być ono uzupełniane etapowo (np. podczas snu dziecka). Badanie dziecka powinno odbywać się w obecności osoby trzeciej, najlepiej rodzica lub pielęgniarki. Elementem badania chirurgicznego jest badanie przez odbyt (*per rectum*), którego u dzieci nie stosuje się rutynowo, a jedynie w przypadkach, gdy jest naprawdę konieczne.

Stan ogólny pacjenta określa się na podstawie jego stanu świadomości, wydolności krążeniowo-oddechowej, stanu nawodnienia i nasilenia dolegliwości bólowych. Należy ocenić ułożenie, budowę ciała i stopień odżywienia dziecka. W trakcie badania zwraca się uwagę na obecność wad rozwojowych, charakterystycznych cech zespołów genetycznych i innych współistniejących chorób. Szczególną uwagę należy zwrócić na zmiany pourazowe (podbiegnięcia krwawe, blizny, rany, otarcia naskórka), gdyż ich charakter, lokalizacja i nasilenie mogą świadczyć o stosowaniu przemocy fizycznej wobec dziecka.

Stan miejscowy odnosi się do konkretnej patologii (np. guza, ropnia, itp.) lub obszaru objętego chorobą – w takim przypadku konieczne jest szczegółowe badanie i ocena chirurgiczna.

Badania laboratoryjne i obrazowe

Podstawowe badania laboratoryjne wykonywane na oddziale chirurgii dziecięcej obejmują: morfologię krwi, grupę krwi, czynnik Rh, równowagę kwasowo-zasadową, jonogram, ocenę parametrów układu krzepnięcia i parametrów stanu zapalnego (białko C-reaktywne), stężenie mocznika i kreatyniny oraz badanie ogólne moczu. Zlecane badania dodatkowe zależą od choroby podstawowej i mogą być bardzo specjalistyczne. Niemniej w porównaniu z oddziałami pediatrycznymi liczba zlecanych badań jest znacznie mniejsza. Do przeprowadzenia wielu operacji w znieczuleniu ogólnym wystarcza określenie grupy krwi, ocena morfologii krwi i podstawowych parametrów układu krzepnięcia oraz ogólne badanie moczu. Zdjęcie rentgenowskie stopniowo przestaje być najczęściej wykonywanym badaniem obrazowym, coraz większe zastosowanie znajduje natomiast badanie USG, które jest niezmiernie przydatne w codziennej pracy lekarzy i może być stosowane również śródoperacyjnie, np. podczas zakładania centralnych wkłuć naczyniowych. Precyzyjna diagnostyka radiologiczna jest ponadto możliwa dzięki zastosowaniu tomografii komputerowej i rezonansu magnetycznego. U młodszych dzieci badania te są przeprowadzane w znieczuleniu ogólnym. Innym badaniem obrazowym często wykorzystywanym w chirurgii dziecięcej jest fluoroskopia, umożliwiająca podgląd rentgenowski w czasie rzeczywistym, m.in. w celu obrazowania funkcjonowania i anatomii przewodu pokarmowego. Należy w miarę możliwości ograniczać zlecanie badań obrazowych z użyciem promieniowania jonizującego i dbać o prawidłową ochronę radiologiczną dziecka. Znacznie rzadziej wykonywanymi badaniami obrazowymi są scyntygrafia z wykorzystaniem radioizotopów oraz pozytonowa tomografia emisyjna (PET).

Piśmiennictwo

1. Grochowski J. (red.): *Wybrane zagadnienia z chirurgii dziecięcej.* Wydawnictwo Fundacji „O Zdrowie Dziecka", Kraków 1999.

PRZYGOTOWANIE DZIECKA DO ZABIEGU OPERACYJNEGO

Krystyna Twarduś, Mieczysława Perek

Informacje ogólne

Zabieg operacyjny może być wykonany w trybie planowym i w trybie nagłym (pilnym). Tryb planowy dotyczy dzieci, u których przebieg choroby nie stwarza zagrożenia dla życia, ale u których należy wykonać zabieg operacyjny. Natychmiastowego leczenia operacyjnego wymagają chorzy, u których objawy chorobowe rozwijają się szybko i stanowią zagrożenie dla jego zdrowia i życia. W trybie pilnym leczenie operacyjne jest podejmowane w ramach ostrego dyżuru lub w sytuacji pogorszenia się stanu zdrowia dziecka przebywającego już na oddziale chirurgicznym. Celem przygotowania dziecka do zabiegu jest bezpieczne przeprowadzenie zabiegu operacyjnego i zapewnienie prawidłowego przebiegu okresu pooperacyjnego (zmniejszenie ryzyka wystąpienia powikłań). W przygotowaniu chorego bierze udział cały zespół terapeutyczny: chirurg, anestezjolog, pielęgniarka, dietetyk, rehabilitant, a także lekarze innych specjalności (np. pediatra, kardiolog, radiolog). Informacje dotyczące rodzaju zabiegu operacyjnego i sposobu jego wykonania oraz przebiegu okresu pooperacyjnego i efektów leczenia przekazuje chirurg. Decyzję o rodzaju znieczulenia podejmuje anestezjolog po dokonaniu oceny stanu ogólnego dziecka i w zależności od rodzaju wykonywanego zabiegu.

Przygotowanie do zabiegu operacyjnego w trybie nagłym

Opieka przedoperacyjna

Należy zapewnić prawidłowy transport dziecka do szpitala (w przypadku noworodka transport w inkubatorze) w celu zapewnienia prawidłowej temperatury ciała, jak również łatwego dostępu do dziecka i jego stałej obserwacji (musi być możliwość podania tlenu i zastosowania urządzenia ssącego). Wymogi, którym powinien odpowiadać środek transportujący noworodka, zależą od stanu klinicznego dziecka:

→ jeśli występują objawy niedrożności jelit, należy wprowadzić zgłębnik nosowo-żołądkowy w celu odbarczenia treści żołądkowej (swobodny drenaż i okresowe jej odsysanie zapobiega wymiotom i aspiracji do dolnych dróg oddechowych);
→ jeżeli występują znaczne zaburzenia oddechowe, np. w wyniku przepukliny przeponowej, konieczna może okazać się intubacja dziecka i wspomaganie oddychania lub oddech zastępczy;
→ jeśli występuje odma opłucnowa, konieczne będzie nakłucie opłucnej.

Przygotowanie dziecka do zabiegu operacyjnego ma na celu osiągnięcie takiego stanu klinicznego, aby ryzyko znieczulenia i operacji było dla chorego dziecka jak najmniejsze. Pamiętać należy o: utrzymaniu prawidłowej temperatury ciała, zapewnieniu drożności dróg oddechowych i podaży tlenu w razie wskazań, leczenia objawów wstrząsu, wyrównywaniu zaburzeń gospodarki wodno-elektrolitowej i kwasowo-zasadowej oraz zaburzeń metabolicznych (hipoglikemii lub hipokalcemii). Wyrównanie parametrów morfotycznych w przypadku przewlekłej niedokrwistości i zaburzeń odżywiania przed operacją ze wskazań nagłych zwykle nie jest możliwe.

Przygotowanie fizyczne do zabiegu operacyjnego obejmuje:
→ monitorowanie wydolności układu oddechowego i krążenia przez pomiar oraz udokumentowanie w karcie obserwacji dziecka: tętna, oddechu (ocena charakteru parametrów), ciśnienia tętniczego krwi, wysycenia hemoglobiny tlenem;
→ wykonanie i udokumentowanie pomiaru temperatury oraz masy ciała (pomiar masy ciała jest konieczny do obliczania dawek leków stosowanych do premedykacji, znieczulenia oraz farmakoterapii);
→ asystowanie w czasie wykonywania badania fizykalnego i badań obrazowych;
→ założenie obwodowego wkłucia naczyniowego lub asystowanie przy zakładaniu wkłucia centralnego; pielęgnowanie wkłucia zgodnie z procedurą;
→ nawadnianie dożylne i wyrównywanie zaburzeń elektrolitowych, kwasowo-zasadowych i metabolicznych na zlecenie, zgodne z zapotrzebowaniem i wynikami badań laboratoryjnych;
→ założenie zgłębnika nosowo-żołądkowego w celu odbarczenia przewodu pokarmowego, monitorowanie ilości i jakości wydzieliny zalegającej w żołądku;

- → pobranie krwi do badań zgodnie ze zleceniem (morfologia krwi, elektro-lity, grupa krwi i czynnik Rh, antygen HbsAg, próba zgodności, badania biochemiczne);
- → wprowadzenie cewnika do pęcherza moczowego w celu monitorowania diurezy; utrzymanie drożności cewnika i pielęgnowanie zgodnie z pro-cedurą;
- → wykonanie i udokumentowanie innych zabiegów zgodnie z indywidual-ną kartą zleceń w zależności od stanu klinicznego pacjenta;
- → uzyskanie pisemnej zgody rodzica/opiekuna prawnego na zabieg opera-cyjny w trybie pilnym;
- → umycie chorego, przygotowanie pola operacyjnego.

Operacje w trybie nagłym wykonuje się bez premedykacji.

Przygotowanie dziecka do zabiegu operacyjnego w trybie planowym

Przygotowanie psychiczne

Jednym z istotnych elementów przygotowania dziecka do pobytu w szpita-lu związanego z koniecznością wykonania zabiegu operacyjnego jest przy-gotowanie od strony psychologicznej i informacyjnej. Reakcja dziecka na konieczność leczenia szpitalnego i operacji może być różna i zależy od: jego wieku, odporności psychicznej, rodzaju choroby, doświadczeń zwią-zanych z wcześniejszymi pobytami w szpitalu, przewidywanego okresu pobytu w szpitalu, wsparcia uzyskanego ze strony najbliższej rodziny i personelu.

W przygotowaniu psychicznym istotne jest:
- → zapoznanie dziecka i rodzica z prawami pacjenta, z topografią oddziału i regulaminem pobytu na oddziale;
- → dokładne wyjaśnienie przyczyny przyjęcia do szpitala (stosownie do możliwości percepcyjnych dziecka), wytłumaczenie, na czym polega znieczulenie i zabieg operacyjny (należy to zrobić jeszcze przed przy-jęciem do szpitala i powtórzyć po przyjęciu dziecka na oddział), wy-jaśnienie dziecku procedury związanej z postępowaniem leczniczo--pielęgnacyjnym w okresie przed- i pooperacyjnym (poinformowanie dziecka/rodziców o zmianach, które wystąpią po zabiegu operacyjnym, o przebiegu okresu pooperacyjnego, np. o założeniu drenażu, zgłębnika dożołądkowego, unieruchomieniu, konieczności nawadniania dożylne-go itp.), zachęcanie do zadawania pytań, wyjaśnianie wszystkich wąt-pliwości;

→ okazanie dziecku i rodzicom wsparcia i życzliwości, zapewnienie o stałej gotowości do udzielenia pomocy, stworzenie warunków do wyrażania swoich uczuć i emocji związanych z nową, trudną sytuacją;

→ zachęcanie rodziców do współpracy w opiece nad dzieckiem – ustalenie z rodzicami zasad współpracy dotyczącej opieki nad dzieckiem po zabiegu operacyjnym.

Przygotowanie fizyczne

Przygotowanie chorego rozpoczyna się w chwili podjęcia decyzji o zabiegu operacyjnym i może odbywać się na oddziale szpitalnym lub – co jest częstsze – w warunkach ambulatoryjnych.

Przygotowanie fizyczne obejmuje:
→ szczepienie przeciwko WZW typu B (gdy dziecko nie było jeszcze zaszczepione), badanie radiologiczne klatki piersiowej, badanie EKG;

→ wykonanie badania pediatrycznego i badań specjalistycznych (stomatologicznego, laryngologicznego, kardiologicznego i innych w razie wskazań), które nie powinny wykazać przeciwwskazań do zabiegu operacyjnego;

→ wykonanie diagnostycznych badań laboratoryjnych zgodnie ze zleceniem (czas krzepnięcia, elektrolity, morfologia krwi z rozmazem i płytkami oraz inne badania wynikające z istoty choroby), a także badań obrazowych (tomografia komputerowa, cystografia mikcyjna, USG itd.).

W zależności od uzyskanych wyników podejmowana jest decyzja o dalszym postępowaniu, np. o leczeniu stanów zapalnych, wyrównywaniu niedoborów białkowych, leczeniu niedokrwistości, poprawie stanu odżywienia lub leczeniu stomatologicznym.

Dzień poprzedzający zabieg operacyjny

1. Ocena stanu zdrowia dziecka przez anestezjologa (przeprowadzenie wywiadu anestezjologicznego z rodzicami i starszym dzieckiem), wyjaśnienie procedury wprowadzenia w znieczulenie, uzyskanie zgody na proponowane znieczulenie.
2. Wykonanie badania fizykalnego (ocena funkcji układu oddychania i krążenia), ocena stanu nawodnienia dziecka.
3. Wykonanie pomiaru temperatury ciała, tętna, oddechu, ciśnienia tętniczego krwi oraz masy ciała; interpretacja wyników i ich zanotowanie w indywidualnej dokumentacji pacjenta.
4. Wykluczenie przeciwwskazań do wykonania zabiegu operacyjnego (gorączka, nieżyt górnych dróg oddechowych, podwyższone ciśnienie tętnicze krwi, zaburzenia w częstotliwości tętna i oddechu, patologiczne

zmiany na skórze, u dziewcząt menstruacja). Dziecko, u którego planowany jest zabieg operacyjny, musi być w dobrym stanie zdrowia. Jeśli występują jakiekolwiek zaburzenia (niedokrwistość, zapalenie dróg oddechowych lub miejscowy proces zapalny), zabieg operacyjny musi zostać odroczony.

5. Pobranie materiału do badań diagnostycznych zgodnie z przyjętymi procedurami (np. grupa krwi, czynnik Rh, próba zgodności, czas krwawienia i krzepnięcia, morfologia krwi, elektrolity, równowaga kwasowo-zasadowa, glukoza, ogólne badanie moczu).

6. Wykonanie lub pomoc w wykonaniu kąpieli całego ciała oraz toalety pępka, jeśli zabieg operacyjny jest wykonywany na jamie brzusznej metodą laparoskopową.

7. Przygotowanie pola operacyjnego (ogolenie skóry owłosionej – u dzieci od okresu pokwitania) oraz zmycie lakieru z płytki paznokciowej.

8. Przypomnienie dziecku i/lub rodzicowi o konieczności pozostania na czczo (na 6–8 godzin przed planowanym zabiegiem nie podaje się dziecku posiłków i napojów do picia; w przypadku małych dzieci, do 4. roku życia, okres ten może być krótszy – wynosi 4 godziny) oraz umieszczenie w widocznym miejscu (na łóżeczku) napisu informującego „nic doustnie", szczególnie jeżeli dziecko jest małe. Ostatnie karmienie/pojenie:
   → dzieci do 1. roku życia: ostatni posiłek płynny na 4 godziny przed znieczuleniem; pojenie/karmienie naturalne do 3 godzin przed anestezją; jeżeli zabieg operacyjny będzie wykonywany rano, ostatnie karmienie o godzinie 24.00, a o godzinie 5.00 napojenie dziecka!;
   → dzieci powyżej 1. roku życia: ostatni posiłek wieczorem; napoić do woli ok. godziny 5.00 rano;
   → jeżeli dziecko ma być znieczulane po godzinie 11.00, powinno być rano napojone lub nawodnione dożylnie (20 ml/kg masy ciała – gdy są oczywiste przeciwwskazania chirurgiczne do pojenia dziecka). Postępowanie takie zmniejsza ryzyko wystąpienia stanu odwodnienia lub hipoglikemii oraz zapewnia łagodniejsze wprowadzenie w znieczulenie i bardziej stabilny przebieg samego zabiegu operacyjnego.

9. Przygotowanie przewodu pokarmowego dziecka przez wykonanie enemy lub podanie środka farmakologicznego na zlecenie (zabieg oczyszczania jelita grubego zależnie od rodzaju planowanego zabiegu).

10. Założenie kaniuli do żyły powierzchownej lub asystowanie przy założeniu wkłucia centralnego.

11. Podanie dziecku przed planowanym zabiegiem operacyjnym płynów infuzyjnych i ewentualnie leków (rodzaj, dawka i godzina podania są określane przez lekarza), wykonanie innych zleceń zgodnych z indywidualną kartą zleceń.

12. Podanie starszemu dziecku środka nasennego na noc poprzedzającą zabieg operacyjny w celu zmniejszenia niepokoju, lęku i trudności w zasypianiu.

Dzień zabiegu operacyjnego

1. Przypomnienie o konieczności pozostania na czczo, jeśli powinien być podany lek doustny (podać do popicia niewielką ilość wody).
2. Wykonanie pomiaru temperatury ciała, tętna, oddechu (częstotliwość i charakter) i ciśnienia tętniczego krwi; interpretacja wyników i zanotowanie ich w indywidualnej dokumentacji pacjenta.
3. Przeprowadzenie badania fizykalnego dziecka przez lekarza.
4. Wykluczenie przeciwwskazań do zabiegu (katar, kaszel, podwyższona temperatura ciała, zaburzenia tętna, podwyższone ciśnienie tętnicze krwi, zaburzenia w oddychaniu, patologiczne zmiany na skórze, menstruacja u dziewcząt).
5. Pomoc w wykonaniu lub wykonanie toalety porannej, założenie czystej koszuli chirurgicznej, przypomnienie o konieczności usunięcia aparatów ortodontycznych, ozdób i biżuterii, w razie potrzeby związanie włosów.
6. Wykonanie zabiegów dotyczących przygotowania do operacji (podanie dożylnie płynów infuzyjnych, założenie zgłębnika nosowo-żołądkowego, cewnika do pęcherza moczowego) zgodnie z indywidualną kartą zleceń.
7. Dopilnowanie, aby dziecko oddało mocz – wypełniony pęcherz może utrudniać wykonanie zabiegu w obrębie miednicy lub jamy brzusznej i stwarzać ryzyko jego uszkodzenia.
8. Podanie premedykacji na 60–90 minut przed zabiegiem operacyjnym według zlecenia lekarskiego i udokumentowanie tego działania (nie należy pozostawiać pacjenta samego po podaniu leków premedykacyjnych, bezwzględnie konieczna obecność pielęgniarki/rodzica), poinformowanie dziecka i rodzica o konieczności pozostania w łóżku, o działaniu leków stosowanych do premedykacji, o ich działaniu ubocznym (np. suchości w jamie ustnej):
   → dzieci poniżej 1. miesiąca życia premedykacji się nie stosuje;
   → u dzieci powyżej 7. miesiąca życia premedykacja jest podawana na 90 minut przed planowanym rozpoczęciem znieczulania. Ma na celu zmniejszenie niepokoju i lęku, zmniejszenie wydzielania w drogach oddechowych, zahamowanie nudności i wymiotów w okresie pooperacyjnym, zmniejszenie objętości i podwyższenie pH soku żołądkowego.
9. Przygotowanie i ponowne sprawdzenie przed przewiezieniem na blok operacyjny dokumentacji pacjenta: historii choroby wraz z dokumentem

kwalifikującym dziecko do zabiegu operacyjnego, pełnej dokumentacji z oddziału (karta gorączkowa, karta zleceń, karta opieki pielęgniarskiej), zgody na zabieg operacyjny podpisanej przez rodzica dziecka, wyników badań diagnostycznych (grupa krwi i czynnik Rh, wyniki badań obrazowych i laboratoryjnych); w razie współistnienia wady serca, konieczny jest wynik badania echokardiograficznego (koniecznie frakcja wyrzutowa, ewentualnie opinia kardiologa).

10. Sprawdzenie drożności założonej kaniuli obwodowej oraz oznakowania (dwie opaski identyfikacyjne) w obecności rodzica dziecka,
11. Przewiezienie pacjenta w pozycji leżącej na blok operacyjny, umożliwienie rodzicom obecności przy dziecku do chwili podania leków sedacyjnych.

Szczególna opieka przedoperacyjna

1. Dzieci z **astmą oskrzelową** wraz z premedykacją otrzymują dodatkową dawkę preparatu rozszerzającego oskrzela.
2. Dzieci chore na **cukrzycę** przyjmuje się na ogół 1–2 dni przed zabiegiem operacyjnym, aby wyrównać ewentualne wahania glikemii.
3. U dzieci z **hemofilią** monitoruje się zawartość czynnika krzepnięcia we krwi, a przed zabiegiem i po zabiegu przetacza się brakujący czynnik krzepnięcia.
4. Należy wstrzymać podawanie preparatów **digoksyny** minimum 24 godziny przed operacją kardiochirurgiczną w celu prewencji zaburzeń rytmu serca.

Piśmiennictwo

1. MacMahon R.A. (red.): *Poradnik chirurgii dziecięcej*. Państwowy Zakład Wydawnictw Lekarskich, Warszawa 1990.
2. Walewska E. (red.): *Podstawy pielęgniarstwa chirurgicznego*. Wydawnictwo Lekarskie PZWL, Warszawa 2006.

4 OPIEKA NAD DZIECKIEM NA ODDZIALE „CHIRURGII JEDNEGO DNIA"

Mieczysława Perek

Informacje ogólne

Leczenie schorzeń chirurgicznych u dzieci w procedurach „chirurgii jednego dnia" jest alternatywą dla wielu zabiegów chirurgicznych wymagających hospitalizacji. Pozwala na uzyskanie efektów psychologicznych ważnych z punktu widzenia chorych dzieci. Pobyt w szpitalu, który jest wywołuje duży stres i może powodować cofnięcie się dziecka o kilka kroków w drabinie rozwoju, w przypadku „chirurgii jednego dnia" jest skrócony do minimum.

Do zabiegów w trybie „chirurgii jednego dnia" kwalifikuje się pacjentów, których stan zdrowia odpowiada I° lub II° według skali ASA (American Society of Anaesthesiologists), czyli takich, u których nie stwierdza się zwiększonego ryzyka związanego ze znieczuleniem. Pozostałe przeciwwskazania względne do takiego rodzaju leczenia stanowią: przewlekłe choroby układu krążenia i oddechowego, cukrzyca, padaczka, choroby psychiczne, choroby zakaźne i choroby hematologiczne. Planowany czas trwania operacji nie może być dłuższy niż 2 godziny i nie może ona powodować znacznej utraty krwi oraz silnego bólu pooperacyjnego. Procedury wykonywane w trybie „chirurgii jednego dnia" mogą wiązać się z wystąpieniem komplikacji śródoperacyjnych, dlatego rodzice powinni wyrazić zgodę na szczegółowo opisany przebieg możliwych modyfikacji zabiegu. Rodziców należy również poinformować, że w przypadku wystąpienia komplikacji okres hospitalizacji może ulec wydłużeniu.

Opieka przedoperacyjna

Operacje w trybie „chirurgii jednego dnia" wykonuje się najczęściej w trybie planowym, rzadziej w pilnym. Przyjęcie dziecka na oddział, wykonanie zabiegu i wypisanie do domu nie powinno trwać dłużej niż 24 godziny.

Przeprowadzenie zabiegu na oddziale „chirurgii jednego dnia" wymaga spełnienia następujących **warunków**:

→ dziecko nie ma objawów infekcji w dniu zabiegu; w tygodniu poprzedzającym zabieg dziecko nie może być leczone z powodu ostrych chorób infekcyjnych, ponieważ po chorobie (nawet do 4 tygodni) większa jest częstość występowania powikłań związanych z anestezją (skurcz krtani lub oskrzeli, bezdechy ze zmniejszeniem saturacji krwi);

→ w przypadku chorób przewlekłych, np. cukrzycy, alergii lub wad wrodzonych (np. serca), wskazane jest uzyskanie orzeczenia lekarza specjalisty o aktualnym stanie zdrowia;

→ posiadanie aktualnych i prawidłowych wyników badań diagnostycznych oraz aktualnego szczepienia przeciwko żółtaczce zakaźnej typu B. Jeżeli dziecko nie było szczepione, przed operacją konieczne jest podanie dwóch dawek szczepionki w odstępie miesiąca. Operację można wykonać po upływie 2 tygodni od podania drugiej dawki. Planowych operacji nie należy wykonywać do 7 dni po wykonaniu szczepień ochronnych ze względu na możliwość wystąpienia odczynów poszczepiennych;

→ dziecko jest na czczo. Czas od przyjęcia ostatniego posiłku powinien odpowiadać czasowi opróżniania się żołądka (pokarmy stałe: 6–8 godzin, pokarmy płynne, w tym mieszanki mleczne: 6 godzin, mleko matki: 4 godziny). Przy podawaniu klarownych płynów, takich jak glukoza czy herbata, czas od przyjęcia płynu (w objętości 50 ml) do zabiegu powinien wynosić 2 godziny. Zwraca się również uwagę na regularność karmienia – np. jeśli niemowlę otrzymuje pokarm co 3 godziny, odstęp od ostatniego karmienia do zabiegu wynosić może 3 godziny. Należy pamiętać, że niepokój, strach, ból czy ciężki stan ogólny dziecka mogą znacznie i nieprzewidywalnie opóźnić opróżnianie się żołądka. Problem żucia gumy przez dzieci i jego wpływ na opróżnianie się żołądka nie został do końca wyjaśniony, jednak wiadomo, że nawyk ten może zwiększać objętość pozostającą w żołądku z jednoczesnym podwyższeniem wartości pH;

→ pisemna, świadoma zgoda rodziców na znieczulenie i zabieg; dziecko, które ukończyło 16 lat, podpisuje dodatkowo taką zgodę osobiście.

Aby zapewnić bezpieczne leczenie dziecka w trybie „chirurgii jednego dnia", podobnie jak w przypadku chirurgii „tradycyjnej", obowiązuje przygotowanie do zabiegu operacyjnego zarówno pod względem fizycznym, jak i psychologicznym. Przygotowanie psychologiczne obejmuje działania mające na celu zmniejszenie lęku oraz stworzenie atmosfery zapewniającej poczucie bezpieczeństwa i zaufania wobec personelu.

W ramach przygotowania fizycznego do zadań personelu pielęgniarskiego należy:

→ sprawdzenie i ewentualne uzupełnienie dokumentacji pacjenta (badania diagnostyczne, zgoda na zabieg, wywiad epidemiologiczny, karta wywiadu anestezjologicznego);

→ sprawdzenie przygotowania przewodu pokarmowego (zastosowanie środka przeczyszczającego wieczorem w dniu poprzedzającym operację zgodnie z indywidualną kartą zleceń);

→ ocena stanu pacjenta, sprawdzenie przeciwwskazań do zabiegu (gorączka, menstruacja u dziewcząt, wysypka na skórze);

→ przygotowanie pola operacyjnego bezpośrednio przed operacją w celu wyeliminowania możliwości zakażenia rany operacyjnej;

→ poinformowanie o konieczności oddania moczu przed premedykacją;

→ podanie premedykacji doustnie godzinę przed zabiegiem operacyjnym;

→ dożylne podanie antybiotyku na zlecenie lekarza w celu prewencji zakażeń, po uprzednim założeniu dostępu naczyniowego.

Opieka pooperacyjna

Opieka i nadzór nad pacjentem bezpośrednio po operacji rozpoczyna się z chwilą przyjęcia pacjenta z oddziału operacyjnego lub z sali wybudzeń. Dziecko pozostaje pod nadzorem personelu oddziału, wskazana jest jednak obecność rodzica, który za zgodą personelu medycznego i pod jego nadzorem wykonuje zabiegi pielęgnacyjne przy dziecku, minimalizując jego stres.

Najistotniejszym kryterium bezpiecznego przyjęcia małego pacjenta na oddział pooperacyjny jest jego pełne wybudzenie (pełna wydolność krążenia i oddychania oraz obecność odruchów obronnych).

W okresie bezpośrednio po operacji do obowiązków personelu należy:

→ obserwacja dziecka; monitorowanie saturacji oraz parametrów życiowych: (tętno, oddech, ciśnienie tętnicze krwi co 15 minut przez pierwszą godzinę, następnie co 30 minut przez 2 godziny, temperatura ciała w ustalonych odstępach czasu); parametry należy dokumentować w indywidualnej karcie obserwacyjnej;

→ udział w leczeniu bólu pooperacyjnego (ocena natężenia bólu, podawanie leków przeciwbólowych na zlecenie, ocena skuteczności terapii bólu);

→ zapewnienie ciepła (okrycie dziecka dodatkowym kocem, przetaczanie płynów o temperaturze pokojowej);

→ obserwowanie stanu opatrunku na ranie operacyjnej (krwawienie oraz ilość i zabarwienie wydzieliny z drenów w ranie pooperacyjnej, jeśli zostały one założone);

- kontrola czynności układu moczowego (sprawdzenie, czy po 8 godzinach od operacji został oddany mocz; w przypadku wystąpienia trudności zastosowanie prostych metod prowokujących, ewentualnie założenie cewnika do pęcherza moczowego);
- udzielenie pomocy podczas wymiotów (występują na skutek ubocznego działania leków anestetycznych); ewentualnie podanie, zgodnie z indywidualną kartą zleceń, leków przeciwwymiotnych, np. preparatu Zofran (ondansetron). Zmniejszenie częstości występowania wymiotów można uzyskać przez podanie w premedykacji leków przeciwwymiotnych, np. ondanestronu, 60 minut przed operacją;
- podanie posiłków – dzieci otrzymują po 6 godzinach płyny (jeśli nie występują wymioty i nudności), a w 1. dobie po zabiegu w większości dietę lekkostrawną.

Po zabiegach wykonywanych w trybie ambulatoryjnym dziecko może być wypisane do domu, gdy spełnia następujące kryteria:
- stabilność i pełna normalizacja podstawowych parametrów życiowych;
- stan przytomności i kontakt w zakresie podobnym jak przed znieczuleniem;
- zdolność poruszania się w zakresie odpowiednim do wieku;
- brak nudności i wymiotów.

Dokonanie oceny stanu ogólnego chorego po znieczuleniu umożliwia skala Stewarda. Dziecko, które otrzymuje 6 punktów (jest w pełni przytomne, kaszle na polecenie, płacze oraz porusza celowo kończynami), może być wypisane ze szpitala. Przed wyjściem do domu dziecko starsze i rodzice otrzymują wskazówki dotyczące samoopieki: przestrzegania zasad aseptyki i antyseptyki przy zmianie opatrunków, obserwacji w kierunku objawów stanu zapalnego rany pooperacyjnej oraz zakażenia ogólnego, okresowego przestrzegania zaleceń dietetycznych oraz zgłoszenia się do kontroli w ustalonym terminie.

Piśmiennictwo

1. Fibak J. (red.): *Chirurgia dla studentów medycyny*. Wydawnictwo Lekarskie PZWL, Warszawa 2005.
2. Głuszek S. (red.): *Chirurgia*. Czelej, Lublin 2008.
3. Ścisło L.: Opieka nad chorym na oddziałach „chirurgii jednego dnia". W: Walewska E. (red.): *Podstawy pielęgniarstwa chirurgicznego*. Wydawnictwo Lekarskie PZWL, Warszawa 2012.
4. Szmidt J. (red.): *Podstawy chirurgii*. Medycyna Praktyczna, Kraków 2004.

5 BÓL POOPERACYJNY I BÓL POURAZOWY. BÓL OSTRY

Grażyna Cepuch

Informacje ogólne

Aktualne podejście do bólu w medycynie uwzględnia nie tylko czynniki biologiczne, lecz także czynniki psychiczne i społeczne. W myśl obowiązującej definicji IASP (International Association for the Study of Pain, 1979) ból jest przykrym zmysłowym i emocjonalnym doświadczeniem (odczuciem) wywołanym rzeczywistym lub potencjalnym uszkodzeniem tkanek bądź jedynie opisywanym w kategoriach takiego uszkodzenia

Można wyróżnić wiele rodzajów bólu na podstawie różnych kryteriów. Przyjmując za kryterium **czas**, ból można podzielić na ostry i przewlekły.

Biologiczna funkcja **bólu ostrego** jest związana z jego ostrzegawczo- -chronnym i obronno-zabezpieczającym działaniem. Ostry ból, występujący w przypadku uszkodzenia lub choroby, pomaga utrzymać ustrojowi homeostazę w okresie rozwoju procesu patologicznego, wpływając przede wszystkim na krążenie i oddychanie (przyśpieszenie czynności serca i oddechu, wzrost rzutu serca, pogłębienie oddechów, wzrost przepływu w mózgu i mięśniach). Utrzymywanie się tych zmian przez dłuższy czas jest przyczyną występowania wielu powikłań. Jednak w przypadku nieskuteczności terapii lub jej braku ostry ból prowadzi do nasilania się zmian patofizjologicznych w OUN ze względu na jego neuroplastyczność i przechodzi w ból przewlekły. Nieleczony ból dotyczy całego organizmu człowieka. Wywołuje przykre doznania somatyczne, zaburzenia funkcji życiowych, negatywne emocje i cierpienie duchowo-egzystencjalne, przez co obniża jakość życia pacjenta i jego bliskich.

Za kolejne kryterium można przyjąć **mechanizm** powstawania bólu. Pozwala on podzielić ból na receptorowy i niereceptorowy. Ból ostry jest przede wszystkim bólem receptorowym. Ból **receptorowy** powstaje w wyniku podrażnienia receptorów bólowych – nocyceptorów. Towarzyszy mu pojawienie się nadwrażliwości, związanej ze zmianami właściwości i wrażliwości pierwotnych zakończeń nerwowych (sensytyzacja obwodowa) oraz zmianami w ośrodkowym układzie nerwowym (sensytyzacja ośrodkowa). Zjawisko to manifestuje się obniżeniem progu bólowego, wzrostem odpowiedzi na stymulację oraz występowaniem bólów spontanicznych.

Ból, jak każdy inny objaw, ma swoje **cechy kliniczne**. Jedną z nich jest **lokalizacja**. Jednak zlokalizowanie bólu nie oznacza wcale znalezienia chorego miejsca lub narządu. Biorąc pod uwagę lokalizację, można wyróżnić ból uogólniony i miejscowy, zlokalizowany i rozlany, powierzchowny i głęboki, skórny oraz narządowy.

Kolejną cechą bólu jest jego **natężenie**. Odczuwanie stopnia natężenia bólu jest cechą bardzo indywidualną i uzależnioną od wielu czynników, np. cech osobniczych, czynników wewnętrznych (stan psychiczny, funkcja układu hormonalnego, immunologicznego) i czynników zewnętrznych (np. siły bodźca bólowego).

Do cech najbardziej wymiernych należy **czas trwania** bólu. Istotną cechą bólu jest jego **jakość** (charakter). Zdolność odczuwania bólu ma zawsze charakter subiektywny.

Ból pooperacyjny – postępowanie z dzieckiem

Ból pooperacyjny jest wywołany przez śródoperacyjne uszkodzenie tkanek/ /narządów, a jego natężenie w znacznym stopniu zależy od rozległości zabiegu operacyjnego. W przypadku dużego urazu poza bólem somatycznym powierzchownym i głębokim pojawia się również komponent trzewny bólu pooperacyjnego. Ból pooperacyjny pojawia się wtedy, gdy przestaje działać śródoperacyjna analgezja, a jego największe natężenie obserwuje się w pierwszej i drugiej dobie po operacji. Ból o najwyższym natężeniu występuje po wykonaniu zabiegów torakochirurgicznych i zabiegów w okolicy nadbrzusza. W istotny sposób na stopień odczuwania bólu przez chorego wpływają: lokalizacja i rozległość zabiegu, stopień traumatyzacji tkanek, kierunek cięcia skórnego oraz stosowanie w okresie okołooperacyjnym techniki analgezji. Na efektywność protekcji bólowej u pacjenta pediatrycznego, zarówno w okresie przed-, jak i pooperacyjnym, wpływa wiele czynników.

Do podstawowych czynników warunkujących efektywność leczenia przeciwbólowego **przed zabiegiem operacyjnym** należą:
→ dokładne poznanie pacjenta przez rzetelnie przeprowadzony wywiad i/lub analizę dokumentacji medycznej. Na tej podstawie udziela się stosownych informacji dziecku i/lub rodzicom;
→ ocenienie stanu emocjonalnego (psychicznego) oraz uzyskanie informacji dotyczących poprzednich doświadczeń bólowych i preferencji w zakresie postępowania przeciwbólowego;

→ omówienie z dzieckiem i/lub rodzicem narzędzi, za pomocą których będzie mierzone natężenie bólu oraz nauczenie ich posługiwania się tymi narzędziami, a także ustalenie poziomu natężenia bólu, przy którym będzie wdrażane leczenie przeciwbólowe;

→ omówienie z pacjentem i/lub rodzicem planu postępowania przeciwbólowego oraz zapoznanie ich ze stosowanym sprzętem (w przypadku wyboru metody PCA);

→ bezpośrednie przygotowanie farmakologiczne (premedykacja) do samego zabiegu operacyjnego, obejmujące: znieczulenie miejscowe skóry do kaniulacji żyły powierzchownej przez zastosowanie kremu EMLA, założenie kaniuli do żyły powierzchownej, podanie leków sedacyjnych i leków analgetycznych, jeżeli przed zabiegiem dziecko odczuwa ból. Bezwzględnie należy unikać podawania leków drogą domięśniową. Po zastosowaniu sedacji nie wolno pozostawiać dziecka bez opieki.

Dość istotny jest tryb przyjęcia i zakwalifikowania dziecka do zabiegu. Przyjęcie planowe pozwala na odpowiednie przygotowanie dziecka pod względem psychoemocjonalnym i udzielenie dziecku (z uwzględnieniem możliwości percepcyjnych) oraz jego rodzicom wyczerpujących informacji dotyczących planowanego działania. Duży nacisk należy położyć na okazanie dziecku i jego rodzicom wsparcia emocjonalnego oraz zapewnienie o naszej gotowości do współpracy. Do pielęgniarki należy otoczenie dziecka i jego rodziców taką opieką, żeby do minimum ograniczyć działania, które mogą być odpowiedzialne za powstanie zjawisk jatrogennych.

Podstawowym celem skutecznego postępowania przeciwbólowego u pacjentów pediatrycznych po operacjach jest zapewnienie im subiektywnego komfortu, ułatwienie procesu zdrowienia oraz zahamowanie rozwoju całej kaskady patofizjologicznych procesów ustroju, jakie mogłyby się pojawić w efekcie braku skutecznego zwalczania bólu.

Pooperacyjne postępowanie pielęgniarskie obejmuje:

→ ocenę stopnia świadomości (szczególnie istotna w przypadku planowanego stosowania PCA – patient controlled analgesia);

→ zapoznanie się z ostatecznym planem leczenia przeciwbólowego (wstępnie planowana analgezja mogła ulec weryfikacji) i wdrożenie farmakoterapii przeciwbólowej;

→ regularne ocenianie natężenia bólu i objawów niepożądanych zależnych od stosowanego leku przeciwbólowego i/lub sedacyjnego (co 2 godziny w pierwszej dobie, co 4 godziny w dobach następnych). Pacjenci otrzymujący duże dawki analgetyków z najwyższego stopnia drabiny analgetycznej drogą dożylną lub zewnątrzoponowo powinni być pod opieką pielęgniarki wyszkolonej w prowadzeniu pacjenta z bólem. Zaleca się monitorowanie parametrów życiowych pacjenta przy użyciu pulsoksymetru i kardiomonitora;

→ ocena efektywności podjętych działań przeciwbólowych (należy pamiętać, że lek przeciwbólowy może ulec kumulacji);

→ dostosowanie postępowania analgetycznego do zapotrzebowania dziecka w kolejnych dobach (np. zastosowanie fizjoterapii, zmiana opatrunku, badania diagnostyczne).

W opiece nad dzieckiem należy się kierować zasadą zapobiegania bólowi, a nie leczenia bólu, który już wystąpił. Niezbędne jest:

→ wnikliwe obserwowanie pacjenta i dokładne ocenianie nasilenia bólu przy kończeniu leczenia przeciwbólowego. U dzieci, u których analgetyki opioidowe były stosowane dłużej niż 7 dni, należy odstawiać je powoli;

→ zapewnienie obecności rodziców po zabiegu – ich obecność działa uspokajająco i zmniejsza zapotrzebowanie na leki przeciwbólowe.

Zaleca się ocenić całość postępowania przeciwbólowego w formie protokołu.

Odrębny problem stanowi postępowanie analgetyczne u noworodków i wcześniaków. Bezwzględnie należy walczyć z mitem, że ta grupa pacjentów, w związku z niedojrzałością układu nerwowego, ma mniejsze odczucia bólowe i lepiej znosi ból. Grupa ta jest szczególnie narażona na skutki doznań bólowych ze względu na niedojrzałość układów i narządów oraz łatwość zachwiania homeostazy organizmu.

Lekiem z wyboru w zwalczaniu bólu u noworodków jest morfina. Pielęgniarka opiekująca się noworodkiem, któremu ten lek jest podawany, musi być wyczulona na występowanie jego skutków ubocznych, szczególnie w przypadku stosowania dużych dawek. U noworodków i wcześniaków mogą pojawić się drgawki, zaburzenia oddychania, zwolnienie perystaltyki przewodu pokarmowego i trudności w karmieniu. Natomiast w przypadku stosowania fentanylu może dochodzić do jego kumulacji w organizmie, co może powodować depresję lub nawroty depresji ośrodka oddechowego, jak również sztywność klatki piersiowej przy szybkich infuzjach leku.

Leczenie przeciwbólowe może być wspomagane przez zastosowanie leków sedacyjnych (np. midazolamu). Połączenie leków narkotycznych z sedacyjnymi sprzyja wystąpieniu hipotensji u dziecka. Podawanie midazolamu może również prowadzić do rozwoju tolerancji na lek. U tych dzieci, u których analgetyki i leki sedacyjne były podawane długotrwale, może pojawić się tzw. zespół odstawienia, który manifestuje się drżeniami i niepokojem, biegunką, bezsennością, nadmierną ruchliwością i problemami z karmieniem.

Ocena stopnia natężenia bólu u dzieci

W ocenie stopnia natężenia bólu u dzieci stosuje się:

→ ocenę behawioralną za pomocą skal: CRIES (C: crying – płacz, R: requirement for O_2 – zapotrzebowanie na tlen, I: increased heart rate – wzrost częstości skurczów serca, E: expression – wyraz twarzy, S: sleeplessness – brak snu), Neonatal Facial Scoring Scale (NFCS), Infant Body Coding System (IFBC), Neonatal Infant Pain Scale (NIPS), Pain Assessment in Neonates (PAIN), Liverpool Infant Distress Scale (LIDS), Children's Hospital of Eastern Ontario Pain Scale (CHEOPS), Neonatal Assessment of Pain Inventory (NAPI);

→ ocenę natężenia bólu za pomocą skal pediatrycznych dostosowanych do wieku: skali werbalnej i skali numerycznej, obrazków i rycin;

→ ocenę fizjologiczną: wzrost liczby skurczów serca i oddechów, podwyższone ciśnienie tętnicze krwi (przy zagrożeniu wstrząsem bólowym obniżenie ciśnienia), przyśpieszenie perystaltyki jelit, zaburzenie przepływów obwodowych;

→ ocenę psychologiczną za pomocą kwestionariuszy (szczególnie w bólu przewlekłym).

U dzieci po zabiegu operacyjnym doznania bólowe mogą być indukowane nie tylko uszkodzeniem tkanek związanym z samym zabiegiem, ale również badaniami diagnostycznymi i interwencjami po operacji. Wiele z nich wiąże się ze średnim oraz dużym natężeniem bólu, np. odsysanie z jamy ustnej, CPAP i badanie oczu jest oceniane na 2–4 pkt, odsysanie z rurki intubacyjnej, cewnikowanie pęcherza na 4–6 pkt, iniekcja *i.m.*, usunięcie drenu opłucnowego na 6–8 pkt, intubacja, nakłucie lędźwiowe i drenaż opłucnej na 9–10 pkt.

W Polsce zespół ekspertów powołany przez Polskie Towarzystwo Badania Bólu, Polskie Towarzystwo Anestezjologii i Intensywnej Terapii, Towarzystwo Chirurgów Polskich, Polskie Towarzystwo Ginekologiczne i Polskie Towarzystwo Ortopedyczne i Traumatologiczne ustalił następujące kryteria prawidłowej organizacji systemu podwyższenia jakości postępowania przeciwbólowego w okresie pooperacyjnym:

→ uczestnictwo personelu medycznego w szkoleniach z zakresu uśmierzania bólu pooperacyjnego (np. w tzw. szkole bólu);

→ prowadzenie monitoringu natężenia bólu u wszystkich operowanych pacjentów co najmniej 4 razy na dobę;

→ informowanie pacjentów przed zabiegiem o możliwości i metodach uśmierzania bólu pooperacyjnego;

→ prowadzenie dokumentacji dotyczącej pomiarów bólu i zastosowanego postępowania zgodnie z rekomendacjami dotyczącymi uśmierzania bólu;

→ monitorowanie ewentualnych działań niepożądanych zastosowanego leczenia na specjalnym formularzu zgłaszania działań niepożądanych leków.

Zaleca się stosowanie powyższych kryteriów u wszystkich pacjentów leczonych w szpitalu.

Piśmiennictwo

1. Misiołek H., Mayzner-Zawadzka E., Dobrogowski J., Wordliczek J.: *Zalecenia 2011 postępowania w bólu ostrym i pooperacyjnym*. Ból, 2011, 12(2): 9–33.
2. Wordliczek J., Dobrogowski J.: *Ból ostry*. Wydawnictwo Uniwersytetu Jagiellońskiego, Kraków 2002.
3. Wordliczek J., Dobrogowski J.: *Leczenie bólu*. Wydawnictwo Lekarskie PZWL, Warszawa 2007.
4. Melzack R., Katz J.: Pain measurement in persons in pain. W: Wall P., Melzack R. (red.): *Textbook of pain*. Churchill Livingstone, Edinburgh 1999.
5. Ziółkowski J.: *Postępowanie w bólu pooperacyjnym u dzieci*. Ból, 2005, 6(2): 9–18.

6 ŻYWIENIE I LECZENIE ŻYWIENIOWE DZIECKA PODDAWANEGO ZABIEGOM CHIRURGICZNYM

Elżbieta Gabrowska

Informacje ogólne

Zabieg operacyjny, podobnie jak każde uszkodzenie ciała, wywołuje ciąg reakcji silnie wpływających na metabolizm. Hormony stresowe i cytokiny prozapalne uwalniane podczas urazu wpływają na katabolizm glikogenu, tłuszczu i białek, powodując upośledzenie stanu odżywienia pacjenta, a tym samym zwiększenie częstości występowania powikłań pooperacyjnych, wydłużenie czasu hospitalizacji, konieczność zastosowania kosztownego leczenia żywieniowego, a nawet zwiększenie śmiertelności okołooperacyjnej.

Należy przyjąć, że **zasady żywienia dziecka** w okresie okołooperacyjnym, podobnie jak u osób dorosłych, sprowadzają się do:

→ unikania długich okresów niejedzenia przed zabiegiem, udzielania wsparcia żywieniowego w przypadku chorych ciężko niedożywionych przez 10–14 dni przed zabiegiem (nawet kosztem przesunięcia daty zabiegu) oraz u chorych bez cech niedożywienia, jeśli przewiduje się, że nie będą oni mogli jeść przez ponad 7 dni w okresie okołooperacyjnym lub jeśli zjadają za mało, tzn. przyjmują mniej niż 60% dziennego zapotrzebowania na energię i składniki odżywcze od ponad 10 dni;

→ jak najszybszego wznowienia żywienia doustnego po zabiegu chirurgicznym (jeśli to możliwe);

→ traktowania żywienia pacjenta jako istotnej części terapii, a nie wyłącznie jako czynności mającej na celu zaspokojenie głodu;

→ kontroli metabolizmu dziecka (np. kontroli stężenia glukozy i triglicerydów we krwi);

→ ograniczenia czynników nasilających katabolizm oraz pogarszających funkcję przewodu pokarmowego;

→ wczesnego uruchomienia pacjenta.

U pacjentów z dobrym apetytem, prawidłowo odżywionych przed zabiegiem, stosuje się zwykle diety kuchenne łatwostrawne ze względu na dobór produktów i potraw, lepszą tolerancję, a także ograniczoną w warunkach szpitalnych ruchliwość dzieci i możliwość występowania wzdęć lub pobolewań brzucha. Najczęściej stosuje się: dietę niskotłuszczową, dietę wysokobiałkową, dietę z ograniczeniem błonnika pokarmowego lub normoresztkową, dietę wysokokaloryczną i dietę o zmodyfikowanej konsystencji. Niektórzy pacjenci nie wymagają żadnych restrykcji pokarmowych i otrzymują dietę podstawową odpowiednią dla wieku. Uważa się jednak, że nawet dobrze odżywieni pacjenci, u których planowany jest rozległy zabieg w górnej części jamy brzusznej, powinni przed operacją otrzymywać żywienie enteralne wzbogacone o substraty immunomodulujące, takie jak arginina, nukleotydy i kwasy tłuszczowe omega-3, jeszcze przed przyjęciem do szpitala. Takie postępowanie zmniejsza liczbę drobnych powikłań oraz minimalizuje pooperacyjną utratę masy ciała.

Leczenie żywieniowe dzieci

Żywienie dojelitowe (enteralne)

Składniki odżywcze są metabolizowane i utylizowane efektywniej, jeśli pacjent jest odżywiany drogą dojelitową, a nie pozajelitową. Uważa się, że przerwa w karmieniu doustnym pacjenta po zabiegu chirurgicznym jest często niepotrzebna. Zbyt długie głodzenie pacjenta skutkuje zanikiem błony śluzowej i masy jelita, osłabieniem odporności, brakiem stymulacji dla wydzielania enzymów i hormonów jelitowych oraz kwasu solnego, zwolnieniem perystaltyki, a także kolonizacją bakteryjną, przerostem i translokacją bakteryjną. Głodzenie wydłuża zatem okres adaptacji przewodu pokarmowego do żywienia, przedłuża hospitalizację i zwiększa jej koszt. Żywienie dojelitowe (EN), rozumiane jako stosowanie doustnych suplementów pokarmowych lub żywienie przez zgłębnik (jeśli występuje taka konieczność), umożliwia zwiększenie ilości przyjmowanego pokarmu i poprawia jego skład w sytuacji, gdy przyjmowanie pokarmu jest niewystarczające.

Wskazania do żywienia dojelitowego:
→ choroby przebiegające z utratą przytomności;
→ znacznego stopnia niedojrzałość wynikająca z wcześniactwa;
→ stany po zabiegach operacyjnych na przełyku (wady), po resekcji jelit oraz po ciężkich urazach i oparzeniach;
→ zaburzenia koordynacji połykania;
→ wady twarzoczaszki uniemożliwiające karmienie doustne;

→ mukowiscydoza z towarzyszącymi objawami niedożywienia;
→ brak apetytu.

Wybór diety zawsze zależy od indywidualnych uwarunkowań. Jeżeli pacjent może przyjmować posiłki doustnie, wybór będzie uzależniony głównie od jego potrzeb i tolerancji (możliwe podanie zarówno diety polimerycznej, jak i zhydrolizowanej). Podawanie diety przez zgłębnik do jelita czczego wymaga nie tylko zastosowania wysoko przetworzonej diety przemysłowej, ale także zmiany sposobu jej podawania (wlew ciągły).

Doustne suplementy pokarmowe są to diety przemysłowe pełnowartościowe lub cząstkowe (jednoskładnikowe) podawane doustnie jako uzupełnienie zwykłego pożywienia.

Polimeryczna dieta standardowa jest to dieta przemysłowa, w której cząsteczka białka jest niezmieniona, a skład dostosowany do normalnego zapotrzebowania na makro- i mikroskładniki odżywcze. Dostępne są diety o różnej gęstości energetycznej, zawartości błonnika, tłuszczu itp.

Dieta peptydowa jest to chemicznie zdefiniowana dieta przemysłowa bez laktozy lub z ograniczoną jej zawartością, bezglutenowa, w której źródłem azotu jest białko poddane hydrolizie do łańcuchów peptydowych (2–50 aminokwasów).

Dieta elementarna jest to chemicznie zdefiniowana dieta przemysłowa bezlaktozowa, bezglutenowa i bezsacharozowa, w której źródłem azotu są wolne aminokwasy.

Błędem jest uzupełnianie wysoko przetworzonej diety (o wysokim stopniu hydrolizy białka) podawanej do jelita dietami cząstkowymi zawierającymi pełną cząsteczkę białka w postaci liofilizatu.

Sposób żywienia przed planowanym zabiegiem:
→ pacjentom, którzy przed zabiegiem nie przyjmują należnej ilości energii z normalną dietą (ocena na podstawie analizy diety), proponuje się doustne pełnowartościowe suplementy pokarmowe oraz diety cząstkowe;
→ przed planowanym poważnym zabiegiem jeszcze przed przyjęciem do szpitala stosuje się żywienie dojelitowe;
→ pacjenci, u których nie występuje ryzyko aspiracji, mogą spożywać pokarmy do 6 godzin przed zabiegiem operacyjnym i pić klarowne płyny do 2 godzin przed zabiegiem;
→ większości pacjentów w nocy i na 2 godziny przed zabiegiem należy podawać węglowodany (infuzja).

Sposób żywienia po operacji:
→ po zabiegach na przewodzie pokarmowym należy jak najwcześniej rozpocząć podawanie zwykłych pokarmów lub żywienia dojelitowego (warunek: powrót perystaltyki);

→ żywienie doustne powinno być dostosowane do indywidualnych możliwości pacjenta oraz rodzaju zabiegu;

→ żywienie przez zgłębnik należy rozpocząć w ciągu 24 godzin od zabiegu; stosuje się je u pacjentów po rozległych zabiegach z powodu nowotworu w obrębie głowy, szyi lub przewodu pokarmowego, a także po ciężkich urazach.

Wskazaniem do zastosowania wczesnego żywienia dojelitowego jest także niedoborowa dieta pacjenta przed zabiegiem (objawy niedożywienia obserwuje się w trakcie zabiegu operacyjnego). Żywienie przez zgłębnik rozpoczyna się od podawania niewielkich objętości, zależnych od ograniczonej tolerancji jelit, np. 5–10–20 ml/godzinę. Docelową objętość podawanej diety można osiągnąć u niektórych pacjentów po upływie 5–7 dni od zabiegu.

Żywienie drogą doustną jest najbardziej fizjologiczną metodą odżywiania, ale warunkiem jej stosowania jest obecność sprawnych odruchów pokarmowych (ssanie-gryzienie, żucie, połykanie) i ich koordynacja oraz akceptowany przez pacjenta smak i zapach posiłków wchodzących w skład diety warunkujący, szczególnie u dzieci, ich zjadanie.

Żywienie przez zgłębnik nosowo-żołądkowy jest metodą sprzyjającą zachowaniu prawidłowej funkcji żołądka, dzięki dobrej tolerancji większych objętości pożywienia i płynów hiperosmolarnych. Charakteryzuje ją łatwiejszy dostęp i bardziej dowolny sposób podawania diet o zróżnicowanym składzie i różnym stopniu przetworzenia. Ponadto wiąże się z rzadszym występowaniem biegunek.

Żywienie przez zgłębnik nosowo-jelitowy najczęściej stosuje się u pacjentów z chorobą refluksową (mniejsze ryzyko zachłyśnięcia), atonią żołądka, zaburzeniami opróżniania żołądka oraz zapaleniem trzustki.

Żywienie przez przetokę żołądkową/jelitową. Wskazania do założenia endoskopowej żołądkowej przetoki odżywczej (PEG, przezskórna endoskopowa gastrostomia) obejmują: niesprawny mechanizm odruchów pokarmowych, konieczność żywienia przez zgłębnik dłużej niż przez 4–6 tygodni, brak możliwości dostarczenia drogą naturalną wystarczającej ilości składników odżywczych i trudności pielęgnacyjne.

Przeciwwskazania do założenia PEG stanowią: wady anatomiczne i czynnościowe uniemożliwiające wprowadzenie gastroskopu do żołądka, procesy zapalne w jamie otrzewnej, wodobrzusze, otyłość znacznego stopnia, stany po zabiegach resekcyjnych żołądka, żylaki przełyku i żołądka, hepatomegalia, zaburzenia krzepnięcia krwi oraz rozległe zmiany skórne powłok jamy brzusznej.

Przeciwwskazania do żywienia dojelitowego:
→ niedrożność mechaniczna i porażenna przewodu pokarmowego;
→ nieustabilizowany stan pacjenta;

- przewlekła biegunka przebiegająca z zaburzeniami wchłaniania jelitowego, niewykazująca poprawy po zmianie diety i/lub zastosowaniu diet eliminacyjnych i wysoko przetworzonych;
- uporczywe wymioty;
- brak zgody pacjenta i/lub jego opiekunów.

Należy podkreślić, że nieprawidłowe stosowanie diety, tj. zły dobór preparatu, nieodpowiednia metoda podania, nieprawidłowa szybkość, objętość oraz sposób podaży (dieta nieodpowiednia do miejsca podania, nieprawidłowa temperatura diety, zakażenie diety pierwotnie jałowej, nieprawidłowe mieszanie diet) może być przyczyną niepotrzebnego wycofywania się z podawania diety przemysłowej, optymalnej dla potrzeb i stanu pacjenta.

Żywienie pozajelitowe (parenteralne)

Ogólne wskazania do żywienia pozajelitowego:
- utrata powyżej 10% masy ciała ze współistniejącą chorobą przewodu pokarmowego uniemożliwiającą wyrównanie zaistniałych niedoborów;
- brak możliwości odżywiania enteralnego przez więcej niż 3–5 dni u pacjentów z granicznym stanem odżywienia;
- podwyższone zapotrzebowanie na składniki odżywcze, które nie może być zrealizowane przez podaż enteralną;
- wszystkie stany, w których pacjent nie je, jeść nie powinien lub zjada za mało.

Kliniczne wskazania do żywienia pozajelitowego:
- zespół niewydolności jelit (skrócenie jelita, uszkodzenie ściany jelita, zaburzenia perystaltyki, wysokie przetoki jelitowe);
- wysoka niedrożność przewodu pokarmowego;
- niektóre postacie odpływu (refluksu) żołądkowego-przełykowego;
- ostre zapalenie trzustki;
- choroba nowotworowa;
- posocznica;
- uraz wielonarządowy;
- oparzenia.

Decyzja o wyborze drogi dostępu do układu naczyniowego zależy od stanu klinicznego pacjenta oraz czasu i rodzaju leczenia. Jeżeli pacjent będzie żywiony krótkoterminowo, wystarczy wkłucie obwodowe, a przy przewidywanym dłuższym okresie żywienia pozajelitowego niezbędne jest wkłucie centralne.

Zaletą obwodowego wkłucia naczyniowego jest możliwość łatwego rozpoznania objawów powikłań oraz możliwość wielokrotnej zmiany miejsca wkłucia kaniuli, wadą natomiast – konieczność podawania preparatów o niskiej osmolarności (< 900 mOsmol/l), krótkotrwałość leczenia żywieniowego (7–14) dni oraz konieczność wymiany kaniuli nie rzadziej niż co 48 godzin.

Zaletą wkłucia centralnego jest możliwość podawania wysokoosmolarnych preparatów, mniejsze ryzyko zmian zapalno-zakrzepowych oraz długoterminowe utrzymywanie cewnika. Najważniejszą, nie zawsze braną pod uwagę przy wyborze metody leczenia, wadą jest zwiększone ryzyko powikłań (głównie septycznych) oraz ograniczone możliwości wymiany cewnika.

Wskazania do odżywiania pozajelitowego drogą wkłucia centralnego:
→ konieczność stosowania żywienia pozajelitowego przez ponad 7–14 dni;
→ duże zapotrzebowanie białkowo-kaloryczne, którego nie można zaspokoić drogą naczyń obwodowych;
→ zły stan odżywienia pacjenta, z postępującą utratą masy ciała i przy współistniejących zaburzeniach przewodu pokarmowego;
→ obniżenie stężenia albuminy w surowicy krwi < 3,5 g/dl oraz zły stan żył obwodowych.

Roztwór do odżywiania pozajelitowego musi zawierać wszystkie składowe prawidłowej diety, tj. białko (roztwory aminokwasów), sole mineralne (roztwory elektrolitów i pierwiastków śladowych), witaminy (rozpuszczalne w wodzie i tłuszczach) i wodę, a także źródła energii (roztwory glukozy i emulsje tłuszczowe). Dobowe zapotrzebowanie na białko wynosi: dla noworodka: 2,0–2,5 g białka/kg masy ciała, dla niemowlęcia w 1.–6. miesiącu życia: 2,2–2,5 g białka/kg masy ciała, dla niemowlęcia w 7.–12. miesiącu życia: 1,6–2,0 g białka/kg masy ciała, dla dzieci w okresie poniemowlęcym: 1,2–1,5 g białka/kg masy ciała, dla starszych dzieci: 0,8–1,1 g białka/kg masy ciała.

W żywieniu pozajelitowym podaż energii pochodzącej z emulsji tłuszczowych nie powinna przekraczać 50–60% dostarczonych kalorii. Zastosowanie emulsji tłuszczowych pozwala zmniejszyć dawkę glukozy w bilansie energetycznym przygotowywanego roztworu do odżywiania pozajelitowego. Podaż tłuszczu w żywieniu pozajelitowym u dzieci powinna wynosić < 3 g/kg masy ciała/dobę, a tempo infuzji < 15 g/kg masy ciała/godzinę.

Pozajelitowe podawanie dużych ilości glukozy powoduje zatrzymanie utleniania tłuszczu i stymuluje jego syntezę. Następuje wzrost efektu termogenetycznego glukozy i produkcji CO_2 oraz znaczne zwiększenie stężenia triglicerydów. Przyjmuje się, że maksymalna zdolność utleniania glukozy u niemowląt wynosi 18 g/kg masy ciała/dobę, a u osoby dorosłej 7 g//kg masy ciała/dobę. U noworodka nie można zatem podawać więcej niż 12–16 mg glukozy/kg masy ciała/minutę, u dzieci starszych 8–10 mg glukozy/kg masy ciała/minutę, a u osób dorosłych 6–8 mg glukozy/kg masy ciała/minutę.

Zapotrzebowanie na wodę w żywieniu pozajelitowym wynosi:
- → u dziecka ważącego 0–10 kg – 100 ml/kg masy ciała;
- → u dziecka ważącego 10–20 kg – 1000 ml + 50 ml/kg masy ciała;
- → u dziecka ważącego 20 kg i więcej – 1500 ml + 20 ml/kg masy ciała lub 1500–2000 ml/m² powierzchni ciała.

Powikłania żywienia dojelitowego i pozajelitowego oraz leczenia żywieniowego

Do najczęściej występujących **powikłań żywienia dojelitowego** należą:
- → biegunka (przyczyny: nieprawidłowy skład, sposób podawania i temperatura podawanej diety, leki: sorbitol, cymetydyna, kodeina, antybiotyki);
- → zapalenie ucha środkowego;
- → zakażenia odzgłębnikowe;
- → zachłystowe zapalenie płuc (czynniki ryzyka: żywienie dożołądkowe, sztuczna wentylacja, choroby przełyku, zaleganie w żołądku, utrudnione opróżnianie żołądka, grube, sztywne zgłębniki);
- → niedrożność i przemieszczenie zgłębnika.

Żywienie enteralne, podobnie jak parenteralne, może być niewłaściwie zbilansowane, co powoduje wystąpienie powikłań metabolicznych, takich jak: hiperglikemia, hipoglikemia, zaburzenia elektrolitowe, odwodnienie lub przewodnienie oraz upośledzenie stanu odżywienia, prowadzące do choroby zwanej niedożywieniem.

Powikłania żywienia pozajelitowego ogólnie można podzielić na:
- → techniczne (przemieszczenie się lub pęknięcie cewnika);
- → infekcyjne (zakażenia skóry okolicy kanału cewnika, zakażenia cewnika, odcewnikowe zakażenia krwi);
- → metaboliczne (związane z dożylną podażą mieszaniny żywieniowej, m.in. zaburzenia funkcji wątroby przy przedłużonym czasie trwania odżywiania pozajelitowego, zbyt duża dawka aminokwasów w infuzji dobowej, toksyczne działanie glukozy w nieprawidłowo zbilansowanym roztworze odżywczym, zaburzenia elektrolitowe, choroba metaboliczna kości na skutek nieprawidłowej regulacji gospodarki wapniowo-fosforanowej oraz witaminy D_3, a także cholestaza związana z żywieniem pozajelitowym, niedożywienie).

Zaburzenia funkcji wątroby poza żywieniem pozajelitowym mogą nasilać czynniki związane z pacjentem, takie jak: niedojrzałość narządu, brak stymulacji jelitowej na skutek głodzenia, posocznica, zabiegi chirurgiczne, szczególnie na przewodzie pokarmowym, nadmierny wzrost liczby bakterii jelitowych, przerwanie krążenia jelitowo-wątrobowego oraz niedotlenienie. Niektórzy uważają, że niedobór aminokwasów (seryny, metioniny, tauryny), selenu i witaminy E oraz zanieczyszczenie roztworów przez aluminium i fitosterole oraz toksyczność kwasów tłuszczowych w roztworze do żywienia pozajelitowego mogą także prowadzić do powikłania, jakim jest zaburzenie funkcji wątroby.

Wciąż częstym powikłaniem związanym z centralnym wkłuciem żylnym są zakażenia krwiopochodne. Ryzyko to można zmniejszyć, stosując na oddziałach chirurgicznych sprawdzone metody medycyny opartej na faktach. Dokładne mycie rąk, właściwy sposób założenia cewnika, dobór miejsca założenia, używanie chlorheksydyny do odkażania miejsca wkłucia przed umiejscowieniem i po umiejscowieniu cewnika, prawidłowe zaopatrywanie zewnętrznej części cewnika i zmienianie zestawów kroplowych pozwala na uniknięcie wielu powikłań infekcyjnych. Odpowiednia edukacja i praktyczne szkolenia personelu oraz przestrzeganie procedur opieki nad cewnikiem wydają się najlepszym sposobem minimalizowania liczby zakażeń.

Piśmiennictwo

1. Weimann A. i wsp.: *Wytyczne ESPEN dotyczące żywienia dojelitowego: chirurgia i transplantologia*. Postępy Żyw. Klin., 2011, 4: 4–19.
2. Spodaryk M., Paluszkiewicz P.: *Praktyczne aspekty leczenia żywieniowego*. Wydawnictwo Uniwersytetu Jagiellońskiego, Kraków 2008.
3. Spodaryk M.: *Podstawy leczenia żywieniowego u dzieci*. Wydawnictwo Uniwersytetu Jagiellońskiego, Kraków 2001.
4. Spodaryk M., Gabrowska E.: *Czy dieta przygotowana w kuchni jest lepsza od diety przemysłowej?*. Postępy Żyw. Klin., 2011, 1(17): 24–30.
5. Pittiruti M. i wsp.: *Wytyczne ESPEN dotyczące żywienia pozajelitowego: centralny dostęp żylny (umiejscowienie, pielęgnacja, diagnostyka i leczenie powikłań)*. Postępy Żyw. Klin., 2012, 1: 4–22.

7 ZAKAŻENIA NA ODDZIALE CHIRURGII DZIECIĘCEJ

Agnieszka Gniadek

Zakażenia szpitalne to stały problem opieki medycznej. Pomimo znaczącego postępu we współczesnej chirurgii, tj. rozwinięcia diagnostyki opartej na metodach nieinwazyjnych, stosowaniu leczenia chirurgicznego ograniczającego do minimum przerwanie ciągłości tkanek czy użycia nowoczesnych materiałów barierowych w technikach operacyjnych, to jednak właśnie zakażenia są najczęstszym powikłaniem pooperacyjnym. Skala występowania zakażeń szpitalnych w chirurgii zależy nie tylko od jakości świadczonych usług medycznych, lecz także od należycie prowadzonego nadzoru epidemiologicznego oraz wiedzy i umiejętności personelu medycznego w zakresie profilaktyki zakażeń. Z badań epidemiologicznych wynika, że to właśnie czynny nadzór nad zakażeniami jest najlepszym sposobem ich kontroli. Kierownicy zakładów opieki zdrowotnej są zobowiązani do podejmowania wszelkich działań przeciwepidemicznych i zapobiegawczych w celu unieszkodliwienia źródeł zakażenia, przecięcia dróg szerzenia się zakażeń i chorób zakaźnych, tak aby częstość występowania zakażeń była jak najmniejsza. Działania te reguluje ustawa o zapobieganiu i zwalczaniu zakażeń i chorób zakaźnych u ludzi z dnia 5 grudnia 2008 r. (Dz. U. z 2008 r. Nr 234, poz. 1570) wraz z późniejszymi zmianami wprowadzanymi w latach 2009, 2010 i 2012 oraz liczne rozporządzenia stanowiące akty wykonawcze do tej ustawy.

Czynniki ryzyka zakażeń szpitalnych, bez względu na miejsce ich występowania, dzieli się na trzy grupy:

→ zależne od drobnoustrojów oportunistycznych;
→ zależne od gospodarza;
→ związane z czynnikami środowiskowymi (środowisko szpitalne).

Przez drobnoustroje oportunistyczne należy rozumieć takie mikroorganizmy (bakterie, wirusy, grzyby), które nie są w stanie wywołać zakażenia u pacjenta z prawidłową odpornością. Przy zaburzeniach odporności, występujących u chorego człowieka, drobnoustroje te mogą powodować zarówno zakażenia endogenne, jaki i egzogenne. Zakażenia endogenne są to takie infekcje, które mogą być wywołane tylko przez bakterie i grzyby wchodzące w skład flory fizjologicznej człowieka lub przez bakterie i grzyby, którymi pacjent jest naturalnie skolonizowany. W sprzyjających warunkach (obniżenie odporności) drobnoustroje te mogą spowodować zakażenie u wrażliwego pacjenta. Spośród bakterii Gram(+), stanowiących fizjologiczną florę człowieka, gronkowce kolonizujące skórę: *Staphylococcus epidermidis* i *Staphylococcus aureus* (ten ostatni stanowi florę fizjologiczną 5–20% populacji) bywają częstą przyczyną zakażeń miejsca operowanego (ZMO), a także zakażeń po wszczepieniu endoprotez oraz w zakażeń u pacjentów poddawanych operacjom kardiochirurgicznym. Do potencjalnie patogennych bakterii Gram(+) wchodzących w skład flory fizjologicznej przewodu pokarmowego zalicza się także bakterie z rodzaju *Enteroccocus,* które mogą wywoływać pierwotne zapalenie otrzewnej, zakażenie miejsca operowanego (ok. 12% przypadków), a także zakażenia związane z leczeniem kardiochirurgicznym (wszczepienie protez zastawek serca) oraz zakażenia u pacjentów poddawanych operacjom neurochirurgicznym (leczeniu wodogłowia zastawkami komorowo-otrzewnowymi lub komorowo-przedsionkowymi). Paciorkowce: *Streptococcus pyogenes* i *Streptococcus pneumoniae*, które przejściowo fizjologicznie kolonizują drogi oddechowe człowieka, mogą w wyniku obniżenia się odporności pacjenta wywoływać pierwotne zapalenie otrzewnej i zapalenie opon mózgowo-rdzeniowych u pacjentów poddawanych zabiegom neurochirurgicznym. Pałeczki Gram(–) należące do rodziny *Enterobacteriaceae*, takie jak *Escherichia coli* i *Proteus* sp., fizjologicznie bytujące w przewodzie pokarmowym i drogach moczowo płciowych, są odpowiedzialne za zakażenia miejsca operowanego, pierwotne i wtórne zapalenie otrzewnej, ropnie wewnątrzotrzewnowe oraz za zakażenia układu moczowego powstające w związku z przeprowadzeniem zabiegów urologicznych, zwłaszcza u pacjentów z anatomiczno-czynnościowymi wadami układu moczowego.

Grzyby z rodzaju *Candida*, stanowiące florę fizjologiczną człowieka, mogą również być odpowiedzialne za zakażenia endogenne, głównie zakażenia rany oparzeniowej, zakażenia po wszczepieniu implantów lub zastawek, zakażenia po transplantacji narządów (płuca, nerki, wątroba) oraz za infekcje występujące u pacjentów cierpiących na nowotwory, zwłaszcza poddawanych chemioterapii i radioterapii.

Zakażenia szpitalne występujące na oddziałach chirurgicznych są głównie zakażeniami pochodzenia egzogennego (rezerwuarem patogenów jest środowisko, a do zakażenia dochodzi w wyniku przeniesienia drobnoustroju ze środowiska na wrażliwego pacjenta lub z pacjenta na pacjenta poprzez sprzęt medyczny, ręce personelu lub powietrze). Z danych epidemiologicznych wynika, że flora fizjologiczna skóry członków zespołu operacyjnego stanowi przyczynę zakażeń chirurgicznych w ponad 50% przypadków. Zakażenia endogenne są w większości zakażeniami wywoływanymi przez gronkowca złocistego – *Staphylococcus aureus*, a zwłaszcza szczepy MRSA (methicillin-resistant *Staphylococcus aureus*) i VRSA (vancomycin-resistant *Staphylococcus aureus*), inne gronkowce koagulazoujemne, zwłaszcza *Staphylococcus saprophiticus* i *Staphylococcus warneri*, oraz enterokoki, zwłaszcza szczepy VRE (vankomycin-resistant *Enterococci*). Mogą one powodować zakażenia linii naczyniowych i ran, zapalenia kości po wszczepieniu protez oraz zakażenia po przeszczepach narządów, np. soczewki oka. W chirurgii szczególnie niebezpieczne stają się zakażenia pałeczkami Gram(–) fermentującymi, takimi jak *Escherichia coli, Enterobacter* sp., *Klebsiella pneumoniae, Klebsiella oxytoca* i *Proteus* sp., zwłaszcza szczepy produkujące ESBL, oraz bakterie niefermentujące należące do rodzajów *Pseudomonas, Acinetobacter* i *Stenotrophomonas*. Co prawda, za zakażenie ran chirurgicznych w 25% odpowiedzialne są gronkowce, ale również pałeczki z gatunku *Escherichia coli* (8%) i z rodzaju *Enterobacter* (7%) powodują zakażenia ran operacyjnych, a także dużą część zakażeń wewnątrzbrzusznych. Pałeczki te, wraz ze szczepami *Klebsiella pneumoniae*, dominują również w zakażeniach ośrodkowego układu nerwowego, najczęściej u pacjentów neurochirurgicznych oraz u pacjentów operowanych z założonym drenażem. Zakażeniom wywołanym przez niefermentujące pałeczki, przede wszystkim z rodzaju *Pseudomonas*, sprzyja przerwanie ciągłości skóry lub błon śluzowych oraz założenie cewnika dożylnego lub moczowego. Częstość występowania zakażeń wywoływanych przez te patogeny zwiększa się, gdy u pacjenta poddawanego zabiegom operacyjnym występuje neutropenia oraz gdy personel nie prowadzi właściwej „polityki antybiotykowej" oraz nieodpowiednio dobiera środki dezynfekcyjne. Drobnoustroje te wykazują bowiem znaczną oporność na antybiotyki i środki dezynfekcyjne.

Należy zwrócić uwagę na fakt, że w patogenezie zakażeń w chirurgii istotną rolę odgrywa nie tylko wirulencja (zjadliwość drobnoustroju), lecz także liczba mikroorganizmów we wrotach zakażeniach oraz jakość techniki operacyjnej. Niezmiernie ważna jest także odporność immunologiczna zakażonego organizmu gospodarza, która zależy od:

→ wieku chorego; odporność ta maleje szczególnie u dzieci (przede wszystkim u wcześniaków i dzieci do 2. roku życia) oraz u dorosłych powyżej 65. roku życia;

→ współwystępowania chorób obniżających odporność; u dzieci mogą to być np. choroby metaboliczne, wady serca, zakażenia wrodzone;

→ charakteru choroby podstawowej;

→ wykonywanych zabiegów diagnostycznych i terapeutycznych;

→ prowadzonej antybiotykoterapii (o szerokim spektrum działania), która sprzyja narastaniu oporności mikroorganizmów;

→ prowadzonej chemioterapii;
→ unieruchomienia chorego.

Dla ryzyka rozwinięcia się zakażenia w chirurgii nie bez znaczenia są także: przeprowadzenie zabiegu operacyjnego w polu skażonym lub brudnym, czas operacji powyżej 2 godzin lub powyżej 75% czasu przewidzianego dla danej operacji oraz ogólny stan chorego oceniany według skali ASA (American Society of Anesthesiologists) na więcej niż 3 punkty. Do najważniejszych czynników ryzyka zakażeń według indeksu SENIC (Study of the Efficacy of Nosocomial Infectiom Control) zalicza się: operacje brzuszne, czas operacji powyżej 2 godzin, pole operacyjne skażone lub brudne oraz więcej niż trzy składowe w końcowej diagnozie postawionej pacjentowi, u którego wykonywano zabieg operacyjny.

Istotnym czynnikiem wpływającym na występowanie zakażeń jest również środowisko szpitalne, w tym warunki panujące w szpitalu – czystość pomieszczeń, jakość powietrza oraz sprzętu medycznego, a także zachowania personelu medycznego. W chirurgii szczególnie ważne jest rygorystyczne przestrzeganie reżimu sanitarnego na bloku operacyjnym. Szczególnie dotyczy to sal operacyjnych, w których wykonywane są zabiegi ortopedyczne, kardiochirurgiczne i neurochirurgiczne oraz transplantacje narządów. Działania profilaktyczne wiążą się m.in. z zapewnieniem sterylnego instrumentarium, ograniczonego do niezbędnego minimum, maksymalnym ograniczeniem liczby personelu medycznego oraz zapewnieniem laminarnego przepływu i częstej filtracji powierza z zastosowaniem filtrów HEPA (high efficiency particulate air filter). Istotne jest również obkładanie pola operacyjnego właściwymi materiałami, odkażanie skóry rąk przez zespół operujący (najlepsze rezultaty uzyskuje się, stosując antyseptyki na bazie jodyny lub chlorheksydyny), stosowanie szwów przeciwbakteryjnych i rozważne prowadzenie drenażu rany operacyjnej wraz z profilaktycznym podawaniem antybiotyków.

W piśmiennictwie wykazano, że w środowisku szpitalnym, w którym funkcjonuje tak wiele dróg przenoszenia się zakażeń (bezpośrednie, pośrednie, mieszane), to zaniedbania i braki w wiedzy personelu medycznego dotyczące mycia i dezynfekcji rąk są odpowiedzialne za większość zakażeń, zwłaszcza u pacjentów z grup ryzyka. Zmniejszeniu liczby bakterii na rękach znacząco sprzyja 2–3-minutowe szorowanie rąk z zastosowaniem chlorheksydyny. Działania te powinny być podejmowane przez członków zespołu operacyjnego przed pierwszym zabiegiem operacyjnym. Właściwe także jest stosowanie przez chirurga w trakcie zabiegu podwójnych rękawiczek w celu ograniczania kontaminacji miejsca operowanego w razie perforacji rękawiczek. Według Światowej Organizacji Zdrowia oraz Centrum Kontroli i Zapobiegania Chorobom (CDC – Centers for Disease Control and Prevention) w profilaktyce zakażeń szpitalnych dezynfekcja rąk jest bardziej pożądaną metodą niż ich mycie. Dezynfekcję rąk metodą wcierania zaleca się w większości sytuacji medycznych, jednak, jak wynika z przeglądu piśmiennictwa, nie zawsze metoda ta jest stosowana przez personel medyczny.

Stosowanie środków dezynfekcyjnych zawierających alkohol ma następujące zalety:
→ łatwy dostęp;
→ możliwość szybkiego zastosowania;
→ większa skuteczność antybakteryjna niż stosowanie wody i mydła;
→ lepsza tolerancja przez skórę.

Według zaleceń WHO i CDC mycie rąk wymagane jest tylko w określonych sytuacjach medycznych i życiowych, takich jak:
→ widoczne zanieczyszczenie rąk krwią lub innymi wydzielinami lub wydalinami;
→ widoczne zanieczyszczenie rąk materiałem białkowym;
→ narażenie na kontakt z drobnoustrojami tworzącymi przetrwalniki (spory), np. *Clostridium difficile*;
→ po skorzystaniu z toalety.

Należy pamiętać, że prawidłowo prowadzona dezynfekcja metodą wcierania powinna obejmować wszystkie części rąk i dłoni (palce, opuszki palców, środek dłoni oraz jej grzbiet) i że preparat należy wcierać w suche, a nie wilgotne dłonie. Dodatkowo, aby zapobiegać podrażnieniom skóry wynikającym z częstego stosowania dezynfekcji, należy: używać produktów do pielęgnacji skóry po wykonaniu działań medycznych, unikać stosowania gorącej wody podczas mycia rąk, powstrzymywać się od używania rękawic, chyba że są wskazane, oraz całkowicie wycierać do sucha ręce przed założeniem rękawic ochronnych.

Zapobieganie zakażeniom na oddziałach chirurgii dziecięcej nie różni się znacząco od działań profilaktycznych podejmowanych przez personel medyczny na oddziałach chirurgicznych, na których leczeni są dorośli pacjenci. Niemniej należy pamiętać, że ryzyko wystąpienia zakażeń znacznie wzrasta, gdy mamy do czynienia z małymi dziećmi, zwłaszcza noworodkami i wcześniakami. Ze względu na niedojrzałość organizmu oraz brak nabytych mechanizmów odporności swoistej dziecko zdecydowanie szybciej ulega kolonizacji drobnoustrojami szpitalnymi, przebieg zakażenia jest u niego bardziej burzliwy, a rokowanie często niepomyślne. Dlatego w profilaktyce zakażeń szpitalnych na oddziale chirurgicznym należy przede wszystkim stwarzać takie warunki środowiskowe, aby ograniczyć do minimum ryzyko zakażeń, a równocześnie stosować zalecane praktyki okołooperacyjne oraz właściwą pielęgnację pacjenta po wykonanym zabiegu w celu niedopuszczenia do zakażenia.

Piśmiennictwo

1. Dzierżanowska D.: *Patogeny zakażeń szpitalnych.* α-medica press, Bielsko-Biała 2007.
2. Montewka M., Skrzek A., Plewik D. i wsp.: *Zakażenia miejsca operowanego – charakterystyka czynników ryzyka, endogennych źródeł zakażenia i metody zapobiegania.* Postępy Mikrobiol., 2012, 51 (3): 227–235.
3. Pawińska A.: *Profilaktyka zakażeń szpitalnych – bezpieczeństwo środowiska szpitalnego.* α-medica press, Bielsko-Biała 2011.
4. Wójkowska-Mach J., Bulanda M., Kochan P., Heczko P.B.: *Nadzór nad zakażeniami miejsca operowanego i zarządzanie jakością w polskich szpitalach.* Chir. Pol., 2006, 8(2): 136–145.
5. Fleischer M., Fleischer-Stępniewska K.: *Higiena rąk – gdzie jesteśmy.* Zakażenia, 2011, 6: 18–21.

CZĘŚĆ II

OPIEKA NAD DZIECKIEM W WYBRANYCH CHOROBACH UKŁADU POKARMOWEGO

OPIEKA NAD DZIECKIEM
Z WADĄ WRODZONĄ
PRZEWODU POKARMOWEGO

NIEDROŻNOŚĆ PRZEŁYKU
Krystyna Twarduś

Informacje ogólne

Wrodzona niedrożność przełyku jest to całkowite przerwanie ciągłości przełyku z obecnością lub bez obecności przetok przełykowo-tchawiczych w odcinku proksymalnym i/lub dystalnym przełyku, powstałe we wczesnym okresie życia płodowego. Wadzie tej często towarzyszą inne wrodzone anomalie rozwojowe, najczęściej serca i układu moczowo-płciowego. Częstość występowania wady wynosi od 1 : 800 do 1 : 4500 żywo urodzonych noworodków; rodzinne występowanie tej wady jest rzadkie (3,6% ogółu), co wskazuje na jej genetyczne uwarunkowanie. Przyczyną niedrożności przełyku i obecności przetok przełykowo-tchawiczych jest zaburzone różnicowanie się prajelita w kierunku przełyku i dróg oddechowych w okresie embriogenezy, między 4. a 6. tygodniem ciąży. Obecnie coraz lepiej są poznawane czynniki genetyczne i środowiskowe biorące udział w powstawaniu wady.

Gross dzieli niedrożność przełyku na następujące **typy**:
→ niedrożność przełyku bez przetoki;
→ niedrożność przełyku z górną przetoką przełykowo-tchawiczą;
→ niedrożność przełyku z dolną przetoką przełykowo-tchawiczą;
→ niedrożność przełyku z górną i dolną przetoką przełykowo-tchawiczą;
→ przetoka przełykowo-tchawicza bez atrezji przełyku.

Obraz kliniczny

Prenatalnym objawem wady jest wielowodzie, które rozpoznaje się u 50–95% ciężarnych w przypadku niedrożności bez przetoki i rzadziej, gdy niedrożność występuje z przetoką dolną.

Na niedrożność przełyku po urodzeniu wskazują następujące objawy:

→ nadmierne ślinienie się noworodka, pienista wydzielina w jamie ustnej i nosowej, kaszel, czkawka, krztuszenie się noworodka śliną;

→ zaburzenia w oddychaniu, w tym *tachypnoë* i inne objawy duszności;

→ objawy zapalno-niedodmowe płuc na skutek aspiracji śliny do dróg oddechowych lub treści żołądkowej przy występowaniu dolnej przetoki;

→ wzdęcie nadbrzusza w przypadku niedrożności z dolną przetoką przełykowo-tchawiczą (obecność przetoki upowietrznia żołądek, zwłaszcza podczas płaczu dziecka);

→ brzuch zapadnięty poniżej poziomu klatki piersiowej, charakterystyczny dla atrezji bez przetoki przełykowo-tchawiczej;

→ krztuszenie się noworodka podczas próby karmienia (w przypadku przetoki przełykowo-tchawiczej bez atrezji przełyku). Uwaga! Przy podejrzeniu atrezji przełyku nie należy rozpoczynać prób karmienia z powodu możliwości aspiracji.

Czas wystąpienia i nasilenie objawów zależą od dojrzałości noworodka, typu wady oraz współistnienia wad wrodzonych w obrębie innych układów. Objawy kliniczne są bardziej nasilone i występują wcześniej u noworodka urodzonego przedwcześnie (słaby odruch lub brak odruchu kaszlu i odruchu połykania).

Rozpoznanie

Diagnostyka prenatalna: zwiększona objętość płynu owodniowego lub wielowodzie u ciężarnej wskazują na możliwość istnienia wady. Wadę można zobrazować za pomocą USG od 23. tygodnia ciąży (poszerzony górny odcinek przełyku i brak dolnego odcinka, brak uwidocznienia lub stwierdzenie niewielkiego żołądka u płodu). Z kolei w niedrożności przełyku z dolną przetoką przełykowo-tchawiczą stwierdza się tylko zmniejszoną ilość wód płodowych (brak objawu patognomonicznego dla wady).

Diagnostyka postnatalna: występowanie objawów klinicznych oraz obecność oporu przy próbie wprowadzania cienkiego, dość sztywnego zgłębnika (rozmiar 10–12 F) do przełyku przez nozdrze na głębokość 6–10 cm od wejścia do nosa. Rozpoznanie potwierdzane jest w trakcie badania radiologicznego klatki piersiowej i jamy brzusznej w projekcji przednio-tylnej w pozycji pionowej (ocena długości górnego ślepego odcinka przełyku po założeniu cewnika wypełnionego kontrastem, ocena upowietrznienia jelit – obecność powietrza wskazuje na dolną przetokę przełykowo-tchawiczą, stwierdzenie braku bańki powietrznej w żołądku wskazuje na atrezję przełyku bez dolnej przetoki). Badanie radiologiczne klatki piersiowej pozwala również na ocenę powietrzności płuc i rozpoznanie ewentualnych zmian zapalno-niedodmowych poaspiracyjnych. W razie obecności przetoki tchawiczo-przełykowej bez niedrożności rozpoznanie ustala się na podstawie objawów klinicznych, zmian radiologicznych oraz uwidocznienia przetoki w badaniu bronchoskopowym.

U każdego noworodka, poza wymienionymi wyżej badaniami rentgenowskimi, należy wykonać badanie ultrasonograficzne jamy brzusznej (wada przełyku może być jedną ze składowych zespołu VATER/VACTERL).

Leczenie

Niedrożność przełyku jest wskazaniem do zastosowania leczenia operacyjnego w trybie pilnym, ale dopiero po uzyskaniu stabilizacji podstawowych funkcji życiowych noworodka. Wybór czasu leczenia chirurgicznego zależy od typu rozpoznanej wady przełyku. U większości noworodków możliwe jest wykonanie operacji już w pierwszej dobie życia. W wadzie długoodcinkowej przełyku wskazane jest odroczenie leczenia operacyjnego ze względu na brak możliwości zespolenia i odtworzenia ciągłości przełyku.

Przeciwwskazania do leczenia operacyjnego u noworodka z niedrożnością przełyku obejmują: obustronną agenezję nerek, krwawienie dokomorowe IV stopnia i wady serca, których nie można skorygować chirurgicznie.

Metody leczenia operacyjnego

Leczenie chirurgiczne ma na celu oddzielenie i zamknięcie przetok przełykowo-tchawiczych oraz odtworzenie ciągłości przełyku.

Stosuje się następujące metody leczenia, w zależności od stwierdzanych warunków anatomicznych wady:

1. Pierwotne zespolenie odcinków przełyku „koniec do końca" – metoda ta jest stosowana, jeśli odległość między niedrożnymi odcinkami przełyku nie przekracza 2 cm (granica bezpiecznego wykonania zespolenia przełyku bez napięcia lub pod niewielkim napięciem – dobre warunki do gojenia zespolenia).
2. Wydłużanie górnego odcinka przełyku (przy odległości powyżej 2 cm) przez nadśluzówkowe okrężne nacięcie błony mięśniowej górnego lub górnego i dolnego odcinka przełyku (technika Livadisa), co wydłuża przełyk o 2–3 cm.
3. Pierwotne odroczone zespalanie przełyku. Wskazaniem do tego typu leczenia jest długoodcinkowa niedrożność przełyku („long gap"), współistnienie innych ciężkich wrodzonych wad rozwojowych oraz niewydolność oddechowa u noworodka. W metodzie tej odtwarza się ciągłość przełyku przez uzyskanie zespolenia jego końców:

→ po samoistnym wydłużeniu się przełyku; przełyk najefektywniej wydłuża się w ciągu pierwszych 8 tygodni życia (bodźcem dla wydłużania górnej części przełyku jest odruch połykania, a dla wydłużania części dolnej – wsteczny odpływ żołądkowo-przełykowy); czas odroczenia zespolenia nie powinien przekraczać 8–12 tygodni – po tym czasie samoistne wydłużanie się przełyku jest równoważone przez jednoczesny wzrost klatki piersiowej na długość);

→ po mechanicznym wydłużaniu odcinków przełyku; w metodzie tej stosuje się sztywne, kontrastujące cewniki wprowadzane przez jamę ustną i gastrostomię do ślepych odcinków przełyku; czas wydłużania wynosi 2–3 minuty dziennie przez nie więcej niż 4–7 tygodni;

→ po mechanicznym operacyjnym wydłużaniu górnego odcinka przełyku – stopniowe obniżanie co kilka miesięcy ujścia przetoki ślinowej po jej wyłonieniu na klatce piersiowej (do wydłużania górnego końca przełyku wykorzystuje się spontaniczne i wymuszane ruchy głowy noworodka).

4. Zabiegi wytwórcze – rekonstrukcja przełyku: przemieszczenie żołądka do śródpiersia tylnego i wytworzenie przełyku (z krzywizny większej lub mniejszej żołądka bądź z jelita cienkiego lub grubego, wykonywane sporadycznie). Te sposoby odtwarzania ciągłości przełyku są stosowane rzadko. W przygotowaniu do tego typu operacji u noworodka wytwarza się czasowo przetokę ślinową górnego przełyku i przetokę żołądkową (gastrostomię) w celu uzyskania możliwości karmienia dojelitowego.

5. Wyłonienie przetoki ślinowej na szyi – przetoka zaopatrzona w worek stomijny w celu doustnego karmienia noworodka niewielkimi ilościami pokarmów, co służy podtrzymaniu i rozwojowi odruchu ssania i połykania.

6. Operacja przetoki przełykowo-tchawiczej (przetoki typu H) (technika torakoskopowa).

Powikłania

Powikłania wczesne (związane z nieprawidłowym gojeniem się wytworzonego operacyjnie zespolenia i obecności ubytku w nabłonku oddechowym w tchawicy po przetoce przełykowo-tchawiczej) obejmują: przetokę przełyku (nieszczelność zespolenia, przetoka przełyku drążąca do jamy opłucnej – całkowite rozejście się zespolenia), rekanalizację przetoki przełykowo-tchawiczej, przeoczoną przetokę przełykowo-tchawiczą rozpoznaną dopiero w czasie badania kontrastowego przełyku po zespoleniu i zwężenie w miejscu zespolenia przełyku; inne rzadsze powikłania to: zakażenie rany pooperacyjnej, odma opłucnowa, ropniak opłucnej, uchyłek przełyku lub tchawicy, porażenie nerwu krtaniowego (przejściowe lub trwałe).

Powikłania odległe obejmują: zaburzenia motoryki przełyku (objawy dysfagii), masywny odpływ żołądkowo-przełykowy (ulewania, wymioty, stany zapalne przełyku, w przyszłości możliwy przełyk Barretta), niedobór masy ciała jako następstwo objawów współistniejących, niechęć do jedzenia w związku z dolegliwościami odczuwanymi podczas spożywania posiłków, objawy tracheomalacji i wynikające z tego zaburzenia oddychania, zapalenie krtani, nawracające zapalenia dolnego układu oddechowego (zapalenie oskrzeli z odczynem obturacji, zachłystowe zapalenie płuc), nadreaktywność oskrzeli.

Pielęgniarskie aspekty opieki nad dzieckiem z niedrożnością przełyku

Zadania diagnostyczne i leczniczo-pielęgnacyjne

Okres przedoperacyjny

Wrodzona niedrożność przełyku jest wadą rozwojową wymagającą leczenia w trybie nagłym (wyjątek: niedrożność długoodcinkowa) oraz precyzyjnego postępowania pielęgnacyjnego przed- i pooperacyjnego. Przygotowanie dziecka do zabiegu operacyjnego jest jednym z czynników wpływających na pomyślny wynik operacji. Noworodki z podejrzeniem niedrożności przełyku powinny być niezwłocznie przekazane do ośrodków chirurgii dziecięcej. Przed transportem należy uzyskać pisemną zgodę rodziców na przewiezienie i leczenie noworodka w innym ośrodku oraz pobrać krew od matki do badań serologicznych. Należy również udzielić rodzicom wyjaśnień i informacji dotyczących ośrodka, w którym będzie leczone dziecko (adres, możliwości kontaktu telefonicznego).

Przed transportem niezbędne jest:
→ zapewnienie noworodkowi komfortu cieplnego przez umieszczenie go w inkubatorze lub pod promiennikiem ciepła;
→ zapobieganie aspiracji śliny do drzewa oskrzelowego – ułożenie dziecka w pozycji z tułowiem i głową uniesionymi pod kątem 30–40°, założenie dwukanałowego cewnika Replogle'a przez nos lub usta do górnego ślepego odcinka przełyku i rozpoczęcie ssania przerywanego; dodatkowo doraźne odsysanie śliny z jamy nosowo-gardłowej i powtarzanie oceny stanu noworodka, ze stałym monitorowaniem parametrów życiowych (tętno, ciśnienie tętnicze krwi, częstotliwość i charakter oddechu, saturacja hemoglobiny tlenem);
→ założenie wkłucia do żyły obwodowej i prowadzenie płynoterapii dożylnej zgodnej z zapotrzebowaniem noworodka (na zlecenie);

→ stosowanie tlenoterapii biernej; w razie wskazań (objawy niewydolności oddechowej) intubacja i prowadzenie oddechu wspomaganego;

→ dożylne podawanie antybiotyków o szerokim zakresie działania (profilaktyka zapalenia płuc po ewentualnej aspiracji śliny i treści żołądkowej do dolnej części układu oddechowego), zgodnie z indywidualną kartą zleceń.

Postępować w powyższy sposób należy na oddziale noworodkowym, podczas transportu i na oddziale chirurgicznym w czasie przeprowadzania diagnostyki. Przygotowanie do zabiegu ma na celu bezpieczne przeprowadzenie zabiegu operacyjnego i zmniejszenie ryzyka powikłań pooperacyjnych (patrz rozdział 3: „Przygotowanie dziecka do zabiegu operacyjnego").

Okres pooperacyjny

Po zabiegu operacyjnym noworodek przebywa na oddziale intensywnego nadzoru. W pielęgnacji dziecka po zabiegu zespolenia przełyku należy uwzględnić:

→ utrzymanie komfortu cieplnego – noworodek umieszczony w inkubatorze otwartym lub zamkniętym (dodatkowa ochrona przed utratą ciepła przez stosowanie czapeczki, skarpetek czy rękawiczek); monitorowanie, interpretowanie i dokumentowanie temperatury ciała dziecka;

→ zapewnienie wymiany gazowej – oddech zastępczy (ekstubacja tak wcześnie, jak to tylko możliwe; planowe przedłużenie intubacji do 5–7 dni ze zwiotczeniem i oddechem wspomaganym zaleca się po zespoleniu przełyku pod dużym napięciem; w tym czasie utrzymywanie głowy dziecka przygiętej do klatki piersiowej dodatkowo zmniejsza napięcie szwów zespolenia); wykonywanie toalety drzewa oskrzelowego w razie wskazań;

→ stałe monitorowanie stanu ogólnego dziecka przy użyciu przyrządów; pomiary parametrów życiowych; interpretowanie i dokumentowanie uzyskanych danych co 15–30 minut aż do uzyskania stabilizacji stanu noworodka, a następnie co godzinę; takie postępowanie pozwala na wczesne wykrycie powikłań pooperacyjnych;

→ kontrolowanie diurezy (ocena i dokumentowanie ilości oddawanego moczu co 15–30 minut w pierwszej godzinie po zabiegu operacyjnym, a następnie co godzinę lub częściej w zależności od stanu dziecka; cewnik w pęcherzu moczowym, pielęgnacja zgodnie z procedurą);

→ kontynuacja nawadniania dożylnego według indywidualnej karty zleceń stosownie do zapotrzebowania u noworodka; prowadzenie karty bilansu płynów; udział w farmakoterapii na zlecenie: kontynuacja antybiotykoterapii rozpoczętej przed zabiegiem, ewentualnie zmiana antybiotyku po uzyskaniu wyników badań mikrobiologicznych itd.;

- pielęgnacja kaniuli obwodowej (ewentualnie wkłucia centralnego) według przyjętych procedur; prowadzenie karty obserwacji wkłucia naczyniowego;
- pobieranie materiału do kontrolnych badań zgodnie z indywidualną kartą zleceń;
- ocena stanu opatrunku i jego szczelności; obserwacja rany w kierunku objawów zapalenia; asystowanie przy zmianie opatrunku;
- pielęgnowanie zgłębnika żołądkowego założonego w czasie zabiegu operacyjnego, w tym ocena ilości i jakości wydzieliny; istnieje bezwzględna konieczność utrzymania zgłębnika do czasu kontroli szczelności zespolenia (4.–5. doba lub zgodnie ze zleceniem);
- pielęgnacja drenażu opłucnowego: zabezpieczenie drenów przed mechanicznym uszkodzeniem i zaginaniem, zapewnienie zamkniętego systemu drenującego; drenaż bierny (po operacji z dostępu pozaopłucnowego) i czynny (po dostępie przezopłucnowym) usuwa się w 2.–3. dobie (w przypadku zespolenia pod dużym napięciem drenaż usuwa się dopiero po wykonaniu kontrastowego badania przełyku);
- ocena natężenia bólu (skala do oceny stopnia natężenia bólu u noworodków) i podawanie leków przeciwbólowych zgodnie z indywidualną kartą zleceń; obserwacja reakcji dziecka na prowadzoną terapię przeciwbólową;
- prowadzenie fizjoterapii stosownie do stanu dziecka; zmiana pozycji ciała; obserwacja skóry w kierunku odleżyn;
- karmienie dojelitowe: rozpoczęcie karmienia przez zgłębnik (nosowo-żołądkowy założony śródoperacyjnie) w 2.–3. dobie po operacji zespolenia przełyku, po powrocie perystaltyki jelitowej (pokarm spływa przez zgłębnik grawitacyjnie); zaleca się jednoczesne podawanie noworodkowi smoczka w celu kształtowania odruchu ssania i połykania. Podjęcie karmienia doustnego smoczkiem przy zachowanym u noworodka odruchu ssania następuje po uzyskaniu prawidłowego wyniku szczelności zespolenia w kontrastowym badaniu przełyku. Uwaga! Przy dłuższym braku żywienia dojelitowego w celu przeciwdziałania katabolizmowi wskazane jest pełne odżywianie pozajelitowe zgodne z zapotrzebowaniem noworodka;
- obserwacja tolerancji przyjmowanych posiłków drogą enteralną (zaburzenia połykania, wymioty, ulewania, częstotliwość i charakter stolca); badanie endoskopowe i kalibracja zespolenia przełyku z jego poszerzeniem w 21. dobie po zabiegu zespolenia (badanie może być wielokrotnie powtarzane przy występowaniu znacznego stopnia zwężenia przełyku w miejscu zespolenia);
- udzielanie wsparcia rodzicom dziecka – informowanie o zabiegach diagnostyczno-leczniczych i pielęgnacyjnych, zachęcanie rodziców do wyrażania swoich emocji i obaw oraz do udziału w czynnościach pielęgnacyjnych (zależnie od stanu dziecka).

W przypadku obecności długoodcinkowej atrezji przełyku w pielęgnacji dziecka istotne jest zapobieganie aspiracji do dolnych dróg oddechowych przez przerywane odsysanie śliny z górnego odcinka przełyku, wczesne karmienie dojelitowe przez przetokę żołądkową wytworzoną operacyjnie (karmienie można rozpocząć po 36 godzinach od jej wytworzenia, po powrocie pełnej perystaltyki jelitowej u noworodka).

Piśmiennictwo

1. Alabbad S.I., Ryckman J., Puligandla P.S. i wsp.: *Use of transanastomotic feeding tubes during esophageal atresia repair*. J. Pediatr. Surg., 2009, 44: 902–905.
2. Czernik J.: Wrodzone zarośnięcie przełyku. W: Czernik J. (red.): *Chirurgia dziecięca*. Wydawnictwo Lekarskie PZWL, Warszawa 2005, s. 101–139.
3. Felix J.F., de Jong E.M., Torfs C.P. i wsp.: *Genetic and environmental factors in the etiology of esophageal atresia and/or tracheoesophageal fistula: an overview of the current concepts*. Birth Defects Res. A. Clin. Mol. Teratol., 2009, 85: 747–754.
4. Grochowska E.: Niedrożność przełyku. W: Grochowski J. (red.): *Wybrane zagadnienia z chirurgii dziecięcej*. Wydawnictwo Fundacji „O Zdrowie Dziecka", Kraków 1999, s. 124–128.
5. Houben C.H., Curry J.I.: *Current status of prenatal diagnosis, operative management and outcome of esophageal atresia/tracheo-esophageal fistula*. Prenat. Diagn., 2008, 28: 667–675.
6. Radys W., Borkowska A., Korzon M.: *Trudności w opiece pediatrycznej nad dziećmi po całkowitej korekcji wrodzonej atrezji przełyku z przetoką przełykowo-tchawiczą – doświadczenia własne*. Pediatr. Wsp. Gastroenterol. Hepatol. Żywienie Dziecka, 2004, 6: 141–144.
7. Twarduś K.: Opieka nad noworodkiem z wrodzoną wadą przewodu pokarmowego. Atrezja przełyku. W: Czupryna A., Wilczek-Rużyczka E. (red.): *Wybrane zagadnienia pielęgniarstwa specjalistycznego*. Wolters Kluwer Polska, Warszawa 2010.

NIEDROŻNOŚĆ DWUNASTNICY   9

Krystyna Twarduś, Wojciech Górecki

Informacje ogólne

Wrodzona niedrożność dwunastnicy (WND) jest to częściowe lub całkowite przerwanie ciągłości światła tego odcinka przewodu pokarmowego na skutek nieprawidłowego rozwoju dwunastnicy. Według przyjętej hipotezy wada ta jest wynikiem nieprawidłowego procesu rekanalizacji światła dwunastnicy między 8. a 10. tygodniem rozwoju, a także rotacji zawiązków trzustki (te ostatnie prowadzą do powstania tzw. trzustki obrączkowatej). Występuje z częstością od 1 : 2500 do 1 : 10 000 żywo urodzonych noworodków; mogą jej towarzyszyć anomalie innych układów: pokarmowego, moczowego, szkieletowego i krwionośnego. Wada może mieć różne postaci – od niedrożności częściowej do całkowitej – i różne przyczyny. Niedrożności spowodowane czynnikami wewnętrznymi to: zarośnięcie, zwężenie i przegrody (całkowita, z perforacją, balonowata). Czynniki zewnętrzne, które wpływają na całkowite lub częściowe zamknięcie światła dwunastnicy, to: trzustka obrączkowata, zdwojenie dwunastnicy, torbiel przewodu żółciowego wspólnego i pasma włókniste powstałe na skutek nieprawidłowego zwrotu jelit. Niedrożność dwunastnicy stanowić może składową zespołu trzech zaburzeń, w skład którego wchodzą: atrezja dwunastnicy, zespół Downa i wrodzone wady serca z przeciekiem lewo-prawym.

Wyróżnia się trzy **typy morfotyczne** zarośnięcia dwunastnicy:

→ Typ I – błoniaste zarośnięcie dwunastnicy; zachowana jest ciągłość ściany dwunastnicy i obecna przegroda zamykająca całkowicie jej światło (najczęstsza wada dwunastnicy; większości przypadków przegroda zlokalizowana w sąsiedztwie brodawki Vatera; wyróżnia się zarośnięcie nadbrodawkowe i podbrodawkowe, stanowiące ok. 80% wszystkich niedrożności).

→ Typ II – zarośnięcie dwunastnicy z obecnością dwóch ślepo zakończonych odcinków połączonych włóknistym pasmem.

→ Typ III – zarośnięcie dwunastnicy z obecnością dwóch ślepo zakończonych i całkowicie oddzielonych odcinków.

Zwężenie dwunastnicy może wynikać z okrężnego przewężenia jelita lub obecności błoniastej przegrody z niewielkim otworem.

Całkowite lub częściowe przerwanie ciągłości światła dwunastnicy powoduje zahamowanie lub znaczne utrudnienie pasażu treści jelitowej. Odcinek dwunastnicy położony dogłowowo w stosunku do przeszkody jest rozdęty i poszerzony, odcinek dalszy jest wąski i zapadnięty. W wadach podbrodawkowych żółć nie przechodzi do dalszych partii jelita.

Obraz kliniczny

W okresie prenatalnym występuje wielowodzie (w 30–75% przypadków) z powodu zahamowania pasażu i wchłaniania płynu owodniowego u płodu. Nie jest to objaw patognomoniczny dla niedrożności dwunastnicy, ale wskazuje na konieczność dalszego badania ultrasonograficznego płodu. Po urodzeniu wada objawia się najczęściej już w pierwszych godzinach życia w postaci nasilających się wymiotów (zawierają żółć przy lokalizacji miejsca zarośnięcia w odcinku pozabrodawkowatym dwunastnicy). Rzadko stwierdza się wzdęcie brzucha, a ok. 50% noworodków oddaje smółkę (u większości jest ciemnoszara i ma charakter gęstego czopu śluzowego). Konsekwencją obfitych wymiotów mogą być znacznego stopnia zaburzenia gospodarki wodno-elektrolitowej (hiponatremia i hipochloremia) i kwasowo-zasadowej.

Rozpoznanie

Diagnostyka prenatalna: występowanie wielowodzia w czasie ciąży jest wskazaniem do diagnostyki prenatalnej. Widoczna w badaniu ultrasonograficznym charakterystyczna podwójna bańka płynu w proksymalnej części jelita (jednoczesne rozdęcie żołądka i początkowego odcinka dwunastnicy) pozwala z dużym prawdopodobieństwem rozpoznać WND (najwcześniej w III trymestrze ciąży). Diagnostyka prenatalna pozwala zaplanować termin porodu i ewentualne leczenie chirurgiczne.

Diagnostyka postnatalna: uwzględnia obraz kliniczny wady oraz przeglądowe zdjęcie RTG jamy brzusznej noworodka w pozycji pionowej, uwidaczniające klasyczny objaw radiologiczny „podwójnej bańki powietrza" („double bubble") związany z rozdęciem żołądka i bliższego fragmentu dwunastnicy. W przypadku zarośnięcia dwunastnicy obserwuje się całkowitą „bezpowietrzność" dalszych odcinków przewodu pokarmowego; w przypadku zwężenia dwunastnicy widoczna jest niewielka ilość gazu świadcząca o niepełnym przerwaniu ciągłości światła dwunastnicy (zwykle obecny jest objaw „podwójnej bańki”).

Leczenie

Postępowaniem z wyboru jest **zespolenie dwunastniczo-dwunastnicze** (duodeno-duodenostomia). Zaletą tego zespolenia jest fizjologiczne odtworzenie ciągłości przewodu pokarmowego, szybsza adaptacja zespolenia do wczesnego żywienia enteralnego, mała liczba wczesnych i późnych powikłań oraz wysoka przeżywalność pacjentów (wynosi 90–95%). W przypadku niedrożności dwunastnicy spowodowanej przegrodą wykonuje się wycięcie przegrody i duodenoplastykę (należy zachować szczególną ostrożność, ponieważ ujście brodawki Vatera może się znajdować w fałdzie przegrody). W trzustce obrączkowatej wykonuje się omijające zespolenie dwunastniczo-dwunastnicze

W czasie zabiegu operacyjnego przez nozdrze zostaje wprowadzony silikonowy zgłębnik, który przeprowadza się przez wytworzone zespolenie – pozwala to na szynowanie zespolenia oraz umożliwia wcześniejsze żywienie enteralne.

Do czynników wpływających na wyniki leczenia należą współistniejące wady innych układów i narządów, aberracje chromosomalne, jak również wcześniactwo i mała masa urodzeniowa.

Powikłania

Powikłania **wczesne** obejmują:
→ nieszczelność wytworzonego zespolenia i wynikające z tego zapalenie otrzewnej;
→ przedłużającą się niedrożność czynnościową dwunastnicy z zastojem treści w poszerzonym odcinku bliższym (objawy: wymioty, obfite zalegania treści żółciowej);
→ brak tolerancji karmienia doustnego;
→ niedrożność zrostową jelit.

Powikłania **odległe** obejmują:
→ nieprawidłową funkcję motoryczną dwunastnicy;
→ wsteczny odpływ dwunastniczo-żołądkowy;
→ wsteczny odpływ żołądkowo-przełykowy;
→ zapalenie żołądka;
→ wrzód trawienny;
→ zapalenie przełyku.

Pielęgniarskie aspekty opieki nad dzieckiem z wrodzoną niedrożnością dwunastnicy

Zadania diagnostyczne i leczniczo-pielęgnacyjne

Okres przedoperacyjny

→ Założenie zgłębnika nosowo-żołądkowego i stałe odbarczanie żołądka i dwunastnicy (zapobieganie aspiracji treści do dróg oddechowych podczas wymiotów); dokumentowanie ilości i jakości zalegającej treści w karcie bilansu płynów.

→ Zapewnienie prawidłowej ciepłoty ciała w czasie prowadzenia diagnostyki; umieszczenie noworodka pod promiennikiem ciepła; kontrolne pomiary temperatury ciała.

→ Założenie wkłucia obwodowego i pielęgnacja według przyjętej procedury.

→ Wyrównywanie zaburzeń gospodarki wodno-elektrolitowej i kwasowo-zasadowej; podaż płynów infuzyjnych według indywidualnej karty zleceń w ilości uwzględniającej wiek płodowy, masę ciała noworodka, ilość utraconych płynów i elektrolitów; prowadzenie karty bilansu płynów.

→ Udział w farmakoterapii – antybiotykoterapia według indywidualnej karty zleceń.

→ Monitorowanie układu oddechowego (częstotliwość i charakter oddechu, objawy duszności, wysycenie hemoglobiny tlenem) i układu krążenia (częstotliwość i charakter tętna, ciśnienie tętnicze krwi, objawy sinicy obwodowej lub ośrodkowej – możliwość współistnienia wrodzonej wady serca).

→ Udział w diagnostyce dziecka – asystowanie w czasie wykonywania badania fizykalnego i badań obrazowych.

→ Udzielanie wsparcia psychicznego i informacyjnego (zgodnie z kompetencjami pielęgniarskimi) rodzicom dziecka.

→ Przygotowanie do zabiegu operacyjnego (patrz rozdział 3: „Przygotowanie dziecka do zabiegu operacyjnego").

Okres pooperacyjny

→ Monitorowanie czynności życiowych (pomiary tętna, oddechu, ciśnienia tętniczego krwi, saturacji – dokumentowanie co 15–30 minut w pierwszej godzinie po operacji, a następnie co 1–2 godziny lub rzadziej, stosownie do ogólnego stanu dziecka i zlecenia).

→ Stałe odbarczanie żołądka przez miękki zgłębnik nosowo-żołądkowy (faza obfitego zalegania żółci może trwać od kilku do kilkunastu dni – stopniowe zmniejszanie się domieszki żółci świadczy o powrocie efektywnej akcji perystaltycznej dwunastnicy); obserwacja perystaltyki jelit (wzdęcia, ruchy perystaltyczne – osłuchiwanie jamy brzusznej); monitorowanie zalegającej treści i dokumentowanie jej ilości i jakości w karcie bilansu płynów.

→ Regularne monitorowanie gospodarki wodno-elektrolitowej i kwasowo--zasadowej; wyrównywanie istniejących zaburzeń zgodnie z indywidualną kartą zleceń.

→ Prowadzenie farmakoterapii na zlecenie: kontynuacja antybiotykoterapii sprzed zabiegu operacyjnego (w razie wystąpienia zakażenia antybiotykoterapia zgodna z antybiogramem); podawanie leków przeciwbólowych zgodnie z kartą zleceń; obserwacja skuteczności postępowania przeciwbólowego (ocena występowania bólu u noworodka, patrz rozdział 5: „Ból pooperacyjny i ból pourazowy. Ból ostry").

→ Obserwacja rany w kierunku obecności krwawienia i objawów zakażenia; asystowanie przy zmianie opatrunku i podczas usuwania szwów.

→ Pełne żywienie pozajelitowe zgodnie z indywidualną kartą zleceń do czasu stwierdzenia prawidłowej perystaltyki (nie krócej niż przez 7–8 dni), z pokryciem pełnego zapotrzebowania kalorycznego, szczególnie u noworodków urodzonych przedwcześnie i z małą masą urodzeniową (przedłużająca się niejednokrotnie atonia dwunastnicy i niewydolność wytworzonego zespolenia powodują przedłużanie się okresu żywienia pozajelitowego, a przejście na całkowite żywienie doustne wymaga dłuższego czasu); obserwacja dziecka w kierunku obecności powikłań żywienia pozajelitowego.

→ Wprowadzanie żywienia doustnego po zmniejszeniu ilości treści zalegającej w żołądku i powrocie efektywnej perystaltyki jelit (oddanie stolca) – czynność dwunastnicy w przypadkach operowanej niedrożności jest opóźniona z powodu rozciągnięcia ściany i poszerzenia światła powyżej przeszkody, czyli powyżej wytworzonego zespolenia, oraz z powodu obrzęku samego zespolenia (faza obfitego zalegania trwa zwykle od kilku do kilkunastu dni, dlatego żywienie dojelitowe wprowadza się najczęściej dopiero po upływie 7 dni; początkowo podaje się niewielkie objętości izoosmolarnych i hipoosmolarnych płynów przez zgłębnik we wlewie ciągłym z przepływem godzinowym na zlecenie – stopniowo i powoli zwiększa się objętość podawanego pokarmu); obserwacja tolerancji przyjmowanych enteralnie pokarmów (ilość i rodzaj zalegania żołądkowego, wymioty, wzdęcie brzucha, częstość oddawania i charakter stolca); dokumentowanie wyników obserwacji w indywidualnej dokumentacji pacjenta.

→ Udzielanie wsparcia rodzicom dziecka w trudnej sytuacji – wykazanie empatii, zrozumienia, wyjaśnianie zagadnień związanych z pielęgnowaniem dziecka, udzielanie wskazówek dotyczących postępowania pielęgnacyjno-leczniczego zgodnie z kompetencjami pielęgniarskimi.

Piśmiennictwo

1. Bagłaj M.: Wrodzona niedrożność dwunastnicy. W: Czernik J. (red.): *Chirurgia dziecięca*. Akademia Medyczna we Wrocławiu, Wrocław 2008.
2. Grochowska E.: Zwężenie i niedrożność dwunastnicy. W: Grochowski J.: *Wybrane zagadnienia z chirurgii dziecięcej*. Wydawnictwo Fundacji „O Zdrowie Dziecka", Kraków 1999.

10

NIEDROŻNOŚĆ JELIT

Krystyna Twarduś, Wojciech Górecki

Informacje ogólne

Niedrożność jelita cienkiego jest prawdopodobnie spowodowana prenatalną katastrofą naczyniową krezki jelitowej. Częstość występowania tej wady wynosi od 1: 300–400 urodzeń do 1: 500–1000 urodzeń. Niedrożność jelita może być: wrodzona (wrodzone zarośnięcie jelit), obturacyjna, smółkowa, z ucisku, spowodowana skrętem jelit, pozapalna, pourazowa, zrostowa, spowodowana zaburzeniami metabolicznymi i wodno-elektrolitowymi.

Wyróżnia się pięć **typów wrodzonej niedrożności (zarośnięcia) jelita**:
- → Typ I – obecna jest przegroda zamykająca całkowicie światło z zachowaną ciągłością jelita.
- → Typ II – obecne są dwa ślepo zakończone odcinki jelita połączone włóknistym pasmem.
- → Typ III – obecne są dwa ślepo zakończone odcinki z dużym ubytkiem w krezce w kształcie litery V.
- → Typ IV – obecnych jest wiele niedrożnych odcinków jelita (które przybiera postać sznura kiełbasek; długość jelita na ogół jest zmniejszona).
- → Typ V – niedrożność spowodowana zaburzeniami rozwojowymi krezki, dookoła której okręcony jest obwodowy odcinek jelita, przypominający skórkę obraną z jabłka („apple peel") okręconą wokół pojedynczych naczyń.

Zarośnięcie jelita występuje najczęściej pojedynczo; mnogie postaci stanowią 6–30% przypadków.

Obraz kliniczny

Pierwsze objawy niedrożności jelita cienkiego występują zwykle w 1. lub 2. dobie życia w postaci wymiotów zawierających treść żołądkową z domieszką żółci lub treści jelitowej, którym towarzyszy wzdęcie brzucha (tym większe, im niżej znajduje się przeszkoda), brak oddania smółki lub jej niewielka ilość (charakterystyczna triada klasycznych objawów klinicznych). Obraz kliniczny wady jest uwarunkowany głównie umiejscowieniem niedrożności jelita (wysokie zarośnięcie jelita – objawy występują w pierwszych godzinach życia; im bardziej dystalnie umiejscowiona przeszkoda mechaniczna w jelicie, tym późniejszy rozwój objawów; czasem pierwsze objawy występują dopiero przy próbach wprowadzania żywienia dojelitowego). Mogą wystąpić także zaburzenia oddechowe związane ze wzrostem ciśnienia śródbrzusznego i uniesieniem przepony.

Rozpoznanie

Przed narodzinami dziecka wykonuje się:
→ **prenatalne USG** – wykazuje ono wielowodzie u ciężarnej (w ok. 25% przypadków niedrożności jelita); płyn w jamie otrzewnej może wskazywać na perforację płodową jelita.

Po narodzinach dziecka wykonuje się:
→ **przeglądowe zdjęcia RTG jamy brzusznej** – u badanego po raz pierwszy noworodka nie tylko jamy brzusznej (wraz z okolicą pachwin, a u chłopców także moszny), ale także klatki piersiowej. W początkowej fazie diagnostyki wykonuje się trzy zdjęcia: przednio-tylne w pozycji leżącej na plecach, przednio-tylne w pozycji pionowej i boczne w pozycji leżącej na boku; na zdjęciu RTG widoczne są poszerzone pętle jelit wypełnione powietrzem z poziomem płynów (przy wysokiej niedrożności występują pojedyncze poszerzone pętle, na poziomie jelita biodrowego jest ich znacznie więcej, miejsce niedrożności znajduje się poniżej pętli najbardziej rozdętej z poziomem płynów); stwierdza się brak upowietrznienia jelit poniżej miejsca niedrożnego oraz wolne powietrze w jamie otrzewnej na skutek perforacji jelita po urodzeniu; w przypadku płodowego przedziurawienia zarośniętego jelita i smółkowego zapalenia otrzewnej na zdjęciu widoczne są zwapnienia;
→ w przypadkach wątpliwych **wlew kontrastowy doodbytniczy** pozwala odróżnić niską niedrożność (atrezję) jelita cienkiego od zarośnięcia jelita grubego.

Diagnostyka różnicowa

Diagnostyka różnicowa obejmuje:
→ niedrożność jelita grubego;
→ niedrożność porażenną w przebiegu posocznicy;
→ niedrożność smółkową.

Leczenie

Leczenie operacyjne należy przeprowadzić po pełnej stabilizacji stanu ogólnego noworodka i wyrównaniu wszystkich zaburzeń homeostazy. Celem leczenia operacyjnego jest przywrócenie ciągłości przewodu pokarmowego pod względem anatomicznym i czynnościowym. Wybór metody uzależniony jest od postaci niedrożności i obecności dodatkowych wad (niedrożność smółkowa, nieprawidłowy zwrot jelit, skręt jelita).

Stosuje się:
→ resekcję jelita i zespolenie jelita „koniec do końca";
→ resekcję jelita i wytworzenie czasowego sztucznego odbytu (enterostomii);
→ „odetkanie" jelita;
→ „odkręcenie" jelita;
→ usunięcie przyczyny powodującej ucisk na jelito;
→ plastykę zwężonego miejsca.

Powikłania

Powikłania obejmują:
→ przetokę jelitową związaną z dysproporcją zespolonych odcinków jelita;
→ atonię zespolenia;
→ niedrożność zrostową;
→ zespół krótkiego jelita (zaburzenie trawienia i wchłaniania substancji pokarmowych na skutek utraty czynnej powierzchni błony śluzowej jelita przy rozległej resekcji).

Pielęgniarskie aspekty opieki nad dzieckiem z niedrożnością jelita cienkiego

Zadania diagnostyczne i leczniczo-pielęgnacyjne

Okres przedoperacyjny

→ Utrzymanie komfortu cieplnego – ułożenie dziecka pod promiennikiem ciepła (wyziębienie noworodka pociąga za sobą kaskadę niekorzystnych objawów), przetaczane płyny infuzyjne powinny być ogrzane do temperatury 37°C; kontrola temperatury ciała; interpretowanie i dokumentowanie wyniku.
→ Założenie zgłębnika nosowo-żołądkowego w celu dekompresji przewodu pokarmowego (powinien być założony bezzwłocznie przy podejrze-

niu niedrożności); okresowe odsysanie zawartości żołądka (zapobiega zachłyśnięciu noworodka i poprawia wydolność oddechową przez zmniejszenie ucisku rozdętych pętli jelitowych na przeponę); ocenianie oraz dokumentowanie w karcie bilansu płynów ilości i jakości treści zalegającej w żołądku.

→ Założenie obwodowego wkłucia naczyniowego lub asystowanie przy zakładaniu wkłucia centralnego; pielęgnowanie wkłucia według przyjętej procedury.

→ Nawadnianie dożylne i wyrównywanie zaburzeń wodno-elektrolitowych i kwasowo-zasadowych (znaczna utrat płynów do trzeciej przestrzeni) według indywidualnej karty zleceń; prowadzenie karty bilansu płynów; obserwowanie stanu nawodnienia organizmu (napływ kapilarny, napięcie skóry, stan nawilżenia śluzówek, napięcie ciemiączka, ucieplenie dystalnych części kończyn, diureza); kontrolny pomiar i dokumentowanie masy ciała.

→ Udział w farmakoterapii na zlecenie (antybiotyk o szerokim spektrum działania – profilaktyka zakażeń).

→ Obserwacja w kierunku obecności zaburzeń oddechowych (częstotliwość i charakter oddechu, tętna, wysiłek oddechowy, postękiwanie); obserwacja zachowania noworodka; monitorowanie wysycenia hemoglobiny tlenem (w razie zaburzeń w oddychaniu); ułożenie w pozycji półwysokiej; dokumentowanie wyników pomiarów w karcie obserwacyjnej.

→ Udział w diagnostyce: asystowanie w badaniu fizykalnym, przygotowanie do wykonania badań obrazowych, pobranie materiału do badań (morfologia krwi, jonogram, równowaga kwasowo-zasadowa, grupa krwi i czynnik Rh, mocznik, kreatynina, glukoza).

→ Udzielanie rodzicom wsparcia psychicznego i informacji dotyczących postępowania leczniczo-pielęgnacyjnego przed zabiegiem i po zabiegu operacyjnym zgodnie z kompetencjami pielęgniarskimi.

→ Przygotowanie do zabiegu operacyjnego (patrz rozdział 3: „Przygotowanie dziecka do zabiegu operacyjnego").

Okres pooperacyjny

→ Stałe monitorowanie i kontrola czynności życiowych (pomiary tętna, oddechu, ciśnienia tętniczego krwi); dokumentowanie pomiarów co 15–30 minut w pierwszej godzinie po operacji, a następnie co 1–2 godziny lub rzadziej, stosownie do ogólnego stanu dziecka i zlecenia.

→ Odbarczanie zgłębnikiem żołądkowym przewodu pokarmowego; obserwacja ilości i jakości treści zalegającej w żołądku, obserwacja perystaltyki jelit (wzdęcie brzucha, ruchy perystaltyczne – osłuchiwanie jamy brzusznej).

→ Udział w farmakoterapii na zlecenie: kontynuacja antybiotykoterapii sprzed zabiegu operacyjnego (w razie wystąpienia zakażenia antybiotykoterapia zgodna z antybiogramem); podawanie leków przeciwbólowych zgodnie z kartą zleceń; obserwacja skuteczności postępowania przeciwbólowego (ocena występowania bólu u noworodka, patrz rozdział 5: „Ból pooperacyjny i ból pourazowy. Ból ostry").

→ Obserwacja rany w kierunku obecności krwawienia i objawów zakażenia; asystowanie przy zmianie opatrunku i usuwaniu szwów.

→ Pełne żywienie pozajelitowe od 1. doby po operacji (prowadzone co najmniej przez 7–8 dni); obserwacja w kierunku obecności powikłań żywienia pozajelitowego (patrz rozdział 6: „Żywienie i leczenie żywieniowe dziecka poddawanego zabiegom chirurgicznym").

→ Obserwowanie stanu nawodnienia organizmu; kontrolny pomiar masy ciała oraz interpretowanie i dokumentowanie wyniku.

→ Żywienie enteralne po powrocie aktywnej funkcji perystaltycznej (ustąpienie zalegania treści w żołądku i wzdęcia brzucha, oddanie pierwszego stolca), nie wcześniej niż w 3.–4. dobie po operacji (w niektórych ośrodkach dopiero po 7 dniach od operacji, tj. po zagojeniu się zespolenia); karmienie małymi porcjami hipoosmolarnego pokarmu (stopniowe i powolne zwiększanie objętości podawanego pokarmu); obserwacja tolerancji podawanych pokarmów.

→ Udzielenie wsparcia rodzicom dziecka w trudnej sytuacji – wykazanie empatii, zrozumienia, wyjaśnianie zagadnień związanych z pielęgnowaniem dziecka, udzielanie wskazówek dotyczących postępowania pielęgnacyjno-leczniczego u dziecka.

Piśmiennictwo

1. Bagłaj M.: Wrodzone zarośnięcie jelita cienkiego. W: Czernik J. (red.): *Chirurgia dziecięca*. Akademia Medyczna we Wrocławiu, Wrocław 2008.
2. Grochowska E.: Wady i choroby jelita cienkiego. W: Grochowski J. (red.): *Wybrane zagadnienia z chirurgii dziecięcej*. Wydawnictwo Fundacji „O Zdrowie Dziecka", Kraków 1999.

11

NIEDROŻNOŚĆ DRÓG ŻÓŁCIOWYCH

Krzysztof Solecki, Krystyna Twarduś

Informacje ogólne

Spośród cholestaz okresu noworodkowo-niemowlęcego wymagających leczenia chirurgicznego najczęściej (ok. 1 przypadek na 10 000 żywych urodzeń) występuje niedrożność zewnątrzwątrobowych dróg żółciowych (NDŻ). Etiologia tej choroby jest wieloczynnikowa i do tej pory nie w pełni wyjaśniona. Uważa się, że NDŻ jest wynikiem zaburzenia rozwoju pierwotnych przewodów żółciowych we wnęce wątroby w pierwszych miesiącach życia płodowego. Najczęściej dochodzi do zwłóknienia dróg żółciowych na poziomie wnęki wątroby (typ III). Najlepsze rokowanie mają dzieci, u których wcześnie rozpoczęto diagnostykę i leczenie – do 12. tygodnia życia.

Obraz kliniczny

Cechą charakterystyczną zarośnięcia dróg żółciowych jest brak zastoju żółci bezpośrednio po urodzeniu, występujący u 50% dzieci z NDŻ (niezależnie od żółtaczki noworodkowej); objawy mogą pojawić się dopiero w 2.–3. tygodniu życia. Przedłużająca się żółtaczka noworodkowa, acholiczne stolce (gliniasty, szary, odbarwiony, brak barwników żółciowych), ciemne zabarwienie moczu oraz powiększenie i wzmożenie spoistości wątroby to typowe objawy przemawiające za niedrożnością dróg żółciowych. Pierwsze stolce są zazwyczaj prawidłowe, a dziecko w pierwszych tygodniach życia wydaje się rozwijać prawidłowo. W miarę upływu czasu stan dziecka pogarsza się, postępuje marskość wątroby (objawy skazy krwotocznej, hipoproteinemia, wodobrzusze lub w końcowym okresie choroby krwawienie z żylaków przełyku), powiększeniu ulega śledziona, występuje skłonność do zakażeń i nasilają się zaburzenia wchłaniania, co prowadzi do niedożywienia, anemii i zaburzenia rozwoju dziecka. Schyłkowa niewydolność wątroby jest główną przyczyną zgonów dzieci z NDŻ.

Rozpoznanie

Diagnostyka różnicowa obejmuje wykluczenie etiologii zapalnej, w tym zespołu TORCH (toksoplazmoza, other viruses [inne wirusy], różyczka, cytomegalia, *Herpes simplex*), choroby metabolicznej – mukowiscydozy, galaktozemii, fruktozemii i niedoboru alfa$_1$-antytrypsyny.

Wyniki **badań serologicznych** są niespecyficzne, stwierdza się podwyższone stężenie bilirubiny, transaminaz, fosfatazy alkalicznej oraz kwasów żółciowych w surowicy krwi. Bardzo pomocne może okazać się **badanie USG**, w którym uwidocznienie pęcherzyka żółciowego obkurczającego się po karmieniu wyklucza rozpoznanie NDŻ, natomiast nieuwidocznienie pęcherzyka i prawidłowych dróg żółciowych wzmacnia podejrzenie choroby. Czasami możliwe jest uwidocznienie trójkątnej zwłókniałej tkanki w rozwidleniu żyły wrotnej. Diagnostyka obrazowa powinna być uzupełniona o **scyntygrafię dróg żółciowych** (brak przechodzenia znacznika do dwunastnicy przemawia za rozpoznaniem NDŻ) i, ewentualnie, o **endoskopową cholangiopankreatografię wsteczną (ERCP)**.

Dodatkowo wykonuje się **biopsję wątroby**, w której można stwierdzić charakterystyczne zmiany histologiczne w miąższu wątroby. W razie utrzymywania się wątpliwości rozpoznanie stawia się podczas wykonywania laparotomii i cholangiografii śródoperacyjnej.

Leczenie

Powszechnie uznaną metodą leczenia operacyjnego jest **operacja metodą Kasai** – hepatoportojejunostomia (zespolenie wątrobowo-wrotno-jelitowe). Jej pierwszy etap polega na całkowitym wycięciu zewnętrznych dróg żółciowych (bardzo istotne jest, aby resekcja wykonana była we wnęce wątroby dokładnie na granicy ich wnikania do miąższu wątroby, tutaj bowiem znajdują się drobne przewodziki żółciowe będące jedyną drogą drenażu żółci). W drugim etapie wykonuje się pętlę Roux-Y na początkowym odcinku jelita cienkiego w celu zapewnienia odprowadzenia żółci do przewodu pokarmowego. Wolny koniec pętli, długości ok. 40 cm, wszywany jest do wnęki wątroby w miejsce wyciętej masy włóknistej niedrożnych dróg żółciowych. Pooperacyjne leczenie farmakologiczne obejmuje stosowanie antybiotyków, leków żółciopędnych i glikokortykosteroidów oraz suplementacji witamin rozpuszczalnych w tłuszczach (ADEK).

Operacja Kasai bardzo zwiększyła przeżywalność dzieci z NDŻ. Dobre rezultaty (wystarczający drenaż żółci, brak powikłań i objawów niewydolności wątroby) uzyskuje się u $1/3$ pacjentów. U $1/3$ pacjentów stopniowo postępuje marskość wątroby, nawracają objawy żółtaczki i dochodzi do rozwoju nadciśnienia wrotnego, co stanowi wskazanie do przeszczepienia wątroby w przyszłości. U $1/3$ pacjentów operacja nie przynosi poprawy, objawy żółtaczki nie ustępują, a nasilają się objawy niewydolności wątroby – jedynym ratunkiem dla dziecka jest wczesne przeszczepienie wątroby.

Powikłania

Powikłania **wczesne** obejmują:
→ krwawienia z okolicy wnęki wątroby;
→ niedrożność jelit;
→ nieszczelność zespoleń (jelitowo-jelitowego, jelitowo-wątrobowego);
→ zapalenie dróg żółciowych;
→ zapalenie otrzewnej.

Powikłania **późne** obejmują:
→ nawracające zapalenia dróg żółciowych;
→ niedrożność jelit zrostową;
→ krwawienia z przewodu pokarmowego.

W wyniku niewydolności wątroby, zaburzeń metabolicznych oraz nieprawidłowego wchłaniania może dochodzić do upośledzenia wzrastania dziecka. Jednak najczęstszym i najpoważniejszym powikłaniem jest zapalenie dróg żółciowych (*cholangitis*). Dochodzi do niego w wyniku zarzucania treści jelitowej do pętli Roux-Y, co powoduje zarastanie drobnych przewodzików żółciowych we wnęce wątroby. Stopniowa przebudowa marska wątroby może powodować powstawanie nadciśnienia wrotnego z jego następstwami, takimi jak powiększenie śledziony i rozwój żylaków przełyku, które mogą być przyczyną krwawień zagrażających życiu. Mimo że u ponad połowy pacjentów odległy efekt operacji Kasai jest niekorzystny, operacja ta pozwala jednak na czasowy rozwój dziecka oraz zwiększa szansę na przeprowadzenie transplantacji wątroby. Około 50% dzieci kwalifikowanych do przeszczepienia wątroby stanowią pacjenci z niedrożnością dróg żółciowych.

Pielęgniarskie aspekty opieki nad dzieckiem z niedrożnością dróg żółciowych

Zadania diagnostyczne i leczniczo-pielęgnacyjne

Okres przedoperacyjny

→ Udział w diagnostyce na zlecenie – pobranie materiału do badań (bilirubina całkowita, bilirubina niezwiązana i związana, fosfataza alkaliczna, kwasy żółciowe, transaminazy, lipoproteina X w surowicy, grupa krwi, czynnik Rh, układ krzepnięcia, badanie treści dwunastniczej na obecność kwasów żółciowych i inne zgodnie ze zleceniem); pomoc w badaniu fizykalnym; asystowanie dziecku podczas badań obrazowych (USG jamy brzusznej z oceną wątroby, pęcherzyka żółciowego i przewodów wątrobowych, scyntygrafia pozwalająca prześledzić pasaż żółci z wątroby do jelit, a także czynność wątroby).

→ Obserwacja wydalanego moczu (zabarwienie) i stolca (charakter i zabarwienie) i dokumentowanie w indywidualnej karcie pacjenta.

→ Przygotowanie do przezskórnej biopsji cienkoigłowej wątroby (pozwala na mikroskopową ocenę tkanki i jest jednocześnie najczulszą metodą diagnostyczną) zgodnie ze zleceniem; asystowanie przy wykonywaniu badania; obserwacja po badaniu w kierunku obecności krwawienia – obserwacja stanu opatrunku; ocena częstotliwości i charakteru tętna, ciśnienia tętniczego krwi, zabarwienia skóry.

→ Udzielanie wsparcia psychicznego (okazywanie zrozumienia dla trudnej sytuacji, wykazanie empatii) i informacji rodzicom dziecka stosownie do kompetencji pielęgniarskich.

→ Przygotowanie fizyczne niemowlęcia do operacji (patrz rozdział 3: „Przygotowanie dziecka do zabiegu operacyjnego").

Okres pooperacyjny

→ Obserwowanie dziecka pod kątem obecności powikłań pooperacyjnych ze strony układu krążenia i oddechowego, wynikających z wykonania zabiegu operacyjnego w znieczuleniu ogólnym.

→ Pomiary podstawowych parametrów życiowych (tętno, oddech, ciśnienie tętnicze krwi; dokumentowanie w karcie obserwacyjnej co 15–30 minut, potem co 1–2 godziny, a następnie, co 1–2 godziny lub rzadziej, stosownie do ogólnego stanu dziecka i zlecenia).

→ Obserwacja stanu opatrunku na ranie pooperacyjnej (suchy, przesączony, ilość i charakter treści); asystowanie przy zmianie opatrunku lub zmiana opatrunku zgodnie z przyjętą procedurą.

→ Ocena występowania bólu pooperacyjnego i leczenie przeciwbólowe według indywidualnej karty zleceń (patrz rozdział 5: „Ból pooperacyjny i ból pourazowy. Ból ostry").

→ Nawadnianie dożylne i uzupełnianie niedoborów elektrolitowych na zlecenie; kontrola szybkości wchłaniania się płynu nawadniającego; prowadzenie karty bilansu płynów.

→ Udział w farmakoterapii zgodnie z indywidualną kartą zleceń: antybiotykoterapia (leczenie zapobiegające zapaleniu dróg żółciowych), podawanie glikokortykosteroidów (działanie przeciwzapalne może powstrzymać postępujące uszkodzenie wątroby), a po wprowadzeniu żywienia enteralnego – kwasu ursodezoksycholowego (UDCA), który wspomaga i stymuluje wydzielanie żółci w komórce wątrobowej oraz działa ochronnie na komórki wątrobowe); podawanie witamin rozpuszczalnych w tłuszczach – z grupy ADEK.

→ Kontrolowanie ilości i jakości wydalonego moczu (w pierwszych godzinach po zabiegu diureza godzinowa); pielęgnowanie cewnika Foleya zgodnie z przyjętą procedurą.

→ Pobieranie materiału do badań biochemicznych na zlecenie (morfologia krwi, elektrolity, równowaga kwasowo-zasadowa, układ krzepnięcia, stężenie bilirubiny w surowicy krwi i inne parametry na zlecenie); interpretacja wyników (wyniki badań laboratoryjnych odzwierciedlają czynność wątroby – dość często zdarza się, że odpływ żółci nie jest równomierny ze wszystkich części wątroby, dlatego można zaobserwować utrzymujące się nieprawidłowe wskaźniki czynności wątroby, nawet po pełnej normalizacji stężenia bilirubiny).

→ Obserwacja zabarwienia skóry i błon śluzowych, twardówek gałek ocznych, skóry, zabarwienia moczu i stolca – dokumentowanie wyników obserwacji (warunkiem dobrego rokowania jest uzyskanie pooperacyjnego odpływu żółci, czego najlepszym wykładnikiem jest prawidłowe zabarwienie stolców oraz obniżenie stężenia bilirubiny w surowicy w ciągu 2–6 miesięcy po zabiegu operacyjnym. W czasie samej operacji nie ma możliwości oceny, czy pooperacyjny odpływ żółci będzie zadowalający. Zwykle pierwsze stolce po operacji są ciemne i dopiero po pewnym czasie stają się jaśniejsze. Jeśli żółć spływa do jelit, ich zabarwienie może się zmieniać stopniowo na żółty, zielony i w końcu brązowy kolor. Towarzyszy temu również coraz jaśniejszy kolor moczu. Charakter zmian stolców i czas, jaki potrzebny jest do pełnej normalizacji, jest różny u każdego dziecka).

→ Wprowadzanie żywienia enteralnego, zwykle w 6.–8. dobie po zabiegu operacyjnym (lub gdy pozwala na to stan kliniczny dziecka, istotne jest wczesne wprowadzenie karmienia, stanowiącego ważny czynnik stymulujący wytwarzanie żółci przez komórkę wątrobową); obserwacja tolerancji podawanych pokarmów.

→ Udzielanie wsparcia psychicznego i informacji rodzicom dziecka (udzielanie wyjaśnień związanych z pielęgnacją i leczeniem w ramach kompetencji pielęgniarskich).

Zadania edukacyjne

Dziecko po zabiegu Kasai powinno być objęte specjalistyczną opieką przez okres co najmniej 2 lat ze względu na możliwość wystąpienia powikłań, zarówno wczesnych, jak i odległych. Rodziców/opiekunów dziecka należy przygotować do sprawowania opieki nad dzieckiem.

Istotne jest **poinformowanie rodziców** dziecka o:
→ konieczności regularnych kontroli lekarskich po wypisie ze szpitala (zgodnie z zaleceniem);
→ potrzebie stosowania się do zaleceń dotyczących farmakoterapii, tzn. podawania antybiotyków zgodnie ze zleceniem jako profilaktyki zapalenia dróg żółciowych, które jest najczęstszym powikłaniem po zabiegu operacyjnym w pierwszych miesiącach po zabiegu (zmienione warunki anatomiczne po usunięciu pozostałości przewodów żółciowych – możliwość przedostania się bakterii jelitowych do wątroby); o czasie stosowania antybiotykoterapii decyduje lekarz prowadzący – należy przekonać rodziców o konieczności stosowania się do zaleceń;
→ konieczności zapobiegania niedoborom żywieniowym i stosowania się do zaleceń dietetycznych (narażenie na niedobory żywieniowe ze względu na zaburzenie funkcji metabolicznej i wydzielniczej wątroby [żółć]; jeśli to możliwe, zalecana jest kontynuacja karmienia naturalnego, ale rzadko uzyskuje się zadowalający przyrost masy ciała, dlatego istotne jest podawanie mleka modyfikowanego zawierającego tłuszcze łatwiej trawione, dodatkowa podaż kalorii [„wzmacniacze" posiłku], suplementacja witamin; czasami niezbędne jest żywienie dojelitowe przez zgłębnik lub żywienie pozajelitowe); stan odżywienia ma istotny wpływ na rokowanie i jakość życia dzieci po zabiegu operacyjnym;
→ objawach mogących wskazywać na rozwój nadciśnienia wrotnego (krwawienie z nosa, wynaczynienia krwi na skórze – „siniaki"). U dzieci bez żółtaczki po zabiegu, u których jednak utrzymują się stale nieprawidłowe wyniki badań czynności wątroby, mogą rozwinąć się wcześniej wspomniane powikłania, charakterystyczne dla przewlekłej niewydolności wątroby, takie jak nadciśnienie wrotne z żylakami przełyku, niedożywienie i niedobory witaminowe.

Piśmiennictwo

1. Czernik J.: Zarośnięcie dróg żółciowych. W: Czernik J. (red.): *Chirurgia dziecię-ca.* Akademia Medyczna we Wrocławiu, Wrocław 2008.
2. Jankowska I., Neuhoff-Murawska J., Socha P. i wsp.: *Aspekty kliniczne żywienia dzieci z przewlekłą cholestazą – na podstawie wybranego przypadku.* Przegl. Gastroenterol., 2008; 3 (3): 139–142.
3. Kaliciński P.: Cholestazy okresu noworodkowego. W: Kaliciński P. (red.): *Chirurgia noworodka.* Invest-Druk, Warszawa 2004.

12

WADY ODBYTU I ODBYTNICY
Wojciech Górecki, Krystyna Twarduś

Informacje ogólne

Wady odbytu i odbytnicy występują z częstością około 1 : 5000 żywo urodzonych dzieci, zwykle u donoszonych noworodków, częściej u chłopców, u których też częściej występują takie typy wad, które wymagają interwencji już w okresie noworodkowym. Uważa się, że wady te mają podłoże genetyczne, ponieważ u ponad 60% dzieci stwierdza się również wady innych narządów lub zespoły wad wrodzonych. Najczęstszą postacią wady u chłopców jest zarośnięcie odbytu z przetoką do cewki moczowej, a u dziewczynek – z przetoką do przedsionka pochwy. Dzieci z zespołem Downa są obarczone tymi wadami częściej niż pozostała populacja dzieci. Połowa dzieci z niedrożnością odbytu w zespole Downa nie ma przetoki, co jest wyjątkiem w pozostałej populacji (5%).

Obraz kliniczny

Istnieje szerokie spektrum obrazów klinicznych wad odbytu i odbytnicy, z pewnymi cechami wspólnymi, takimi jak niedorozwój odbytnicy kończący się u 95% dzieci przetoką na kroczu, przetoki do dróg moczowych (u chłopców) lub przedsionka pochwy oraz zaburzenia rozwoju kości krzyżowej lub guzicznej. A zatem możemy mieć do czynienia tylko z nieznacznym przemieszczeniem odbytu ku przodowi albo z niewidocznym ujściem odbytu. Stwierdza się płaskie krocze, niedorozwój kości krzyżowej oraz niewykształcenie mięśni przepony miedniczej i zaburzenia unerwienia.

Rzadką wadą jest wrodzone zarośnięcie odbytnicy. Odbyt i kanał odbytu jest prawidłowo wykształcony, a niedrożność zlokalizowana 1–2 cm powyżej brzegu odbytu. Odbytnica ponad miejscem niedrożności jest rozdęta, a mięśnie i kość krzyżowa są prawidłowo rozwinięte.

Co najmniej połowa dzieci z wadami odbytu ma równocześnie wady układu moczowo-płciowego, a $^1/_3$ wady kręgosłupa. Kolejną grupą są wady rdzenia kręgowego (dysrafia, tłuszczakooponiaki, guzy wewnątrzrdzeniowe). Czwarte miejsce zajmują wady innych odcinków przewodu pokarmowego (niedrożność przełyku i dwunastnicy) oraz wady serca i dużych naczyń i niedorozwój kości promieniowej. Klasycznym zespołem wad wrodzonych jest kombinacja tych wad, określana pochodzącym z języka angielskiego akronimem VATER lub VACTERL. Współistnienie co najmniej dwóch z nich stwierdza się u większości dzieci z niedrożnym odbytem.

Rozpoznanie

Podstawą rozpoznania wady odbytu jest **dokładne oglądanie krocza** noworodka: u 90% dzieci rozpoznanie rodzaju wady i ustalenie planu postępowania może być podjęte na podstawie oglądania krocza i obserwacji moczu lub badania moczu w kierunku obecności smółki. W przypadkach wątpliwych wykonuje się zdjęcie radiologiczne bocznym promieniem w pozycji leżącej na brzuchu z podparciem miednicy ku górze. Celem badania jest określenie odległości między miejscem, w którym powinien się znajdować odbyt (zaznacza się je kontrastującym znaczkiem), a końcowym odcinkiem ślepej odbytnicy wypełnionej gazem. Musi upłynąć 24–48 godzin, aby odbytnica wypełniła się gazem. Zdjęcie wykonane wcześniej może dać obraz fałszywie dużej odległości między skórą a jelitem. Widoczny cień gazu w pęcherzu moczowym przesądza o obecności przetoki do dróg moczowych.

U dziewczynek samo oglądanie krocza najczęściej jest wystarczające – można stwierdzić ujście skórne przetoki. Jeśli nie jest ono widoczne, zwykle stwierdza się trzy ujścia w obrębie przedsionka, kolejno od strony brzusznej ku grzbietowej – cewki moczowej, pochwy i przetoki przedsionkowo-odbytniczej. Przetoka jest często trudno zauważalna – pomocna może być próba delikatnej penetracji narzędziem w kierunku doogonowym (kości guzicznej) obszaru między błoną dziewiczą a tylnym spoidłem warg sromowych i obserwacja wydobywania się smółki. Wydobywająca się smółka w linii szwu krocza u chłopca wskazuje na przetokę odbytniczo-skórną. U dziewczynek z brakiem odbytu i hipoplastycznym sromem (słabo wykształconymi wargami sromowymi) szczególnie starannie należy oglądnąć jego wnętrze. Jeżeli stwierdza się tylko jedno ujście, jest to kloaka, czyli przetrwały stek: jedno wspólne ujście przewodu kończącego drogi moczowe, płciowe i przewód pokarmowy (w warunkach prawidłowych kloaka występuje u wszystkich kręgowców poza ssakami łożyskowymi).

U dzieci z wadami odbytu rutynowo wykonuje się **badania radiologiczne**, **ultrasonograficzne** i **echokardiografię** w celu wykluczenia wad towarzyszących.

Leczenie

Głównym celem leczenia operacyjnego w przypadku wad odbytu i odbytnicy jest odtworzenie ciągłości przewodu pokarmowego oraz umieszczenie odbytu w jego prawidłowym miejscu. Rekonstrukcja odbytu ma na celu osiągnięcie możliwie najlepszego, przy danym stopniu rozwoju kości krzyżowej i aparatu nerwowo-mięśniowego przepony miedniczej, efektu czynnościowego (trzymanie stolca i gazów, przy nieobecności zaparć) oraz kosmetycznego (wygląd krocza i zagłębienia odbytu). Od strony klinicznej najważniejsze jest podjęcie decyzji, czy przystąpić do operacji wytwórczej odbytu w okresie noworodkowym, czy założyć kolostomię, a operację rekonstrukcji odbytu wykonać w okresie późniejszym. Najczęściej leczenie radykalne jest poprzedzone założeniem w okresie noworodkowym kolostomii z powodu konieczności odbarczenia niedrożności przewodu pokarmowego.

Wskazania do założenia kolostomi w przypadku wad odbytu i odbytnicy:

→ kloaka (u dziewczynek) – wymagane pilne założenie kolostomii (często również interwencja urologiczna z powodu utrudnionego odpływu moczu);

→ przetoka przedsionkowa – kolostomia może być wykonana po upływie kilku tygodni, a nawet miesięcy od urodzenia, jeżeli dziecko wystarczająco wypróżnia się przez szeroką przetokę. Kolostomia służy tylko osłonie operacji wytwórczej odbytu. Konieczna może być również kalibracja przetoki rozszerzadłami Hegara w celu ułatwienia wypróżniania;

→ przetoki do dróg moczowych (do cewki lub pęcherza u chłopców) – konieczne jest wykonanie zabiegu w pierwszych dniach życia w celu usunięcia narastającej niedrożności przewodu pokarmowego (wzdęcie brzucha, wymioty).

U chłopców, u których stwierdza się błonę lub fałd skórny pokrywający odbyt, przetokę w obrębie szwu krocza, przemieszczenie kroczowe bądź zwężenie odbytu, oraz u dziewczynek, u których stwierdza się przetokę na skórze krocza, można podjąć rekonstrukcję odbytu już w okresie noworodkowym (bez osłony wcześniej założonej kolostomii).

W przypadku pozostałych dzieci, bez przetoki, decyzję o rodzaju interwencji podejmuje się na podstawie analizy odległości między jelitem a skórą. Uważa się, że odległość poniżej 1 cm usprawiedliwia próbę rekonstrukcji odbytu już w okresie noworodkowym, bez konieczności wyłaniania kolostomii.

Dzieci z kolostomią oczekujące operacji wytwórczej odbytu wymagają kontroli i leczenia ewentualnego zakażenia dróg moczowych, a czasem również urologicznej korekty wady układu moczowego. Konieczne może być również okresowe płukanie pętli dystalnej w celu utrzymania w czystości miejsca połączenia z drogami moczowymi i ewakuacji zalegającego w jelicie moczu. Operację wytwórczą odbytu wykonuje się między 4. tygodniem a 10. miesiącem życia. Zamknięcie kolostomii poprzedzone jest poszerzaniem nowo wytworzonego odbytu do rozmiarów odpowiednich dla danego wieku. Po zamknięciu odbytu kontynuuje się jego kalibrację rozszerzadłem o należnym rozmiarze przez okres 6 miesięcy.

Powikłania

Najczęstszym powikłaniem są zaparcia, które mogą występować u 30% dzieci. Inne powikłania to nietrzymanie stolca i gazów oraz moczu, zakażenia dróg moczowych. U dzieci z wysokim zarośnięciem odbytu oraz z niedorozwojem kości krzyżowej aparatu mięśniowego i nerwowego zaburzenia te są raczej nieuniknionym elementem kompleksowej wady. U dzieci z zaparciami może dochodzić do brudzenia bielizny z powodu przepełnienia bańki odbytnicy. Należy tę sytuację odróżniać od nietrzymania stolca. Jeżeli odbyt jest szeroki, postępowanie jest typowe (dieta przeciwzaparciowa, laktuloza w syropie, wlewy czyszczące). Odbyt zwężający się należy kalibrować rozszerzadłem. Dzieci ze złym rokowaniem i nietrzymaniem stolca mogą wymagać regularnego oczyszczania jelita grubego za pomocą wysokich irygacji okrężnicy, co pozwala zachować trzymanie stolca nawet do 24 godzin. Alternatywą jest wykonanie przetoki jelitowo-skórnej przez wyrostek robaczkowy w celu izoperystaltycznego wykonywania wlewów opróżniających jelito.

Pielęgniarskie aspekty opieki nad dzieckiem z wadą odbytu i odbytnicy

Zadania diagnostyczne i leczniczo-pielęgnacyjne

Okres przedoperacyjny

→ Założenie zgłębnika nosowo-żołądkowego w celu dekompresji przewodu pokarmowego; zapobieganie wymiotom i zachłyśnięciu treścią wymiotną; obserwacja i dokumentowanie w karcie bilansu płynów ilości i jakości treści zalegającej w żołądku.
→ Założenie obwodowego wkłucia dożylnego; obserwowanie w kierunku powikłań i pielęgnacja kaniuli obwodowej zgodnie z procedurą.

→ Nawadnianie dożylne i wyrównywanie zaburzeń elektrolitowych i kwasowo-zasadowych zgodnie z indywidualna kartą zleceń; ocena stanu nawodnienia dziecka.

→ Udział w farmakoterapii (np. antybiotykoterapii).

→ Udział w badaniach diagnostycznych – asystowanie przy wykonywaniu badania fizykalnego i badań obrazowych; pobranie materiału do badań biochemicznych (morfologia krwi, grupa krwi i czynnik Rh, elektrolity, równowaga kwasowo-zasadowa, glukoza, układ krzepnięcia, ogólne badanie moczu).

→ Obserwacja w kierunku objawów wad współistniejących (przez 24–48 godzin, w trakcie których przeprowadza się diagnostykę tych wad).

→ Przygotowanie rodziców do opieki nad chorym dzieckiem; pozyskanie zaufania rodziców; organizowanie spotkania z psychologiem klinicznym w celu ułatwienia przystosowania się do nowej sytuacji w życiu dziecka.

→ Udzielenie informacji dotyczących zabiegu operacyjnego i postępowania po zabiegu w ramach kompetencji pielęgniarskich; okazanie rodzicom życzliwości i wsparcia w celu zmniejszenia ich niepokoju i lęku.

Patrz również rozdział 3: „Przygotowanie dziecka do zabiegu operacyjnego".

Okres pooperacyjny

Opiekę nad dzieckiem sprawuje się w kolejnych fazach leczenia:

I etap leczenia – zabieg wyłonienia kolostomii (patrz rozdział 24: „Stomia jelitowa").

II etap leczenia – zabieg wytwórczy odbytu:

→ udział w badaniach diagnostycznych – asystowanie w wykonywaniu badania fizykalnego i badań obrazowych. Przed operacją wytwórczą odbytu wykonuje się tzw. kolonogram obwodowy (kontrast podaje się do lufy dystalnej kolostomii prowadzącej do jelita kończącego się ślepo lub przetoką do dróg moczowych) wodnym środkiem cieniującym w celu dokładnego rozpoznania anatomii przetoki;

→ przekazanie rodzicom wiedzy na temat opieki po zabiegu operacyjnym zgodnie z kompetencjami pielęgniarskimi;

→ przygotowanie rodziców do programu rozszerzania nowo wytworzonego odbytu; wskazanie celu rozszerzania odbytu i wiedzy na ten temat; asystowanie przy zabiegu rozszerzania odbytu rozszerzadłami Hegara; poszerzanie odbytu rozpoczyna się 2 tygodnie po przeprowadzeniu operacji wytwórczej i wykonuje 2 razy dziennie rozszerzadłem Hegara o zwiększanym stopniowo co tydzień kalibrze (H), aż do osiągnięcia średnicy odpowiedniej dla wieku. U noworodka stosuje się kaliber H10–11, u dziecka w wieku 1–4 miesięcy kaliber H12, u dziecka w wieku 4–8 miesięcy kaliber H13, u dziecka w wieku 8–12 miesięcy kaliber H14, u dziecka w wieku 1–3 lat kaliber H15, a u dziecka powyżej 3. roku życia kaliber H16. Poszerzanie nowo wytworzonego odbytu jest bardzo ważne, gdyż zaniechanie rozszerzania prowadzi do zwężeń odbytu mogących wymagać ponownej operacji lub występowania trudności w oddawaniu stolca;

→ udzielanie wsparcia; wypożyczanie rozszerzadeł Hegara do domu; pouczenie o możliwości wystąpienia powikłań w razie niestosowaniu się do zaleceń lekarsko-pielęgniarskich; przypomnienie o możliwości korzystania z fachowej wiedzy pielęgniarki stomijnej.

III etap leczenia – odtworzenie ciągłości przewodu pokarmowego: współpraca rodziców w specjalistycznym przygotowaniu dziecka do operacji w celu zmniejszenia stresu dziecka (wykonanie wlewu do pętli obwodowej bliższej i dalszej oraz płukanie jelit wg przyjętego schematu); przekazanie informacji na temat zabiegu i postępowania po zabiegu (stosowanie pełnego odżywiania pozajelitowego; wczesne wprowadzanie żywienia doustnego; kontrola rany pooperacyjnej; obserwacja wydalania pierwszych stolców – częstotliwość i charakter).

Zadania edukacyjne

Przygotowanie rodziców do sprawowania opieki nad dzieckiem w domu po zakończeniu leczenia operacyjnego obejmuje:

→ udzielenie rodzicom instruktażu o postępowaniu z dzieckiem po zakończeniu leczenia (zapobieganie odparzeniom skóry wokół wytworzonego odbytu, kontrola wypróżnień; nauczenie dziecka korzystania z toalety – wprowadzanie „treningu czystościowego"; powrót do masowania odbytu; po zamknięciu odbytu sztucznego kontynuuje się kalibrację odbytu rozszerzadłem o należnym rozmiarze przez okres 6 miesięcy [raz dziennie przez pierwszy miesiąc, co drugi dzień w następnym miesiącu, 2 razy w tygodniu w trzecim miesiącu i raz na miesiąc przez kolejne 3 miesiące]. Jeżeli w badaniu palpacyjnym w nowo wytworzonym odbycie nie wyczuwa się pierścieniowatej blizny [przy należnej dla wieku szerokości odbytu] kalibracji odbytu można zaprzestać);

→ przypomnienie o potrzebie okresowej kontroli w poradni chirurgicznej zgodnie z zaleceniem lekarskim.

Piśmiennictwo

1. Grochowska E.: Wady i choroby odbytu i odbytnicy. W: Grochowski J. (red.): *Wybrane zagadnienia z chirurgii dziecięcej*. Wydawnictwo Fundacji „O Zdrowie Dziecka", Kraków 1999, s. 151–157.

2. Grochowska E.: Wady odbytu i odbytnicy. W: Czernik J. (red.): *Chirurgia dziecięca.* Wydawnictwo Lekarskie PZWL, Warszawa 2005, s. 181–201.
3. Prokurat A.I.: Wady wrodzone odbytu i odbytnicy. W: Kaliciński P. (red.): *Chirurgia noworodka.* Invest-Druk, Warszawa 2004, s. 365–389.
4. Sinha C.K, Levit M.A., Pena A.: Anorectal malformation. W: Sinha C.K., Davenport M. (red.): *Handbook of pediatric surgery.* Springer, 2010, s. 125–131.

13 PRZEPUKLINA PĘPOWINOWA I WYTRZEWIENIE

Wojciech Górecki, Krystyna Twarduś

Informacje ogólne

Przepuklina pępowinowa (*omphalocele*) i wytrzewienie wrodzone (*gastroschisis*) są to wrodzone wady powłok jamy brzusznej. Chociaż mają one różną etiologię, obraz kliniczny i rokowanie, to ich wspólne zazwyczaj przedstawianie związane jest z podobnymi wymogami pielęgnacyjnymi i sposobami leczenia.

Przepuklina pępowinowa jest to przemieszczenie narządów jamy brzusznej przez centralnie położony ubytek przedniej ściany brzusznej, pokryty nieunaczynionym workiem przepuklinowym.

Wrodzone wytrzewienie jest to przemieszczenie narządów jamy brzusznej przez ubytek przedniej ściany jamy brzusznej pełnej grubości (2–4-centymetrowy), położony najczęściej na wysokości i na prawo od pępka.

Wady te zdarzają się raz na kilka tysięcy porodów, zatem w Polsce rodzi się rocznie od kilkudziesięciu do stu kilkudziesięciu noworodków z każdą z nich. Częściej występującą wadą jest wrodzone wytrzewienie – z tendencją wzrostową w ciągu ostatnich lat. W świecie odnotowuje się częstsze występowanie wytrzewienia w przebiegu ciąż młodych matek oraz matek stosujących używki farmakologiczne (zwłaszcza kokainę).

Obraz kliniczny i rozpoznanie

Współcześnie, z powodu upowszechnienia oceny sonograficznej płodu, podejrzenie wad powłok jamy brzusznej może być wysunięte już pod koniec I trymestru ciąży (9.–10. tydzień), a jej rozpoznanie ustalone w początkowym okresie II trymestru (13. tydzień). Obecność wątroby poza jamą brzuszną płodu i obecność worka przepuklinowego różnicuje *omphalocele* od *gastro-*

schisis. Można już wtedy wykonać badania genetyczne, gdyż przepuklinie pępowinowej mogą towarzyszyć również zaburzenia chromosomalne.
Chociaż wykazano, że poród naturalny nie wiąże się z gorszymi wynikami
leczenia noworodków z wadami powłok brzusznych, to jednak w praktyce
zdecydowana większość ciąż (zwłaszcza w przypadku wrodzonego wytrzewienia) rozwiązywana jest cięciem cesarskim. Uszkodzenie jelit może się
zdarzyć zarówno podczas cięcia cesarskiego, jak i porodu naturalnego, zatem w obu przypadkach wskazana jest duża ostrożność. W tabeli 13.1 pod-
sumowano cechy rozpoznawcze i różnicujące *gastroschisis* i *omphalocele*.

Tabela 13.1. Cechy charakterystyczne wrodzonych wad powłok jamy brzusznej

Cechy charakterystyczne	Wrodzone wytrzewienie (*gastroschisis*)	Przepuklina pępowinowa (*omphalocele*)
Ogólny wygląd	Brak worka, widoczne pętle jelit	Obecny worek pokrywający trzewia
Wytrzewione narządy	Głównie jelita, rzadko wątroba	Jelita i wątroba
Ubytek powłok	Mniejszy, na prawo od pępka	Większy, w miejscu pierścienia pępkowego
Przyczep sznura pępowinowego	Do powłok brzucha na lewo od ubytku	Na szczycie worka przepuklinowego
Towarzyszące wady rozwojowe poza zaburzeniem zwrotu jelit	Około 30% dzieci, głównie w obrębie przewodu pokarmowego	U około 80% dzieci również wady poza przewodem pokarmowym; zespoły genetyczne
Urodzeniowa masa ciała	Często mała, wcześniactwo	Prawidłowa, noworodki donoszone
Rokowanie	Lepsze, decyduje stan jelit	Gorsze, decydują wady towarzyszące

Trudności rozpoznawcze może sprawiać przepuklina pępowinowa
z pękniętym workiem, ale wtedy między widocznymi pętlami jelitowymi
można odnaleźć fragmenty worka z przyczepem sznura pępowinowego do
resztek worka, a nie – jak we wrodzonym wytrzewieniu – do skóry powłok.
Również wygląd pętli jelitowych jest inny – we wrodzonym wytrzewieniu
pętle są często skrócone i obrzęknięte, co jest spowodowane długotrwałym
drażnienia płynem owodniowym, a w przepuklinie – niezmienione.

Leczenie

Noworodki z wadami powłok brzusznych wymagają specjalnego postępowania od pierwszych chwil po urodzeniu oraz wczesnego leczenia opera-

cyjnego (w przypadku wytrzewienia w 1. dobie życia) w specjalistycznym ośrodku chirurgii dziecięcej. W sytuacji gdy dziecko nie może być operowane w miejscu porodu, wiąże się to ze specjalnymi wymogami w trakcie transportu.

Kluczowym celem opieki przedoperacyjnej jest zapewnienie komfortu cieplnego, zapewnienie drożności dróg oddechowych, zabezpieczenie przed odwodnieniem i zakażeniem oraz wyrównanie zaburzeń wodno-elektrolitowych.

Leczenie chirurgiczne

Wybór sposobu leczenia zależy od stanu dziecka, postaci wady oraz od wad współistniejących. Warunkiem przystąpienia do zabiegu operacyjnego jest uzyskanie stabilizacji krążeniowo-oddechowej u noworodka.

Operacja polega na zamknięciu powłok brzusznych bez wytworzenia zespołu ciasnoty brzusznej. Nie zawsze jest to możliwe w jednym etapie z powodu dysproporcji między małą objętością jamy brzusznej i dużą objętością trzewi. Wtedy trzewia umieszcza się w sztucznym worku, którego objętość stopniowo redukuje się przez skręcanie worka i zakładanie podwiązek. Worek zwykle podwiesza się pod pokrywą inkubatora, w którym leży noworodek. Dzięki podwieszeniu uzyskuje się korzystny efekt działania ciśnień na mięśnie brzucha, stymulujący szybki rozrost jamy brzusznej oraz odprowadzenie płynu obrzękowego z pętli jelitowych, co powoduje zmniejszenie ich objętości. Codziennie zmniejsza się pojemność worka, zakładając kolejne podwiązki poniżej szczytu worka. Uzyskuje się tym sposobem całkowite odprowadzenie przemieszczonych narządów do jamy brzusznej w ciągu kilku–kilkunastu dni, co daje możliwość zamknięcia powłok jamy brzusznej (im dłużej trzewia pozostają w sztucznym worku, tym większe jest ryzyko zakażenia, im szybciej jelita odprowadza się do jamy brzusznej, tym większe jest ryzyko wystąpienia ciasnoty wewnątrzbrzusznej).

Powikłania

→ Niedrożność przewodu pokarmowego; martwicze zapalenie jelit (NEC – necrotizing enterocolitis) (słaba perfuzja jelit może powodować zmiany charakterystyczne dla NEC i podtrzymuje niedrożność przewodu pokarmowego). W takim przypadku może zajść konieczność odkręcenia worka lub zdjęcia podwiązki, a w zamkniętych już powłokach – ponownego otwarcia jamy brzusznej i umieszczenia jelit w sztucznym worku. Niezależnie od powyższych okoliczności nawet u 25% dzieci z *gastroschisis* może zajść konieczność powtórnej operacji z powodu niedrożności przewodu pokarmowego przedłużającej się ponad 3 tygodnie, której

przyczyną może być wrodzone zarośnięcie jelit, złe ułożenie pętli jelitowej lub powstałe zrosty).

→ Niewydolność oddechowa; powikłania związane z przedłużoną intuba-
cją (spowodowana koniecznością zwiotczenia dziecka w okresie stop-
niowej redukcji objętości sztucznego worka w leczeniu etapowym).

→ Powikłania żywienia pozajelitowego (rzadko udaje się uzyskać pełne żywienie dojelitowe przed upływem 3 tygodni); patrz również rozdział 6:
„Żywienie i leczenie żywieniowe dziecka poddawanego zabiegom chirurgicznym”.

→ Upośledzenie odpływu żylnego z dolnej części ciała na skutek wystąpienia zespołu ciasnoty śródbrzusznej po odprowadzeniu trzewi do jamy
brzusznej.

→ Upośledzenie ukrwienia nerek (skąpomocz).

Wybrane aspekty opieki pielęgniarskiej nad dzieckiem z wytrzewieniem

Zadania diagnostyczne i leczniczo-pielęgnacyjne

Transport noworodków z wadami powłok brzusznych powinien odbywać
się w cieplarce w karetce noworodkowej „N”, z monitorowaniem wszystkich
parametrów życiowych.

Okres przedoperacyjny

→ Założenie i utrzymywanie jałowego opatrunku nasączonego roztworem
ciepłej soli fizjologicznej na wytrzewionych trzewiach, dodatkowe okrycie folią zabezpieczającą przed zakażeniem, parowaniem wody z wytrzewionych trzewi i utratą ciepła; luźne ułożenie wytrzewionych jelit
i obserwacja ich zabarwienia w kierunku obecności zaburzeń w ukrwie-
niu (bladość lub zasinienie, narastający obrzęk).

→ Zapewnienie komfortu cieplnego (zapobieganie hipotermii) przez
umieszczenie noworodka w inkubatorze; stałe monitorowanie temperatury ciała dziecka i temperatury otoczenia.

→ Monitorowanie (stałe) parametrów życiowych (częstotliwość i charakter
tętna, oddechów, ciśnienie tętnicze krwi, saturacja); obserwacja zabarwienia skóry, zachowania noworodka interpretowanie i dokumentowanie wyników oceny w karcie obserwacyjnej.

→ Założenie i utrzymanie zgłębnika nosowo-żołądkowego w celu dekompresji przewodu pokarmowego (zapobiega wymiotom i aspiracji treści do
dróg oddechowych, zmniejsza połykanie powietrza i nadmierne rozdęcie pętli jelitowych); monitorowanie i dokumentowanie w karcie bilansu

płynów ilości i jakości zalegających treści; asystowanie przy założeniu rurki doodbytniczej i wykonywaniu płukania jelita grubego (pozwala na zmniejszenie objętości jelit, co z kolei ułatwia odprowadzenie trzewi do jamy brzusznej w czasie zabiegu operacyjnego).

→ Nawadnianie dożylne (ilość płynów nawadniających może być 2–3-krotnie większa niż u zdrowego noworodka ze względu na dużą utratę płynów); wyrównywanie zaburzeń elektrolitowych i kwasowo-zasadowych; podaż albumin; antybiotykoterapia o szerokim spektrum działania; podawanie witaminy K zgodnie z indywidualną kartą zleceń; ocena stanu nawodnienia dziecka; prowadzenie karty bilansu płynów.

→ Pielęgnacja wkłucia obwodowego i/lub centralnego zgodnie z procedurą; obserwacja w kierunku obecności ewentualnych powikłań.

→ Pobranie materiału do badań laboratoryjnych (morfologia krwi, grupa krwi i czynnik Rh, elektrolity, równowaga kwasowo-zasadowa, białko, albuminy, glukoza, układ krzepnięcia, badanie ogólne moczu i inne badania zgodnie ze zleceniem).

→ Ochrona dziecka przez zakażeniem; obserwacja w kierunku obecności objawów zakażenia (monitorowanie temperatury ciała); pobranie materiału do badań bakteriologicznych w razie wskazań.

→ Okazanie rodzicom życzliwości i wsparcia psychicznego w celu zmniejszenia niepokoju i lęku oraz wsparcia informacyjnego w ramach kompetencji pielęgniarskich.

→ Przygotowanie do zabiegu (patrz rozdział 3: „Przygotowanie dziecka do zabiegu operacyjnego").

Okres pooperacyjny (po zabiegu jednoczesnego zamknięcia powłok brzusznych)

→ Monitorowanie przyrządowe parametrów życiowych (tętno, ciśnienie tętnicze krwi, oddechy, saturacja, temperatura); ocena wyników co 15–30 minut we wczesnym okresie po zabiegu, później co 1–3 godziny w zależności od stanu dziecka i zleceń lekarskich, oraz dokumentowanie pomiarów.

→ Kontrolowanie pracy respiratora; wspomaganie oddychania przez stosowanie oddechu kontrolowanego (przy zamknięciu powłok jednoetapowo i bez napięcia zwiotczenie i sztuczna wentylacja utrzymywane są najkrócej, przez 1–2 doby, w przypadku zamknięcia powłok brzusznych pod miernym napięciem przez 3–4 doby lub dłużej).

→ Przygotowanie i podawanie płynów infuzyjnych i elektrolitów drogą dożylną w celu pokrycia zapotrzebowania dobowego dziecka i wyrównania ewentualnych zaburzeń wodno-elektrolitowych i kwasowo-zasadowych; podaż albumin; antybiotykoterapia o szerokim spektrum działania na bakterie tlenowe i beztlenowe; profilaktyka przeciwgrzybicza zgodnie z indywidualną kartą zleceń.

→ Dokonywanie oceny stanu nawodnienia organizmu (elastyczność skóry, wilgotność śluzówek, ciśnienie tętnicze krwi, diureza, napływ kapilarny, obecność obrzęków); obserwacja dziecka w kierunku obecności hipoproteinemii (obrzęki).

→ Obserwacja dziecka pod kątem powikłań pooperacyjnych wynikających ze znieczulenia ogólnego i wykonanego zabiegu operacyjnego: objawów niewydolności oddechowej (wysokie ustawienie przepony, zbyt duże jej napięcie i mała podatność na ruchy oddechowe mogą powodować zaburzenia oddechowe z koniecznością przedłużonej sztucznej wentylacji), niedrożności jelit (różnicowanie niedrożności czynnościowej z niedrożnością mechaniczną), martwiczego zapalenia jelit (ucisk na naczynia krezkowe może powodować niedokrwienie i martwicę jelit, zaburzenie perystaltyki), zakażenia (obserwacja zabarwienia powłok brzusznych, wzrost temperatury ciała lub obniżenie temperatury, wykładniki stanu zapalnego, np. CRP).

→ Obserwacja dziecka w kierunku obecności objawów tzw. zespołu żyły głównej dolnej – ucisku odprowadzonych trzewi na żyłę główną dolną (zaburzony powrót żylny z dolnej połowy tułowia i kończyn dolnych z ich obrzękiem i zasinieniem, a także zaburzenia funkcji nerek z całkowitą anurią włącznie), czego konsekwencją może być zmniejszenie powrotu żylnego i zmniejszenie rzutu serca (objawy: obniżone ciśnienie tętnicze, niskie ośrodkowe ciśnienie żylne, zimne kończyny – ich temperatura jest niższa od temperatury skóry tułowia – tachykardia, tętno na tętnicach grzbietowych stóp niewyczuwalne, na tętnicach udowych nitkowate, wykres EKG wskazuje na zaburzenia rytmu, niedokrwienie mięśnia sercowego).

→ Utrzymywanie zgłębnika nosowo-żołądkowego w celu dekompresji przewodu pokarmowego (zapobiega wymiotom i aspiracji treści do dróg oddechowych); monitorowanie i dokumentowanie w karcie bilansu płynów ilości i jakości treści zalegającej w żołądku; obserwacja w kierunku obecności powikłań związanych z założonym zgłębnikiem; odbarczanie przewodu pokarmowego przez zakładanie rurki doodbytniczej; asystowanie przy wykonywaniu wlewów doodbytniczych z ciepłego roztworu soli fizjologicznej; obserwacja efektu po wykonaniu wlewu.

→ Monitorowanie diurezy godzinowej (bezpośrednio po zabiegu operacyjnym, potem monitoruje się ją rzadziej, stosownie do stanu klinicznego dziecka); obserwacja w kierunku obecności zaburzeń pracy nerek związanych z upośledzeniem ukrwienia – może wystąpić skąpomocz lub anuria; dokumentowanie w karcie bilansu płynów; podawanie leków moczopędnych i albumin; ocena reakcji na zastosowane leczenie farmakologiczne.

- Monitorowanie stanu klinicznego dziecka przez wykonanie badań biochemicznych i bakteriologicznych oraz ocenę wykładników stanu zapalnego, co pozwala na prowadzenie celowanej antybiotykoterapii (pobranie materiału do badań zgodnie ze zleceniem); pobranie krwi w celu oznaczenia stężenia białka i albumin.
- Ocena nasilenia i charakteru dolegliwości bólowych; podanie leków przeciwbólowych na zlecenie; zastosowanie niefarmakologicznych metod łagodzenia bólu; ocena skuteczności postępowania przeciwbólowego.
- Obserwacja stanu opatrunku oraz asystowanie przy zmianie opatrunku na ranie operacyjnej; obserwowanie rany pod kątem obecności powikłań.
- Prowadzenie żywienia pozajelitowego zgodnie ze zleceniem (stosunkowo szybko wraca funkcja jelit w przepuklinie pępowinowej; w wytrzewieniu wrodzonym w zależności od stopnia stanu jelit i grubości nalotu ich pokrywającego objawy niedrożności przewodu pokarmowego z zaleganiem treści jelitowej w żołądku utrzymują się przez 2–4 tygodnie po zabiegu, co wymaga stosowania żywienia pozajelitowego); obserwacja dziecka w kierunku obecności powikłań żywienia pozajelitowego.
- Stopniowe wprowadzanie żywienia dojelitowego (najlepiej pokarmem matki, rozpoczyna się po powrocie perystaltyki jelitowej); obserwacja tolerancji podawanych pokarmów.
- Pielęgnacja wkłucia centralnego i wkłuć obwodowych zgodnie z przyjętą procedurą.
- Okazanie rodzicom wsparcia psychicznego (stworzenie warunków do wyrażenia uczuć i emocji) i informacyjnego w ramach kompetencji pielęgniarskich.

Piśmiennictwo

1. Bacewicz L., Polnik D.: Wytrzewienie wrodzone i przepuklina pępowinowa. W: Kaliciński P. (red.): *Chirurgia noworodka*. Invest-Druk, Warszawa 2004, s. 415–427.
2. Bysiek A.: Przepuklina pępowinowa i wytrzewienie. W: Grochowski J. (red.): *Wybrane zagadnienia z chirurgii dziecięcej*. Wydawnictwo Fundacji „O Zdrowie Dziecka", Kraków 1999.
3. Patkowski D.: Wady powłok brzusznych. W: Czernik J. (red.): *Chirurgia dziecięca*. Akademia Medyczna we Wrocławiu, Wrocław 2008, s. 91–97.
4. Sinha C.K., Davenport M.: Abdominal wall defects. W: Sinha C.K., Davenport M. (red.): *Handbook of pediatric surgery*. Springer, 2010, s. 133–137.

PRZEPUKLINA PACHWINOWA

Krzysztof Solecki, Iwona Fąfara

14

Informacje ogólne

Operacja przepukliny pachwinowej jest najczęściej wykonywanym zabiegiem w chirurgii dziecięcej. U dzieci najczęściej występuje przepuklina skośna, w której jelita lub inne struktury jamy brzusznej wchodzą do kanału pachwinowego przez niezarośnięty uchyłek pochwowy otrzewnej. Uchyłek pochwowy jest uwypukleniem otrzewnej wchodzącym do kanału pachwinowego przez pierścień pachwinowy wewnętrzny. Po 7. miesiącu życia płodowego, po zstąpieniu jąder do moszny, uchyłek pochwowy zanika, tworząc osłonkę pochwową jądra. Zaburzenia tego procesu mogą prowadzić do powstawania przepukliny pachwinowej lub wodniaka jądra bądź powrózka nasiennego. U dziewczynek uchyłek pochwowy dochodzi do warg sromowych większych i nosi nazwę kanału Nucka. Dokładny okres zamykania się uchyłku pochwowego nie jest znany. Ponad połowa niemowląt rodzi się z przetrwałym uchyłkiem, który w większości zanika do 6. miesiąca życia. Przepuklina pachwinowa u dzieci występuje z częstością od 0,8 do 4,4%. Częściej stwierdza się ją u chłopców oraz po stronie prawej. W 10% przypadków przepuklina jest obustronna. Częstsze występowanie przepuklin pachwinowych obserwuje się u wcześniaków, u dzieci z wnętrostwem, zespołem wynicowania i wierzchniactwa, mukowiscydozą, chorobami tkanki łącznej, a także w przypadku stosowania dializy otrzewnowej i drenażu komorowo-otrzewnowego.

Obraz kliniczny

Przepuklina pachwinowa w większości nie powoduje dolegliwości, objawia się jako zgrubienie (guz, wybrzuszenie) okolicy pachwinowej, moszny lub wargi sromowej. Często pojawia się przy wzmożonym ciśnieniu w jamie brzusznej, podczas płaczu u małego dziecka lub po wysiłku fizycznym u dzieci starszych. U noworodków i niemowląt przepuklina pachwinowa często uwydatnia się podczas intensywnego płaczu (np. z powodu kolki jelitowej) i mylnie uważana jest za jego przyczynę. „Guz" jest miękki, niebolesny, skóra okolicy pachwinowej jest niezmieniona. Zawartość przepukliny daje się odprowadzić do jamy brzusznej. Przepuklina pachwinowa może ulec uwięźnięciu. Dochodzi do tego wtedy, gdy pierścień pachwinowy uciska jelito, powodując jego obrzęk i zaburzenie ukrwienia. Objawia się to płaczem dziecka, wyraźną tkliwością okolicy pachwinowej oraz niemożnością odprowadzenia przepukliny. Mogą pojawić się objawy niedrożności przewodu pokarmowego, takie jak wymioty, wzdęcie i tkliwość brzucha. U dziewczynki uwięźnięciu może także ulec jajnik, wyczuwalny jako guzek w okolicy pachwinowej lub wargi sromowej większej. Uwięźnięcie przepukliny jest stanem nagłym, zagrażającym zdrowiu i życiu dziecka, wymagającym pilnej konsultacji chirurga dziecięcego.

Rozpoznanie

Rozpoznanie jest ustalane przez chirurga dziecięcego na podstawie wywiadu i badania klinicznego. Badanie powinno odbywać się w ciepłym pomieszczeniu w pozycji leżącej na plecach. Oceniana jest asymetria okolic pachwinowych, rozmiar, zawartość oraz łatwość odprowadzenia przepukliny. Gdy przepuklina jest niewyczuwalna, starsze dziecko należy spionizować i poprosić o zakaszlanie lub wykonanie próby Valsalvy. U niemowląt przepuklina może uwidocznić się podczas płaczu. U chłopców dodatkowo konieczna jest ocena położenia jąder i ewentualnej obecności wodniaków jąder lub powrózka nasiennego. W przypadkach, w których przepuklina pojawia się okresowo i jest niebadalna podczas konsultacji, dopuszczalna jest kwalifikacja do leczenia operacyjnego na podstawie samego wywiadu, jeżeli relacja rodziców nie pozostawia wątpliwości. W innych przypadkach pomocne może być USG okolic pachwinowych lub dalsza obserwacja.

Leczenie

Leczenie przepukliny pachwinowej jest wyłącznie operacyjne. Operacja może być wykonana w sposób klasyczny, obejmuje wtedy rewizję kanału pachwinowego, z podwiązaniem i resekcją worka przepuklinowego przy pierścieniu pachwinowym wewnętrznym. U chłopców operacja jest trudniejsza ze względu na konieczność oddzielenia elementów powrózka nasiennego od worka przepuklinowego. Coraz częściej stosuje się operację metodą laparoskopową, która daje możliwość oceny przeciwległego kanału pachwinowego, gdyż u ok. 10% dzieci może tam występować otwarty uchyłek pochwowy bez objawów klinicznych. W takich przypadkach wykonuje się obustronne zamknięcie kanałów pachwinowych. W Polsce coraz większą popularność zyskuje laparoskopowa metoda prof. Patkowskiego przezskórnego zamknięcia wewnętrznego pierścienia pachwinowego (PIRS – percutaneous internal ring suturing). Zakłada się tylko jeden port w pępku do wprowadzenia laparoskopu, a zamknięcie pierścienia pachwinowego wewnętrznego wykonuje się za pomocą przezskórnie wprowadzanej igły. W przypadku uwięźnięcia przepukliny pachwinowej korzystne jest jej odprowadzenie przez chirurga dziecięcego (często w sedacji) i wykonanie operacji odroczonej o 24–48 godzin. Pozwala to na uzyskanie ustąpienia obrzęku i zmniejsza ryzyko nawrotu przepukliny. W przypadku gdy odprowadzenie przepukliny jest niemożliwe, konieczna jest operacja w trybie doraźnym.

Powikłania

Powikłania operacji przepukliny pachwinowej występują rzadko. Śmiertelność jest bliska zeru, a częstość występowania nawrotu przepukliny przy operacji klasycznej wynosi ok. 1%. Niektórzy autorzy podają, że nawrotowość po operacjach laparoskopowych jest większa. Znacznie większe ryzyko nawrotu przepukliny występuje u dzieci operowanych z powodu uwięźnięcia oraz u wcześniaków. Przypadki martwicy ściany jelita lub jego perforacji po uwięźnięciu są dość rzadkie, ale pacjenci po uwięźnięciu zawsze wymagają obserwacji klinicznej. Przy długotrwałym uwięźnięciu może dojść do zaburzenia ukrwienia jądra, co może prowadzić do jego atrofii, obserwowanej w odległym okresie pooperacyjnym. Innym powikłaniem może być skręt jajnika lub jego uwięźnięcie w przepuklinie.

Pielęgniarskie aspekty opieki nad dzieckiem z przepukliną pachwinową

Zadania diagnostyczne i leczniczo-pielęgnacyjne

Okres przedoperacyjny

→ Przygotowanie fizyczne i psychiczne do zabiegu (patrz rozdział 3: „Przygotowanie dziecka do zabiegu operacyjnego").
→ Pobranie materiału do badań laboratoryjnych (morfologia krwi, jonogram, układ krzepnięcia, grupa krwi i czynnik Rh, mocznik, kreatynina, transaminazy, badanie ogólne moczu).

- Identyfikacja tożsamości dziecka; sprawdzenie danych w dokumentacji dziecka.
- Pozostawienie dziecka na czczo przed zabiegiem operacyjnym; oznaczenie łóżeczka tabliczką „na czczo".
- Poinformowanie starszego dziecka i rodziców/opiekunów o konieczności pozostania na czczo w dniu zabiegu.
- Wyeliminowanie przeciwwskazań do zabiegu (gorączka, wysypka, infekcja dróg oddechowych).
- Zachęcenie starszego dziecka do oddania moczu przed premedykacją.
- Podanie dziecku premedykacji w obecności rodziców/opiekunów, co łagodzi lęk i niepokój przed zabiegiem.
- Obserwacja miejsca występowania przepukliny w celu wykrycia jej uwięźnięcia, która objawia się obecnością bolesnego guza w kanale pachwinowym, oraz objawów wystąpienia niedrożności jelit (wymioty, wzdęcia brzucha); wykonanie w razie koniczności ciepłej kąpieli w obecności lekarza w celu odprowadzenia przepukliny.

Okres pooperacyjny

- Monitorowanie ogólnego stanu dziecka (pomiary ciśnienia tętniczego krwi, tętna, oddechu, saturacji i temperatury co 15–30 minut przez pierwsze 2 godziny po zabiegu, następnie co 1–3 godziny); dokumentowanie pomiarów w karcie obserwacyjnej.
- Zapewnienie dziecku bezpieczeństwa we wczesnym okresie pooperacyjnym – ułożenie na plecach z głową odchyloną w bok do chwili wybudzenia się w celu ochrony dróg oddechowych przed aspiracją treści w czasie wymiotów.
- Obserwacja opatrunku na ranie w celu wykrycia krwawienia; asystowanie przy zmianie opatrunku; obserwacja w kierunku obecności objawów stanu zapalnego.
- Ocena natężenia bólu – niepokój dziecka może świadczyć o nasileniu się dolegliwości bólowych; podawanie leków przeciwbólowych na zlecenie; ocena skuteczności terapii bólu.
- Monitorowanie równowagi wodno-elektrolitowej (obserwacja zabarwienia i wilgotności skóry, ocena napływu kapilarnego); wyrównywanie zaburzeń na zlecenie; nawadnianie drogą dożylną; ocena skuteczności nawadniania.
- Zapewnienie komfortu cieplnego; w razie potrzeby zastosowanie dodatkowego okrycia.
- Ułożenie dziecka w pozycji zmniejszającej napięcie mięśniowe.
- Obserwacja i udokumentowanie wystąpienia pierwszej mikcji po znieczuleniu; obserwacja wypełnienia pęcherza; prowokowanie diurezy po upływie ponad 6–8 godzin po zabiegu.

- Poinformowanie rodziców o zakazie doustnego podawania płynów we wczesnym okresie pooperacyjnym; pierwszy napój dziecko może otrzymać po upływie 6 godzin od zabiegu, po powrocie świadomości i perystaltyki jelit.
- Zaspokojenie potrzeby czystości przez częstą zmianę pieluszek, przez co ogranicza się możliwość wystąpienia podrażnienia w miejscu nacięcia.
- Zachęcanie rodziców do częstego noszenia dziecka na rękach – zmniejsza to niepokój i napięcie powłok skórnych.
- Obserwacja pod kątem zmian w zachowaniu dziecka po zastosowaniu środków znieczulających (płacz, zaburzenia snu, zaburzenia ssania, lęk przed pozostaniem samemu).

Piśmiennictwo

1. Czernik J.: Przepuklina pachwinowa. W: Czernik J. (red.): *Chirurgia dziecięca.* Akademia Medyczna we Wrocławiu, Wrocław 2008.
2. Gawłowska A., Niedzielski J.: *Przepuklina pachwinowa u dzieci – jak ją rozpoznać i kiedy operować.* Przegl. Pediatr., 2006, 36(2): 151–155.
3. Glick P.L., Boulanger S.C.: Inguinal hernias and hydrocels. W: Grosfeld J.L., Coran A.G., Fonkalsrud E.W., O'Neill J.A. (red.): *Pediatric surgery* (wyd. 6). Mosby Elsevier, 2006.
4. Lau S.T., Yi-Horng Lee, Caty M.G.: *Current management of hernias and hydroceles.* Semin. Pediatr. Surg., 2007, 16(1): 50–57.

15

CHOROBA HIRSCHSPRUNGA

Krystyna Twarduś

Informacje ogólne

Choroba Hirschsprunga jest wrodzonym zaburzeniem migracji komórek nerwowych, na skutek czego nie wytwarzają się tzw. zwoje Auerbacha w ścianie jelita grubego. Stan ten dotyczy zawsze odbytnicy, może obejmować też pozostałe bliższe odcinki okrężnicy. Mięśniówka bezzwojowego odcinka jelita jest pozbawiona funkcji rozkurczowej, co może prowadzić do narastającej czynnościowej niedrożności jelit już we wczesnym okresie po urodzeniu.

Częstość występowania choroby wynosi ok. 1 : 5000 żywo urodzonych noworodków; 4-krotnie częściej stwierdza się ją u chłopców. W 3,5–7,8% przypadków występowanie choroby jest rodzinne.

Obraz kliniczny

Objawy kliniczne występują najczęściej już w pierwszych dniach życia, a czasem w pierwszych tygodniach lub miesiącach życia. Niekiedy choroba jest rozpoznawana dopiero w 3.–4. roku życia. Jej obraz kliniczny bywa bardzo różny – od całkowitej niedrożności przewodu pokarmowego w 1. dobie życia, przez epizody przemijającej niedrożności, aż do braku objawów w pierwszych miesiącach życia, co opóźnia rozpoznanie choroby. W typowym przebiegu choroby w pierwszych dniach po porodzie stwierdza się: opóźnione oddanie smółki w ciągu 24 godzin po porodzie, rozwijające się powoli wzdęcie brzucha, brak apetytu, wymioty zawierające treść żółciową i jelitową. Objawy choroby mogą wystąpić również w postaci naprzemiennie występujących zaparć i biegunek w okresie noworodkowo-niemowlęcym (biegunka jest objawem rozwijającego się zapalenia jelit).

U starszych dzieci pierwszym objawem choroby mogą być przewlekłe zaparcia (stolec wydalany w niewielkich ilościach jest gliniasty, cuchnący – czasem tylko po wlewach doodbytniczych), którym towarzyszy wzdęcie brzucha i brak apetytu. W miarę upływu czasu pojawia się zahamowanie rozwoju somatycznego i objawy niedokrwistości.

Rozpoznanie

Rozpoznanie opiera się na:
→ **obrazie klinicznym** choroby;
→ **badaniu przedmiotowym** – stwierdza się wzdęcie brzucha z objawami bębnicy; w badaniu *per rectum* charakterystycznym objawem jest pusta bańka odbytnicy, sprawiająca wrażenie wąskiej, wzmożone napięcie zwieracza odbytu (często po badaniu następuje gwałtowne wydalenie gazów i stolca);
→ **badaniach radiologicznych** – w przeglądowym RTG jamy brzusznej w pozycji pionowej stwierdza się obraz typowy dla niskiej niedrożności przewodu pokarmowego (rozdęcie pętli jelitowych z poziomem płynów); w przypadkach powikłanych perforacją jelita pod kopułą przepony obecne jest powietrze; wykonuje się wlew doodbytniczy ze środkiem kontrastowym na nieoczyszczone jelito (wcześniejszy wlew oczyszczający, badanie *per rectum* lub założenie kanki do odbytu utrudniają interpretację wyniku); zdjęcie w pozycji bocznej i przednio-tylnej wykazuje wąski segment bezzwojowy z poszerzonym odcinkiem jelita powyżej przeszkody (objawem diagnostycznym jest również zaleganie kontrastu w jelicie na zdjęciu radiologicznym wykonanym po 24 godzinach. Uwaga! Wlewu doodbytniczego nie wykonuje się przy objawach klinicznych zapalenia jelita cienkiego i grubego;
→ **manometrii odbytu** – brak zwiotczenia zwieracza lub wzrost jego napięcia w odpowiedzi na wzrost ciśnienia w bańce odbytnicy są charakterystyczne dla choroby. Badanie manometryczne wykonuje się po ukończeniu 12. dnia życia – do tego czasu odruch relaksacyjny zwieracza zewnętrznego odbytu może być niewykształcony;
→ **biopsji ssącej śluzówki** – pobrany wycinek śluzówki podaje się ocenie histopatologicznej; podstawą rozpoznania choroby jest wykazanie braku komórek śródściennych w ścianie jelita (komórek zwojowych splotów warstwy mięśniowej [Auerbacha] i podśluzowej [Meissnera]) i obecność pogrubiałych włókien nerwowych. Wzmożona aktywność acetylocholinoesterazy w zmienionych zakończeniach nerwowych w badaniu histochemicznym jest patognomoniczna dla choroby Hirschsprunga. Materiał do badania (błonę śluzową wraz z warstwą podśluzówkową) pobiera

się z odbytnicy w odległości 2, 3 i 4 lub 5 cm od linii zębatej za pomocą biopsji ssącej i śródoperacyjnie.

Diagnostyka różnicowa

Diagnostyka różnicowa obejmuje:
→ niedrożność smółkową w przebiegu mukowiscydozy; zespół korka smółkowego; niedrożność mechaniczną; czynnościowe zaparcia (spowodowane zakażeniem matczynym lub wrodzoną niedoczynnością tarczycy);
→ olbrzymią okrężnicę wrodzoną (*megacolon congenicum*, brak zwojów Auerbacha) – od pierwszych dni życia zaburzenia wydalania stolca;
→ olbrzymią okrężnicę czynnościową (*megacolon idiopaticum*) – objawy występują kilka lub kilkanaście miesięcy po porodzie, bańka odbytnicy jest wypełniona masami stolca;
→ u starszych dzieci należy wyeliminować inne przyczyny przewlekłych zaparć, zwężenie odbytu i ucisk z guza w przestrzeni zaotrzewnowej.

Leczenie

Początkowe postępowanie ma na celu odbarczenie przewodu pokarmowego w celu zapobieżenia powikłaniom w postaci niedrożności jelit (wlewy doodbytnicze).

Leczenie operacyjne

Leczenie to polega na usunięciu bezzwojowego odcinka i wykonaniu zespolenia prawidłowo unerwionego odcinka jelita z pozostałym obwodowym odcinkiem prostnicy lub odbytu.

Leczenie **jednoetapowe** (bez wyłonienia stomii) polega na wycięciu odcinka bezzwojowego i wykonaniu zespolenia (zabieg usunięcia odcinka bezzwojowego z dostępu przezodbytniczego wykonywany w okresie noworodkowo-niemowlęcym po ustaleniu rozpoznania).

Leczenie **etapowe**:
→ I etap – założenie przetoki jelitowej powyżej bezzwojowego odcinka jelita (sztuczny odbyt dwulufowy), która pozwala na sprawne opróżnianie się jelita grubego (w postaciach choroby obejmujących całe jelito grube zakłada się przetokę na jelicie cienkim).
→ II etap – usunięcie bezzwojowego odcinka jelita (zawsze śródoperacyjnie pobierane są wycinki z odcinków poszerzonego, przejściowego i zwężonego z jelita do badania histopatologicznego) i zamknięcie przetoki jelitowej.

Powikłania

Rodzaj powikłań związany jest z techniką operacyjną. Najczęściej obserwowuje się:

→ nieszczelność i zwężenie w miejscu zespolenia;
→ infekcje;
→ niedokrwienie całego sprowadzonego odcinka jelita i jego martwica (rzadko); czasowe nietrzymanie stolca;
→ zaparcia (przyczyna: zwężenie odbytu, achalazja zwieracza odbytu);
→ zaburzenia ze strony układu moczowo-płciowego (atonia pęcherza moczowego, czasowe nietrzymanie moczu).

W okresie dzieciństwa mogą występować zaparcia i nietrzymanie stolca z tendencją do stopniowego ustępowania (w życiu dorosłym ponad 90% pacjentów nie ma problemów z defekacją).

Pielęgniarskie aspekty opieki nad dzieckiem z chorobą Hirschsprunga

Zadania diagnostyczne i leczniczo-pielęgnacyjne

Okres przedoperacyjny i pooperacyjny

Patrz rozdział: 10 „Niedrożność jelit" i rozdział 24: „Stomia jelitowa".

Aspekty psychospołeczne

Występujące po leczeniu chirurgicznym zaburzenia wydalania stolca mogą negatywnie wpłynąć na stan psychofizyczny dziecka, konieczne jest zatem podejmowanie działań prewencyjnych. Wczesne rozpoznawanie problemów oraz współpraca z rodzicami pozwalają na szybsze uzyskanie kontroli oddawania stolca.

Piśmiennictwo

1. Grochowska E.: Choroba Hirschsprunga. W: Grochowski J. (red.): *Wybrane zagadnienia z chirurgii dziecięcej*. Wydawnictwo Fundacji „O Zdrowie Dziecka", Kraków 1999.
2. Patkowski D.: Choroba Hirschsprunga. W: Kaliciński P. (red.): *Chirurgia noworodka*. Invest-Druk, Warszawa 2004, s. 365–389.

16 PRZEROSTOWE ZWĘŻENIE ODŹWIERNIKA

Krystyna Twarduś

Informacje ogólne

Przerostowe zwężenie odźwiernika (*stenosis pylorii hypertrophica*) występuje z częstością 1–3 : 1000 żywo urodzonych noworodków. Dotyczy najczęściej dzieci urodzonych o czasie z prawidłową urodzeniową masą ciała, 4-krotnie częściej chłopców oraz dzieci z pierwszej ciąży. Stwierdzono również rodzinną predyspozycję do dziedziczenia tej wady (prawdopodobny udział mechanizmów genetycznych). Przyczyny i mechanizm powstawania wady nie zostały jednak do końca wyjaśnione. Jedna z hipotez zakłada brak koordynacji między aktywnością skurczową żołądka a relaksacją odźwiernika, co w konsekwencji prowadzi do przerostu błony mięśniowej. Inna wskazuje na niedojrzałość komórek zwojowych w ścianie odźwiernika, co powoduje jego skurcz i następczy przerost i prowadzi do zaburzenia funkcji motorycznej żołądka. Wrodzone przerostowe zwężenie odźwiernika jest jednym z najczęstszych wskazań do leczenia operacyjnego w 1.–2. miesiącu życia.

Obraz kliniczny

Stan kliniczny dziecka w ciągu pierwszych tygodni po urodzeniu zwykle jest dobry. Objawy kliniczne występują u zdrowego noworodka na ogół między 2. a 6. tygodniem życia (najczęściej w 2.–3. tygodniu, rzadko w 1. tygodniu życia i u niemowląt powyżej 2. miesiąca życia). Częstość występowania i nasilenie wymiotów zwiększają się stopniowo – początkowo wymioty występują sporadycznie, ale w miarę upływu czasu stają się coraz bardziej gwałtowne, obfite i chlustające pod dużym ciśnieniem (wywołuje je fala antyperystaltyczna żołądka), występują zwykle bezpośrednio po karmieniu. Treść wymiotów zawiera nadtrawiony pokarm, śluz, sporadycznie domieszkę świeżej lub nadtrawionej krwi przypominające „fusy od kawy" będące wynikiem zapalenia żołądka i przełyku. Dziecko może wymiotować po każdym posiłku, jest niespokojne i „stale głodne", gotowe do przyjęcia następnej porcji pokarmu. Powtarzające się wymioty powodują zaburzenia w stanie odżywienia dziecka – następuje stopniowe zahamowanie rozwoju fizycznego dziecka oraz stopniowy rozwój zaburzeń gospodarki wodno--elektrolitowej i kwasowo-zasadowej. Wraz z postępującym odwodnieniem stolce są wydalane coraz rzadziej i mają postać grudek o zbitej konsystencji. Zmniejsza się także ilość wydalanego moczu. Obserwując dziecko bezpośrednio przed karmieniem lub po karmieniu, można zauważyć uwypuklanie się okolicy nadbrzusza (skurcze żołądka wywołują falę perystaltyczną, przebiegającą od lewego do prawego łuku żebrowego i usiłującą pokonać przeszkodę, jest to objaw „stawiania się żołądka").

Rozpoznanie

Badanie podmiotowe: dane uzyskane od rodziców pozwalają na wysunięcie podejrzenia (typowy wiek ujawniania się objawów, charakter wymiotów i postępujący przebieg choroby).

Badanie przedmiotowe: obecność widocznej fali perystaltycznej żołądka, w większości przypadków wyczuwa się również twardy, ruchomy, obły twór w kształcie oliwki zlokalizowany w prawym nadbrzuszu, kiedy powłoki brzuszne są rozluźnione (badanie należy przeprowadzić w czasie karmienia dziecka).

Badania biochemiczne: pozwalają ocenić stopień zaburzeń wodno--elektrolitowych i kwasowo-zasadowych; stwierdza się zasadowicę metaboliczną spowodowaną utratą soku żołądkowego (wzrost pH surowicy oraz zwiększenie stężenia wodorowęglanów) oraz hipochloremię i hipokaliemię – nasilenie tych zaburzeń zależy od stopnia zwężenia odźwiernika i czasu trwania wymiotów; w morfologii krwi stwierdza się wzrost wartości hematokrytu i stężenia hemoglobiny (spowodowane zagęszczeniem krwi).

Badania obrazowe: USG pozwala ocenić rozmiar odźwiernika (długość, średnicę przekroju poprzecznego, grubość warstwy mięśniowej). Przy wątpliwościach diagnostycznych (w ok. 10% przypadków) wskazane jest badanie radiologiczne z kontrastem, które obrazuje duży, wypełniony treścią żołądek, wąski i wydłużony kanał odźwiernika („objaw sznura") oraz niewielką ilość gazu w jelitach.

Diagnostyka różnicowa

Trudne diagnostycznie przypadki należy różnicować z:
→ alergią pokarmową;
→ refluksem żołądkowo-przełykowym;
→ zakażeniem układu moczowego;
→ zapaleniem ucha środkowego i opon mózgowo-rdzeniowych.

Leczenie

Przerostowe zwężenie odźwiernika jest wskazaniem do **leczenia operacyjnego**, ale nie w trybie pilnym. W okresie przedoperacyjnym poza diagnostyką istotne jest wyrównywanie zaburzeń wodno-elektrolitowych i kwasowo-zasadowych w celu uniknięcia zaburzeń śródoperacyjnych ze strony układu oddechowego i układu krążenia. Czas przygotowania do zabiegu operacyjnego zależy od stopnia nasilenia objawów chorobowych. W większości przypadków zaburzenia metaboliczne wyrównuje się w ciągu 24–48 godzin od przyjęcia pacjenta.

Metodą leczenia z wyboru jest **pyloromiotomia**. Wykonuje się nacięcie błony surowiczej i warstwy mięśniowej okrężnej odźwiernika wzdłuż jego osi długiej (poprzecznie do przebiegu włókien) w widocznej strefie beznaczyniowej, z zachowaniem ciągłości błony śluzowej odźwiernika – daje to wystarczające poszerzenie światła odźwiernika. Zabieg może być przeprowadzony techniką otwartą z dostępu poprzecznego w nadbrzuszu prawym lub z dostępu okołopępkowego. Pyloromiotomię można także wykonać metodą laparoskopową. Leczenie operacyjne jest skuteczne i w większości przypadków powoduje prawie natychmiastowe ustąpienie objawów chorobowych (przywrócenie prawidłowej funkcji motorycznej żołądka).

Powikłania

Powikłania leczenia chirurgicznego są bardzo rzadkie i obejmują:
→ uszkodzenie śluzówki odźwiernika; perforację żołądka, dwunastnicy lub jelita (postępowanie: odroczenie żywienia doustnego na 7 dni, żywienie pozajelitowe, podawanie leków blokujących wydzielanie kwasu solnego, utrzymanie zgłębnika żołądkowego do czasu ustąpienia zalegania treści żołądkowej);
→ niepełną pyloromiotomię – jako wynik zbyt krótkiego nacięcia odźwiernika lub pozostawienia zbyt wielu nieprzeciętych włókien mięśniowych w jego dystalnym odcinku, co objawia się powrotem wymiotów. W razie ponownego wystąpienia objawów choroby wykonuje się kolejną pyloromiotomię;
→ wymioty występujące bezpośrednio po zabiegu operacyjnym (u części pacjentów), ich częstość i nasilenie zmniejszają się systematycznie, aż do całkowitego ustąpienia;
→ zakażenie rany pooperacyjnej i krwawienie (powikłania niespecyficzne dla operacji); rozejście się rany pooperacyjnej.

Pielęgniarskie aspekty opieki nad dzieckiem z przerostowym zwężeniem odźwiernika

Zadania diagnostyczne i leczniczo-pielęgnacyjne

Okres przedoperacyjny

→ Ocena częstości występowania, charakteru i objętości wymiotów po próbie karmienia; dokumentowanie w karcie bilansu płynów.

→ Ułożenie dziecka w pozycji z głową nieznacznie uniesioną w stosunku do tułowia.

→ Założenie zgłębnika nosowo-żołądkowego w celu odbarczenia treści zalegającej w żołądku (zapobieganie wymiotom i zachłyśnięciu; założenie zgłębnika w okresie przedoperacyjnym zapobiega również wymiotom pooperacyjnym); dokumentowanie ilości i jakości treści zalegających w żołądku w karcie bilansu płynów.

→ Pobranie krwi do badań podstawowych (morfologia krwi z rozmazem i płytki krwi, elektrolity, równowaga kwasowo-zasadowa, glukoza, mocznik, kreatynina, grupa krwi i czynnik Rh) zgodnie z indywidualną kartą zleceń; interpretacja wyników badań.

→ Wyrównywanie zaburzeń gospodarki wodno-elektrolitowej i kwasowo--zasadowej na zlecenie (lekkie odwodnienie – nawadnianie przez 24 godziny: 5% glukoza i 0,9% NaCl w stosunku 2 : 1, 3 : 2, z jonami potasu [2 mmol/kg masy ciała]; znaczne odwodnienie – nawadnianie przez okres 3 dni: płyny infuzyjne w stosunku 1 : 1, z jonami potasu [2–3 mmol/kg masy ciała]).

→ Udział w postępowaniu diagnostycznym (asystowanie w czasie wykonywania badania fizykalnego i USG brzucha).

→ Obserwowanie stanu nawodnienia (napięcie skóry, napływ kapilarny, stan nawilżenia śluzówek jamy ustnej, diureza, napięcie ciemiączka, częstotliwość i charakter tętna, pomiar masy ciała); interpretacja i dokumentowanie wyników.

→ Prowadzenie i ocena bilansu płynów.

→ Przygotowanie dziecka do zabiegu (patrz rozdział 3: „Przygotowanie dziecka do zabiegu operacyjnego").

Okres pooperacyjny

→ Pomiary czynności życiowych (częstotliwość i charakter tętna, oddech, ciśnienie tętnicze krwi, temperatura co 15–30 minut w pierwszych godzinach po zabiegu operacyjnym); dokumentowanie pomiarów w indywidualnej karcie chorego.

→ Odsysanie zawartości żołądka przez zgłębnik nosowo-żołądkowy do czasu powrotu prawidłowej perystaltyki przewodu pokarmowego. Zgłębnik usuwa się w 1. dobie po operacji z chwilą powrotu prawidłowej perystaltyki przewodu pokarmowego – nie obserwuje się zalegania treści w żołądku.

→ Obserwowanie pod kątem powikłań pooperacyjnych ze strony układu krążenia i oddechowego, wynikających z wykonania zabiegu operacyjnego w znieczuleniu ogólnym.

→ Wprowadzanie żywienia enteralnego po powrocie perystaltyki jelitowej; w okresie pooperacyjnym po 8 godzinach podaje się dojelitowo 10 ml 5% glukozy i obserwuje tolerancję; następnie podaje się posiłki mleczne (mleko matki lub mleko początkowe 10 razy na dobę), stopniowo zwiększając objętość pokarmów aż do pokrycia dobowego zapotrzebowania dziecka; obserwacja tolerancji podawanych posiłków (wymioty, ulewania, stolce).

→ Kontrola stanu nawodnienia dziecka (napięcie skóry, stan nawilżenia śluzówek, napływ kapilarny, napięcie ciemiączka przedniego, diureza); prowadzenie i ocena bilansu płynów.

→ Ocena występowania bólu pooperacyjnego według przyjętej skali bólu pooperacyjnego; podawanie leków przeciwbólowych zgodnie ze zleceniem; ocena reakcji dziecka na zastosowane leczenie.

→ Obserwacja opatrunku na ranie pooperacyjnej; asystowanie przy zmianie opatrunku lub zmiana opatrunku zgodnie z procedurą; obserwacja gojenia się rany i występowania ewentualnych powikłań (zaczerwienienie brzegów rany, ilość i charakter wydzieliny, rozejście się rany).

→ Udzielenie wsparcia rodzicom dziecka w trudnej sytuacji – wykazanie empatii i zrozumienia; wyjaśnianie zagadnień związanych z pielęgnowaniem dziecka, udzielanie wskazówek dotyczących postępowania pielęgnacyjno-leczniczego zgodnie z kompetencjami pielęgniarskimi.

Piśmiennictwo

1. Bagłaj M.: Przerostowe zwężenie odźwiernika. W: Czernik J. (red.): *Chirurgia dziecięca*. Akademia Medyczna we Wrocławiu, Wrocław 2008.
2. Bysiek A.: Przerostowe zwężenie odźwiernika. W: Czernik J. (red.): *Chirurgia dziecięca*. Wydawnictwo Lekarskie PZWL, Warszawa 2005.
3. Grochowska E.: Zwężenie odźwiernika. W: Grochowski J. (red.): *Wybrane zagadnienia z chirurgii dziecięcej*. Wydawnictwo Fundacji „O Zdrowie Dziecka", Kraków 1999.

OPIEKA NAD DZIECKIEM
Z OSTRYMI CHOROBAMI
PRZEWODU POKARMOWEGO

UCHYŁEK MECKELA

Krzysztof Solecki, Mieczysława Perek

Informacje ogólne

Uchyłek Meckela jest uwypukleniem ściany jelita cienkiego. Jest to prawdziwy uchyłek, gdyż jego ściana jest zbudowana tak samo jak ściana jelita. Powstaje w wyniku niecałkowitego zaniku przewodu żółtkowo-jelitowego (pępkowo-jelitowego), który we wczesnym okresie płodowym łączy jelito pierwotne z pęcherzykiem żółtkowym. Przewód ten zarasta i zanika około 8. tygodnia życia płodowego. Zaburzenia tego procesu, poza powstaniem uchyłku Meckela, mogą prowadzić do przetrwania wielu nieprawidłowych struktur, takich jak przewód pępkowo-jelitowy, więzadło pepkowo-jelitowe, torbiel pępkowo-jelitowa i polip pępka. Uchyłek Meckela występuje u 2% populacji, częściej u chłopców, lokalizuje się na jelicie krętym 40–100 cm od zastawki Bauchina na brzegu antykrezkowym jelita.

W większości przypadków długość uchyłku wynosi od 2 do 6 cm, w ponad połowie uchyłek zawiera ektopiczną śluzówkę – najczęściej żołądka, rzadziej komórki trzustki czy innych odcinków przewodu pokarmowego. Uchyłek może być wolny lub połączony pasmem łącznotkankowym z pępkiem.

Obraz kliniczny

U większości pacjentów uchyłek pozostaje bezobjawowy. Objawy występują u 4% chorych, a ponad połowa z nich to dzieci do 2. roku życia. Manifestacja kliniczna zależy od anatomii uchyłku i jego budowy histologicznej.

Najczęstszymi objawami klinicznymi są: krwawienie z dolnego odcinka przewodu pokarmowego, niedrożność jelit oraz zapalenie uchyłku.

Krwawienie jest spowodowane owrzodzeniem trawiennym ektopowej śluzówki żołądka. Występuje najczęściej u chłopców poniżej 10. roku życia, objawiając się w postaci smolistych stolców lub świeżej krwi w stolcu (w zależności od intensywności krwawienia). Krwawieniom na ogół nie towarzyszą dolegliwości bólowe; zazwyczaj ustępują one samoistnie, ale mogą prowadzić do anemizacji dziecka. Rzadko występują krwawienia wymagające pilnej interwencji chirurgicznej.

Niedrożność jelit najczęściej powstaje w wyniku wgłobienia jelitowego spowodowanego obecnością uchyłku, który może stanowić czoło wgłobienia. Objawami wgłobienia są napadowe bóle brzucha, którym mogą towarzyszyć wymioty i krwiste stolce ze śluzem określane jako „malinowa galaretka". Inną przyczyną niedrożności może być skręt jelita wokół pasma łączącego uchyłek z pępkiem.

Objawy **zapalenia uchyłku Meckela** są niecharakterystyczne i mogą być bardzo podobne do objawów ostrego zapalenia wyrostka robaczkowego, a rozpoznanie ustala się śródoperacyjnie. Podczas każdej operacji z powodu zapalenia wyrostka robaczkowego jelito cienkie jest kontrolowane w kierunku obecności uchyłku. Nieleczone zapalenie może prowadzić, tak jak zapalenie wyrostka robaczkowego, do powstania perforacji, ropnia lub zapalenia otrzewnej.

Rozpoznanie

Rozpoznanie uchyłku Meckela może być bardzo trudne, najczęściej ustala się je śródoperacyjnie. Pomocny jest dokładnie zebrany wywiad w kierunku obecności krwawień z przewodu pokarmowego, przewlekłych dolegliwości bólowych brzucha i nawrotowych wgłobień jelitowych. Badanie przedmiotowe może być uzupełnione o założenie zgłębnika nosowo-żołądkowego, co pozwala wykluczyć krwawienie z żołądka, oraz badanie *per rectum*, które może wykazać obecność innych przyczyn krwawienia, np. polipów jelita grubego lub szczelin odbytu. Wyniki badań laboratoryjnych są niespecyficzne, w morfologii krwi obwodowej mogą wystąpić cechy anemizacji. Badania obrazowe, takie jak USG i tomografia komputerowa, nie pozwalają dobrze uwidocznić obecności uchyłku, natomiast są bardzo przydatne w diagnostyce różnicowej, obejmującej w przypadku krwawień przewodu pokarmowego: nieswoiste zapalenia jelit, zdwojenie przewodu pokarmowego, polipy jelita, naczyniaki, malformacje tętniczo-żylne i wrzody trawienne. Badanie USG jest metodą z wyboru w rozpoznawaniu wgłobień jelitowych. W przypadku podejrzenia krwawienia z uchyłku Meckela badaniem obrazowym mającym największą wartość jest scyntygrafia jamy brzusznej z użyciem technetu (99mTc), który jest wychwytywany przez ektopowo położoną błonę śluzową żołądka. Jednak ujemny wynik badania radioizotopowego nie wyklucza obecności uchyłku. Dlatego część autorów sugeruje wykonanie laparoskopii w przypadku podejrzenia krwawienia z uchyłku. W diagnostyce uchyłku Meckela zastosowanie znajduje również endoskopia kapsułkowa.

Leczenie

W przypadku uchyłków objawowych leczenie jest operacyjne. Zalecane jest wykonanie odcinkowej resekcji jelita krętego z uchyłkiem oraz zespolenie jelita „koniec do końca". Więcej kontrowersji budzi postępowanie w przypadku uchyłków bezobjawowych wykrytych przypadkowo w trakcie operacji. Większość autorów zaleca ich usuwanie. Decyzję o metodzie operacji – wycięciu samego uchyłku (*diverticulectomia*) czy wycięciu uchyłku z odcinkową resekcją jelita i zespoleniem jelitowym – podejmuje operator w zależności od morfologii uchyłku. Coraz częściej operacje przeprowadzane są metodą laparoskopową.

Powikłania

Powikłania pooperacyjne nie są częste. Wczesne powikłania najczęściej związane są z zakażeniem rany, przedłużającą się niedrożnością porażenną oraz nieszczelnością zespolenia. Całkowity odsetek powikłań po wycięciu przypadkowo wykrytego uchyłku wynosi 2%, a śmiertelność jest bliska zeru.

Pielęgniarskie aspekty opieki nad dzieckiem z niedrożnością jelit spowodowaną uchyłkiem Meckela

Zadania diagnostyczne i leczniczo-pielęgnacyjne

Okres przedoperacyjny

- → Nawiązanie i utrzymywanie pozytywnego kontaktu z dzieckiem/rodzicami; wyjaśnienie konieczności leczenia operacyjnego i wykonywania zabiegów leczniczo-pielęgnacyjnych w ramach kompetencji pielęgniarskich; omówienie z rodzicami zasad współpracy po zabiegu operacyjnym; okazywanie życzliwości i wsparcia psychicznego.
- → Dokonywanie pomiarów parametrów życiowych (ciśnienie tętnicze krwi, tętno, oddechy, saturacja, temperatura) w celu monitorowania stanu pacjenta; dokumentowanie wyników w karcie obserwacyjnej.
- → Wykonanie wkłucia do żyły powierzchownej; pobranie na zlecenie krwi do badań laboratoryjnych (morfologia krwi, elektrolity, mocznik, kreatynina, równowaga kwasowo-zasadowa, glukoza, grupa krwi i czynnik Rh); pielęgnacja wkłucia obwodowego zgodnie z procedurą.

- Ocena stanu nawodnienia na podstawie objawów klinicznych (elastyczność skóry, wilgotność śluzówek, napływ kapilarny, ciśnienie tętnicze krwi, diureza).
- Prowadzenie i ocena bilansu wodnego.
- Przygotowanie i podawanie dziecku zgodnie z indywidualną kartą zleceń płynów koloidowych w celu utrzymania prawidłowego ciśnienia onkotycznego; obserwowanie reakcji dziecka na zastosowane leczenie.
- Udział w farmakoterapii zgodnie ze zleceniem (uzupełnianie niedoborów wodno-elektrolitowych, wyrównywanie zaburzeń kwasowo-zasadowych, podanie antybiotyku o szerokim zakresie działania).
- Ocena natężenia i charakteru bólu; podawanie na zlecenie leków przeciwbólowych; zastosowanie na powłoki brzuszne okładu wysychającego jako miejscowego środka przeciwzapalnego; ocena skuteczności terapii bólu.
- Układanie dziecka w pozycji zabezpieczającej przed zachłyśnięciem podczas wymiotów; usuwanie treści wymiotów; niwelowanie nieprzyjemnego zapachu; obserwowanie i dokumentowanie ilości i charakteru treści wymiotów w dokumentacji medycznej dziecka; wykonywanie toalety jamy ustnej; płukanie środkiem antyseptycznym.
- Założenie do żołądka zgłębnika zgodnie z procedurą i pozostawienie celem odbarczania żołądka z zalegającej treści żołądkowo-jelitowej; dokumentowanie objętości w karcie bilansu płynów.
- Założenie cewnika do pęcherza moczowego; makroskopowa obserwacja moczu; utrzymywanie drożności i pielęgnacja cewnika zgodnie z procedurą.

Okres pooperacyjny

- Obserwacja pod kątem powikłań pooperacyjnych ze strony układu krążenia i oddechowego, wynikających z wykonania zabiegu operacyjnego w znieczuleniu ogólnym; wykonywanie działań leczniczo-pielęgnacyjnych zgodnie z kartą zleceń pooperacyjnych.
- Pomiary parametrów życiowych (ciśnienie tętnicze krwi, tętno, oddech, temperatura, saturacja) z ustaloną częstotliwością (patrz rozdział 20: „Zapalenie wyrostka robaczkowego").
- Obserwacja stanu nawodnienia; przekazywanie informacji lekarzowi o zaobserwowanych objawach zaburzeń gospodarki wodno-elektrolitowej.
- Przygotowanie i podawanie płynów infuzyjnych oraz leków zgodnie ze zleceniem w celu uzupełnienia płynów i wyrównania zaburzeń wodno-elektrolitowych i kwasowo-zasadowych.
- Ocena natężenia i charakteru dolegliwości bólowych; podawanie leków przeciwbólowych na zlecenie; zastosowanie niefarmakologicz-

nych metod łagodzenia bólu; ocena skuteczności postępowania przeciwbólowego.

→ Obserwacja stanu opatrunku oraz asystowanie przy zmianie opatrunku na ranie operacyjnej; obserwacja rany pod kątem powikłań; kontrola drożności założonego drenażu.

→ Obserwacja i odnotowywanie w dokumentacji medycznej dziecka ilości i zabarwienia drenowanej wydzieliny gromadzącej się w zbiornikach.

→ Pobieranie krwi do badań kontrolnych (elektrolity, morfologia krwi, mocznik, kreatynina, równowaga kwasowo-zasadowa) oraz moczu na badanie ogólne i bakteriologiczne.

→ Przygotowanie i podawanie zleconych preparatów uzupełniających niedobory żywieniowe (żywienie pozajelitowe, osocze, albuminy); obserwacja i opieka nad dzieckiem w trakcie żywienia pozajelitowego zgodnie z procedurą.

→ Obserwacja powrotu perystaltyki jelit po operacji (osłuchiwanie stetoskopem; kontrola oddawania stolca i odchodzenia gazów).

→ Współudział w leczeniu dietetycznym zgodnie ze zleceniem; obserwowanie w kierunku tolerancji przewodu pokarmowego na wprowadzenie odżywiania drogą doustną.

→ Współudział we wczesnym uruchamianiu dziecka, z uwzględnieniem jego stanu; wyjaśnienie znaczenia gimnastyki oddechowej i ćwiczeń ruchowych oraz zachęcanie do ich wykonywania w celu zapobiegania powikłaniom oddechowym, zakrzepowo-zatorowym itd.

→ Zapewnienie pomocy w zaspokajaniu potrzeb fizjologicznych; zapobieganie odparzeniom i odleżynom we współpracy z rodzicami dziecka.

Zadania edukacyjne

Należy przygotować dziecko/rodziców do samoopieki w warunkach domowych przez:

→ poinformowanie o przestrzeganiu zaleceń dietetycznych i obserwacji tolerancji na wprowadzane do diety nowe produkty;

→ uwrażliwienie na konieczność przestrzegania zasad higieny osobistej i zasad pielęgnacji rany operacyjnej;

→ poinformowanie o konieczności wykonywania zleconych badań kontrolnych i zgłoszenia się na wizytę poszpitalną w wyznaczonym terminie.

Piśmiennictwo

1. Chan K.W., Lee K.H., Mou J.W. i wsp.: *Laparoscopic management of complicated Meckel's diverticulum in children: a 10-year review.* Surg. Endosc., 2008, 22(6): 1509–1512.

2. Clark J.M., Koontz C.S., Smith L.A., Kelley J.E.: *Video-assisted transumbilical Meckel's diverticulectomy in children.* Am. Surg., 2008, 74(4): 327–379.
3. Gradek J., Michalak J.: *Powikłania związane z występowaniem uchyłku Meckela jako postaci przetrwałego przewodu żółtkowo-jelitowego.* Post. Nauk Med., 2010, 8: 659–663.
4. Górecki W.: Krwawienie z przewodu pokarmowego – uchyłek Meckela. W: Grochowski J. (red.): *Wybrane zagadnienia z chirurgii dziecięcej.* Wydawnictwo Fundacji „O Zdrowie Dziecka", Kraków 1999.

18 WGŁOBIENIE JELIT
Krystyna Twarduś

Informacje ogólne

Wgłobienie jest jedną z najczęstszych przyczyn niedrożności jelit w wieku rozwojowym. Mechanizm wgłobienia polega na teleskopowym wpukleniu się części bliższej jelita w część dalszą. Najczęściej ulega wgłobieniu końcowy odcinek jelita cienkiego w jelito grube (wgłobienie krętniczo-kątnicze). Ponadto mogą się wgłobić: jelito kręte w jelito kręte, jelito kręte w jelito grube, jelito czcze w jelito czcze i jelito grube w jelito grube. W efekcie dochodzi do uciśnięcia naczyń krezki bliższego odcinka jelita, czego konsekwencją może być jego martwica.

Wgłobienie może wystąpić w każdym wieku, ale najczęściej dotyczy dzieci w przedziale wiekowym od 3. do 12. miesiąca życia (80% przypadków stanowią pacjenci poniżej 2. roku życia). Stan ten 3–4 razy częściej występuje u chłopców.

Najczęściej wgłobienie występuje w okresie jesienno-zimowym (możliwy związek z zakażeniem adenowirusowym). W 90% przypadków (postać idiopatyczna wgłobienia) nie stwierdza się jednoznacznej przyczyny tego stanu. U prawie połowy dzieci z wgłobieniem stwierdza się w wywiadzie współistniejącą lub przebytą infekcję dróg oddechowych, stan zapalny w układzie pokarmowym lub zmianę diety niemowlęcej. Niektórzy autorzy wyjaśniają fakt częstego wgłobienia w okresie niemowlęcym niedojrzałością unerwienia jelita, a także niewspółmiernością światła zastawki krętniczo-kątniczej i światła jelita cienkiego. Konsekwencją tego stanu jest brak synchronizacji perystaltyki między jelitem cienkim a jelitem grubym i wsuwanie się jelita krętego z zastawką krętniczo-kątniczą do kątnicy. U dzieci powyżej 4. roku życia wgłobienie może mieć przyczynę anatomiczną w postaci: uchyłku Meckela, polipa jelita, torbieli ściany jelita, chłoniaka, naczyniaka lub zdwojenia przewodu pokarmowego. Wgłobienie jelita może wystąpić także w przebiegu mukowiscydozy, choroby Leśniowskiego–Crohna i choroby Schönleina–Henocha (być może przyczyną bólu brzucha występującego w tej chorobie są epizody ustępujących samoistnie wgłobień).

Obraz kliniczny

Choroba rozpoczyna się zazwyczaj nagłym bólem napadowym brzucha o charakterze kolki (zwykle u dobrze odżywionego niemowlęcia), najczęściej w czasie snu, co powoduje wybudzenie się dziecka. Czas trwania bólu jest różny – od kilkunastu sekund do kilku minut (niejednokrotnie ból brzucha traktuje się jako napad kolki jelitowej, co jest przyczyną opóźniania rozpoznania), dziecko jest niespokojne, krzyczy, podciąga nóżki do brzucha. Po ustąpieniu napadu bólu dziecko może spokojnie zasnąć i sprawia wrażenie zdrowego. Po kilkunastu minutach napady bólu występują ponownie, czemu zwykle towarzyszą wymioty (początkowo treścią żołądkową, a w miarę trwania choroby – treścią zastoinową), dziecko jest niespokojne, ma bladą i spoconą skórę. W sytuacji gdy wgłobienie doprowadziło do pełnej niedrożności przewodu pokarmowego, obserwuje się wymioty, stolec z domieszką treści śluzowo-krwistej i objaw „galaretki porzeczkowej" (zastój żylny i niedokrwienie błony śluzowej jelita powodują krwawienie i nadmierne wydzielanie śluzu; w początkowym stadium choroby treść śluzowo-krwista może być stwierdzana tylko podczas badania *per rectum*).

Rozpoznanie

Badanie podmiotowe (wywiad z rodzicami dziecka): charakterystyczne objawy kliniczne sugerują wgłobienie.

Badanie podmiotowe: klasycznym objawem jest stwierdzany palpacyjnie opór w górnej części nadbrzusza, najczęściej w rzucie poprzecznicy; czasem udaje się w tej okolicy zlokalizować czoło wgłobienia, czemu towarzyszy pusta przestrzeń w podbrzuszu po prawej stronie. Osłuchiwaniem jamy brzusznej stwierdza się wzmożoną perystaltykę (szczególnie podczas napadu bólowego); w przypadkach powikłanych martwicą jelita i zapaleniem otrzewnej nieobecne są ruchy perystaltyczne jelit. W badaniu *per rectum* stwierdza się treść śluzową z domieszką krwi.

Badania obrazowe:
→ USG jamy brzusznej – sonograficzne cechy wgłobienia („nerka rzekoma", „tarcza strzelnicza", „oko byka", obecność masy hiperechogenicznej). Badanie pozwala na uwidocznienie miejsca i długości wgłobionego odcinka jelita, na określenie stopnia niedokrwienia wgłobionego jelita (USG metodą Dopplera pozwala na zmierzenie przepływu w na-

czyniach jelitowych i ocenę żywotności wgłobionego jelita) i ustalenie wskazań do leczenia zachowawczego lub operacyjnego;

→ badanie radiologiczne jamy brzusznej w pozycji pionowej – ocena układu gazów jelitowych i poziomów płynów (niedrożność mechaniczna przewodu pokarmowego); wykluczenie lub stwierdzenie perforacji jelita. Badanie coraz rzadziej stosowane ze względu na dostępność badania ultrasonograficznego;

→ tomografia komputerowa jamy brzusznej po doustnym podaniu środka cieniującego (uropolina z 5% glukozą) – we wszystkich przypadkach wgłobienia utajonego, przewlekłego i o niejasnym obrazie klinicznym często pozwala określić przyczynę (np. chłoniaki).

Leczenie

Leczenie zachowawcze

W przypadku wgłobienia idiopatycznego (w ciągu 24 godzin od wystąpienia pierwszych objawów) podejmuje się próbę odgłobienia jelita pod kontrolą USG z wykorzystaniem hydrostatycznego doodbytniczego wlewu pod ciśnieniem (roztwór soli fizjologicznej lub powietrza, które stanowią dobry środek kontrastowy w badaniu ultrasonograficznym, lub środek kontrastowy rozpuszczony w wodzie). W razie nieudania się próby odgłobienia zachowawczego, przy stabilnym stanie dziecka zabieg można powtórzyć po 2–4 godzinach. Skuteczność leczenia zachowawczego jest duża (powyżej 60% przypadków).

Przeciwwskazania do leczenia zachowawczego: wgłobienie trwające dłużej niż 24 godziny, kliniczne i radiologiczne objawy perforacji przewodu pokarmowego, podejrzenie wgłobienia patologicznego (polipy, uchyłek Meckela, nowotwory – chłoniak, rakowiak).

Leczenie operacyjne

Wskazania bezwzględne: nieudana próba leczenia zachowawczego, objawy pełnej niedrożności lub perforacji przewodu pokarmowego, anatomiczna przyczyna wgłobienia stwierdzana w badaniach obrazowych, zły stan ogólny dziecka (posocznica, zapalenie otrzewnej).

Zabieg operacyjny polega na wykonaniu:

→ **laparotomii** i **próby manualnego odgłobienia** przez delikatny ucisk na czoło (głowę) wgłobienia, bez pociągania za odcinek proksymalny (tzw. manewr Hutchinsona). Po wykonaniu tego manewru dokonuje się oceny ukrwienia jelita w części wgłobionej;

- → **resekcji odcinkowej jelita**, gdy manualne odgłobienie nie jest możliwe lub gdy obecna jest martwica po odgłobieniu, a przyczyna wgłobienia jest mechaniczna. Po resekcji odtwarza się jelito za pomocą zespolenia „koniec do końca". Wyniki leczenia zachowawczego i operacyjnego wgłobienia są zazwyczaj dobre, natomiast późne rozpoznanie wgłobienia stanowi stan zagrożenia życia dziecka.

Powikłania

Powikłania po leczeniu zachowawczym: możliwość nawrotu wgłobienia (w 2–4% przypadków leczonych wlewem doodbytniczym) i perforacja jelita.

Powikłania po leczeniu operacyjnym: możliwość nawrotu wgłobienia (u 1–2% leczonych tą metodą), niedrożność zrostowa jelit, nieszczelność zespolenia jelitowego, ropnie śródotrzewnowe i zakażenie rany pooperacyjnej.

Pielęgniarskie aspekty opieki nad dzieckiem z wgłobieniem jelit

Zadania diagnostyczne i leczniczo-pielęgnacyjne

Okres przedoperacyjny

- → Zebranie wywiadu z rodzicem dziecka na temat objawów choroby i czasu wystąpienia pierwszych objawów.
- → Założenie zgłębnika do żołądka w celu dekompresji przewodu pokarmowego (powinien być założony bezzwłocznie przy podejrzeniu wgłobienia); okresowe odsysanie zawartości żołądka (zapobiega zachłyśnięciu); monitorowanie i dokumentowanie w karcie bilansu płynów ilości i jakości treści zalegającej w żołądku.
- → Pobranie materiału do badań na zlecenie (morfologia krwi, jonogram, równowaga kwasowo-zasadowa, grupa krwi i czynnik Rh, mocznik, kreatynina, glukoza).
- → Asystowanie dziecku w czasie wykonywania badania fizykalnego i badań obrazowych.
- → Założenie wkłucia obwodowego zgodnie z procedurą; nawadnianie dożylne i wyrównywanie zaburzeń wodno-elektrolitowych i kwasowo--zasadowych, według indywidualnej karty zleceń; prowadzenie i ocena bilansu płynów.

- Obserwacja stanu nawodnienia organizmu (napływ kapilarny, napięcie skóry, stan nawilżenia śluzówek, napięcie ciemiączka, ucieplenie dystalnych części kończyn, diureza); kontrolne pomiary masy ciała.
- Udział w farmakoterapii na zlecenie (leczenie przeciwbólowe i uspokajające na zlecenie przed próbą leczenia zachowawczego).
- Monitorowanie stanu klinicznego dziecka po próbie leczenia zachowawczego (próbie odgłobienia) – obserwacja w kierunku występowania napadów bólu i wymiotów oraz obserwacja wypróżnień (częstotliwość i charakter stolca).
- Nawiązanie i utrzymywanie kontaktu z dzieckiem i rodzicami; wyjaśnienie konieczności wykonywania zabiegów leczniczo-pielęgnacyjnych w ramach kompetencji pielęgniarskich; umożliwienie zadawania pytań dotyczących wykonywanych procedur; okazywanie życzliwości i wsparcia psychicznego omówienie z rodzicami zasad współpracy po zabiegu operacyjnym.
- Przygotowanie do operacji (patrz rozdział 3: „Przygotowanie dziecka do zabiegu operacyjnego").

Okres pooperacyjny

- Kontrola czynności życiowych (pomiary tętna, oddechu, ciśnienia tętniczego krwi); interpretacja i dokumentowanie wyników co 15–30 minut w pierwszej godzinie po operacji, a następnie co 1–2 godziny lub rzadziej, stosownie do ogólnego stanu dziecka i zlecenia).
- Obserwacja pod kątem powikłań pooperacyjnych ze strony układu krążenia i oddechowego, wynikających z wykonania zabiegu operacyjnego w znieczuleniu ogólnym.
- Odbarczanie zgłębnikiem żołądkowym przewodu pokarmowego; obserwacja ilości i jakości treści zalegającej w żołądku do czasu powrotu perystaltyki jelitowej.
- Obserwacja stanu opatrunku oraz asystowanie przy zmianie opatrunku na ranie operacyjnej; obserwowanie rany pod kątem powikłań (krwawienia, objawów zakażenia).
- Kontynuacja nawadniania dożylnego zgodnie ze zleceniem; obserwacja stanu nawodnienia organizmu; monitorowanie diurezy; prowadzenie karty bilansu płynów.
- Kontynuacja antybiotykoterapii sprzed zabiegu operacyjnego (w razie wystąpienia zakażenia – antybiotykoterapia zgodna z antybiogramem).
- Podawanie leków przeciwbólowych zgodnie z kartą zleceń; obserwacja skuteczności postępowania przeciwbólowego (ocena występowania bólu u noworodka – patrz rozdział 5: „Ból pooperacyjny i ból pourazowy. Ból ostry").

→ Pobranie materiału do badań kontrolnych (morfologia krwi z obrazem białokrwinkowym, jonogram, równowaga kwasowo-zasadowa, CRP i inne zgodnie ze zleceniem).

→ Obserwacja dziecka w kierunku obecności nawrotu wgłobienia po zabiegu operacyjnym; obserwacja zalegania treści w żołądku, wypróżnień (pouczenie rodziców o konieczności zgłaszania obecności krwi w stolcu, zmiany wyglądu stolca i zachowania dziecka); osłuchiwanie perystaltyki jelitowej.

→ Karmienie enteralne po prostym odgłobieniu (po powrocie perystaltyki jelitowej), zazwyczaj w 2. dobie po operacji (karmienie małymi porcjami, stopniowe zwiększanie objętości pokarmu do należnej do wieku); w przypadku resekcji jelita pełne żywienie pozajelitowe; obserwacja w kierunku powikłań leczenia pozajelitowego (patrz rozdział 6: „Żywienie i leczenie żywieniowe dziecka poddawanego zabiegom chirurgicznym"); stopniowe wprowadzanie żywienia enteralnego stosownie do stanu i wieku dziecka; obserwowanie tolerancji podawanych pokarmów.

→ Udzielanie wsparcia psychicznego i udzielanie informacji rodzicom dziecka; włączanie rodziców w opiekę pooperacyjną nad dzieckiem.

Piśmiennictwo

1. Górecki W.: Krwawienie z przewodu pokarmowego. W: Grochowski J. (red.): *Wybrane zagadnienia z chirurgii dziecięcej*. Wydawnictwo Fundacji „O Zdrowie Dziecka", Kraków 1999.
2. Krakós M., Gawrońska R., Kuzański W., Niedzielski J.: *Wgłobienie jelit u dzieci – zmiana strategii postępowania leczniczego*. Chir. Pol., 2007, 9(3): 162–169.
3. Siekanowicz P.: Wgłobienie. W: Czernik J. (red.): *Chirurgia dziecięca*. Akademia Medyczna we Wrocławiu, Wrocław 2008.
4. Stoba Cz.: Wgłobienie jelita. W: Czernik J. (red.): *Chirurgia dziecięca*. Wydawnictwo Lekarskie PZWL, Warszawa 2005.

19 MARTWICZE ZAPALENIE JELIT
Krystyna Twarduś

Informacje ogólne

Martwicze zapalenie jelit (NEC – necrotizing enterocolitis) jest zagrażającą życiu chorobą okresu noworodkowego; dotyczy szczególnie dzieci urodzonych przedwcześnie. Patogeneza choroby jest procesem złożonym i nie do końca wyjaśnionym, prawdopodobnie jej etiologia jest wieloczynnikowa.

Do powstania choroby mogą przyczyniać się następujące **czynniki**:
→ wcześniactwo, a tym samym niedojrzałość funkcjonalna i enzymatyczna przewodu pokarmowego (prowadząca do zalegania treści pokarmowej i namnażania się bakterii) i układu odpornościowego (zmniejszona liczba jelitowych limfocytów B i T w warstwie śluzowej jelita);
→ niedokrwienie jelit – zmniejszenie przepływu krwi przez naczynia trzewne powoduje niedokrwienie ściany jelit i uszkodzenie śluzówki jelitowej, a tym samym zniszczenie ochronnej bariery śluzu jelitowego i następczą kolonizację przez patogenne szczepy bakteryjne;
→ niedotlenienie przebyte lub utrzymujące się na skutek: przewlekłego niedotlenienia wewnątrzmacicznego, zamartwicy okołoporodowej, zespołu zaburzeń oddychania (RDS) i wad wrodzonych serca powodujących zaburzenia w mikrokrążeniu jelit i rozwój zmian martwiczych;
→ kolonizacja bakteryjna przewodu pokarmowego (szczególnie szczepami *Clostridium butyricum, Clostridium difficile, Clostridium perfringens*) – bakterie, produkując endotoksyny, aktywują mediatory stanu zapalnego, co pogłębia martwicę ściany jelita;
→ brak odżywiania pokarmem matki – karmienie sztucznymi mieszankami mlecznymi;
→ mediatory stanu zapalnego uwalniane przez endotoksyny bakteryjne z makrofagów i komórek śródbłonka, szczególnie czynnik aktywujący płytki (PAF – platelet-activating factor) i czynnik martwicy nowotwo-

rów (TNF), które przez leukotrienowy skurcz naczyń wywołują upośledzenie ukrwienia ściany jelita, co prowadzi do jej uszkodzenia, ułatwia penetrację bakterii i pogłębia rozległość martwicy;

→ inne czynniki ze strony noworodka (hipoglikemia, hipoalbuminemia, policytemia, niedokrwistość, trombocytopenia, hipotermia, obniżenie ciśnienia tętniczego krwi, cewnikowanie naczyń pępkowych, transfuzja wymienna krwi, dożylne wlewy roztworów hiperosmolarnych);

→ czynniki ze strony matki (cukrzyca, gestoza, krwawienie z dróg rodnych, przedwczesne odejście wód płodowych, ciąża mnoga, zakażenia układowe, kokainizm, porody zabiegowe).

Czynniki te mogą doprowadzić do martwicy błony śluzowej ściany jelita i wystąpienia drobnych nadżerek, co stanowi dobre podłoże do wtargnięcia i rozwoju bakterii wydzielających gaz oraz do zakażenia grzybiczego. Zmiany te mogą dotyczyć każdego odcinka części brzusznej przewodu pokarmowego, najczęściej obejmują końcowy odcinek jelita cienkiego i okrężnicę.

Obraz kliniczny

Objawy NEC występują najczęściej w pierwszych dniach lub tygodniach życia. Zazwyczaj rozwijają się powoli i mogą być zamaskowane przez choroby współistniejące. Początek choroby może być również nagły, z szybko pogarszającym się stanem klinicznym noworodka. W obrazie choroby dominują objawy ze strony przewodu pokarmowego z towarzyszącymi zaburzeniami ze strony układu krążenia i układu oddychania, zaburzeniami metabolicznymi i pogarszaniem się ogólnego stanu dziecka.

Pierwsze objawy to: niechęć do ssania, apatia, zaburzenia oddychania, wymioty treścią pokarmową zawierające żółć i domieszkę krwi. W dalszym etapie choroby narasta wzdęcie, tkliwość i zaczerwienienie powłok brzucha, występują stolce śluzowe z domieszką krwi, może nastąpić perforacja jelita i rozlane zapalenie otrzewnej. **Towarzyszące objawy ogólne** to: obniżenie napięcia mięśniowego, niestabilność temperatury i tętna, bezdechy, a w konsekwencji objawy wstrząsu septycznego.

Rozpoznanie

W diagnostyce uwzględnia się:
→ **wywiad okołoporodowy** (określenie czynników ryzyka wystąpienia choroby);
→ **aktualny obraz kliniczny choroby**;
→ **wynik badania przedmiotowego** (powtarzanego co kilka godzin);

→ **badanie USG**: pogrubienie ściany jelit może świadczyć o wczesnej fazie rozwoju NEC i przyspieszyć wdrożenie właściwego postępowania; pozwala nie tylko na wykrycie wolnego płynu w jamie otrzewnej, lecz także odmy pęcherzykowej jelit i pęcherzyków powietrza w dorzeczu żyły wrotnej (objaw koła lub objaw zorzy polarnej [pęcherzyki powietrza śródściennie na poprzecznych przekrojach pętli jelit lub na granicy między jelitem i dolną powierzchnią] – ultrasonograficzny odpowiednik *pneumatosis intestinalis*);

→ **RTG jamy brzusznej** (A-P), niekiedy wykonywane bardzo często, nawet w odstępach kilkugodzinnych; pozwalają one na wykrycie objawów niedrożności porażennej przewodu pokarmowego, odmy pęcherzykowej jelit (*pneumatosis intestinalis*), obecności gazu w dorzeczu żyły wrotnej i ewentualnej perforacji przewodu pokarmowego (*pneumoperitoneum*);

→ **wyniki badań laboratoryjnych** (kwasica metaboliczna, wysokie CRP, leukocytoza, leukopenia, trombocytoza); wyniki te nie są specyficzne dla rozpoznania NEC, odzwierciedlają tylko ciężkość procesu chorobowego; podwyższone stężenie hiFAB (human intestinal fatty acid binding protein) koreluje z wczesną fazą uszkodzenia jelit (zapowiedź perforacji jelita).

Leczenie

Leczenie NEC może być zachowawcze lub operacyjne, uzależnione jest od stadium trwania choroby.

Leczenie zachowawcze

Leczenie zachowawcze obejmuje: odstawienie żywienia dojelitowego i wprowadzenie żywienia pozajelitowego, odbarczanie przewodu pokarmowego przez zgłębnik nosowo-żołądkowy, wspomaganie układu krążenia i układu oddychania, wyrównywanie zaburzeń wodno-elektrolitowych i metabolicznych, antybiotykoterapię, kontrolę obecności ewentualnego zakażenia uogólnionego i intensywne monitorowanie stanu dziecka.

Leczenie operacyjne

Brak poprawy po leczeniu zachowawczym, pogarszający się ogólny stan małego pacjenta, z objawami perforacji przewodu pokarmowego (pojawienie się wolnego powietrza w przeglądowym bocznym zdjęciu radiologicznym jamy brzusznej) i objawami zapalenia otrzewnej są wskazaniami do interwencji chirurgicznej.

Wskazania do leczenia operacyjnego NEC bez cech perforacji obejmują: pogarszanie się stanu klinicznego mimo zastosowania intensywnego leczenia zachowawczego, spadek liczby płytek krwi i leukocytów, zaburzenia oddechowe i kwasicę metaboliczną, zaczerwienienie, obrzęk i tkliwość powłok brzusznych, nasilające się wodobrzusze, niedrożność mechaniczną przewodu pokarmowego i masywne krwawienie z przewodu pokarmowego. Wybór właściwej metody operacyjnej zależy od zaawansowania, rozległości i lokalizacji zmian martwiczych.

Stosuje się następujące metody:
→ drenaż jamy otrzewnej uzupełniony płukaniem jamy otrzewnej jako leczenie doraźne i wspomagające leczenie zachowawcze u noworodków z perforacją przewodu pokarmowego (z małą masą urodzeniową – poniżej 1000 g),
→ zszycie pojedynczej perforacji,
→ resekcja jelita i pierwotne zszycie „koniec do końca",
→ resekcja jelita z wytworzeniem enterostomii,
→ resekcja jelita z wytworzeniem kilku enterostomii,
→ wytworzenie enterostomii i pozostawienie zmienionego jelita w jamie brzusznej bez pierwotnej resekcji, powtórna laparotomia (second look) w ciągu 24–72 godzin.

Powikłania

Powikłania **wczesne** obejmują:
→ przetoki jelitowe;
→ rozejście się zespoleń jelitowych;
→ zaburzenia wodno-elektrolitowe i metaboliczne.
Powikłania **późne** obejmują:
→ zwężenia jelit będące następstwem gojenia się niedokrwionych obszarów ściany przewodu pokarmowego oraz zwężenia jelit u dzieci operowanych;
→ przetoki jelitowe;
→ zespół krótkiego jelita (jako następstwo rozległych resekcji jelit);
→ powikłania żywienia pozajelitowego.

Pielęgniarskie aspekty opieki nad dzieckiem z martwiczym zapaleniem jelit

Zadania diagnostyczne i leczniczo-pielęgnacyjne

Okres przedoperacyjny

→ Intensywne monitorowanie stanu dziecka (częstotliwość i charakter tętna, oddechów, ciśnienie tętnicze krwi, wysycenie hemoglobiny tlenem); ocena stanu świadomości; pomiary temperatury ciała.

→ Założenie zgłębnika nosowo-żołądkowego w celu dekompresji przewodu pokarmowego; ocena i dokumentowanie w karcie bilansu płynów charakteru i ilości treści zalegającej w żołądku.

→ Wprowadzenie całkowitego żywienia pozajelitowego zgodnie ze zleceniem; obserwacja dziecka w kierunku powikłań żywienia pozajelitowego.

→ Wyrównywanie zaburzeń elektrolitowych pod kontrolą powtarzanego co 6–8 godzin stężenia jonów w surowicy; kontrola gazometrii i innych parametrów biochemicznych zgodnie ze zleceniem; codzienne wykonywanie posiewu z krwi (podstawa do modyfikowania antybiotykoterapii).

→ Obserwacja dziecka w kierunku zaburzeń oddychania; stosowanie tlenoterapii biernej w razie wskazań i na zlecenie; w przypadku niewydolności oddechowej asystowanie przy intubacji i prowadzenie sztucznej wentylacji.

→ Przetaczanie KKCZ, osocza i masy płytkowej zgodnie z indywidualną kartą zleceń (w zależności od wskazań w celu wyrównania niedokrwistości i zaburzeń krzepnięcia – należy utrzymać liczbę płytek co najmniej na poziomie 50 000/mm^3).

→ Udział w farmakoterapii zgodnie z indywidualną kartą zleceń (antybiotykoterapia o szerokim spektrum działania, leki wspomagające układ krążenia, leki poprawiające przepływ tkankowy, np. dopamina, suplementacja jonów, mikroelementów i wyrównywanie kwasicy metabolicznej).

→ Udział w badaniach diagnostycznych (w wykonywaniu co 6–8 godzin przeglądowego zdjęcia jamy brzusznej, do czasu stabilizacji stanu dziecka, oraz badania fizykalnego; pobranie materiału do badań bakteriologicznych – krwi, stolca).

→ Ocena wszystkich parametrów klinicznych, radiologicznych i biochemicznych co 6–8 godzin do czasu stabilizacji stanu dziecka, z każdorazową oceną stopnia zaawansowania zaburzeń.

Jeżeli w trakcie leczenia uzyskuje się poprawę stanu dziecka i nie ma wskazań do interwencji chirurgicznej, kontynuuje się terapię antybiotykami i żywienie pozajelitowe przez okres 2–3 tygodni.

Okres pooperacyjny

→ Obserwacja dziecka pod kątem powikłań pooperacyjnych ze strony układu krążenia i układu oddechowego, wynikających z wykonanego zabiegu operacyjnego w znieczuleniu ogólnym; wykonywanie działań leczniczo-pielęgnacyjnych zgodnie z kartą zleceń pooperacyjnych.

→ Monitorowanie parametrów życiowych, ocena wydolności układu krążenia i układu oddechowego (częstotliwość i charakter tętna, oddechów, ciśnienie tętnicze krwi, wysycenie hemoglobiny tlenem); ocena stanu przytomności.

→ Monitorowanie diurezy (bezpośrednio po zabiegu operacyjnym ocena diurezy godzinowej); dokumentowanie diurezy w karcie bilansu płynów; utrzymanie drożności i pielęgnacja cewnika Foleya zgodnie z procedurą.

→ Kontrola stanu opatrunku na ranie operacyjnej; kontrola drenażu otrzewnej w przypadku jego założenia.

→ Monitorowanie natężenia bólu według przyjętej skali oceny bólu u noworodka; leczenie przeciwbólowe według indywidualnej karty zleceń; ocena efektu terapeutycznego po podaniu leków; delikatne wykonywanie czynności pielęgnacyjno-leczniczych w celu minimalizowania bólu; stosowanie niefarmakologicznych metod łagodzenia bólu (patrz rozdział 5: „Ból pooperacyjny i ból pourazowy. Ból ostry").

→ Udział w farmakoterapii na zlecenie (antybiotykoterapia o szerokim spektrum działania przez 10–14 dni; obserwacja w kierunku objawów ubocznych stosowanej antybiotykoterapii).

→ Utrzymanie i pielęgnacja zgłębnika nosowo-żołądkowego do czasu powrotu perystaltyki jelitowej; dokumentowanie ilości i jakości treści zalegającej w żołądku.

→ Kontynuacja całkowitego żywienia pozajelitowego przez okres 2–3 tygodni po operacji; obserwacja w kierunku powikłań żywienia pozajelitowego; monitorowanie wpływu sposobu żywienia na kliniczny stan dziecka (ocena funkcjonowania wątroby i nerek – badania biochemiczne: bilirubina, transaminazy, białko, albuminy, mocznik, kreatynina).

→ Pielęgnacja wkłucia naczyniowego obwodowego i centralnego zgodnie z przyjętą procedurą; prowadzenie karty pielęgnacji wkłucia obwodowego i centralnego.

→ Wprowadzenie żywienia dojelitowego na zlecenie (obecnie coraz więcej zwolenników zyskuje wczesne wprowadzanie żywienia doustnego po operacji; zaleca się stosowanie mieszanek elementarnych ze względu na występujące u większości dzieci z wyłonioną enterostomią zaburzeń wchłaniania treści jelitowej); obserwacja tolerancji podawanych pokarmów (częstotliwość i charakter stolca, wzdęcie brzucha, wymioty, ruchy perystaltyczne jelit); niezależnie od sposobu żywienia u noworodków po

NEC nadal konieczna jest suplementacja jonów, mikroelementów i wyrównywanie kwasicy metabolicznej zgodnie z indywidualną kartą zleceń.

→ Pielęgnowanie ileostomii – ocena żywotności stomii (czas utrzymywania enterostomii zależy m.in. od stanu ogólnego dziecka, możliwości wprowadzania odżywienia enteralnego; najczęściej przetoki zamyka się po ok. 3 miesiącach (aktualnie przeważa tendencja do wczesnego zamykania enterostomii). Patrz też rozdział 24: „Stomia jelitowa".

→ Udzielanie wsparcia psychicznego oraz informacji rodzicom dziecka.

Piśmiennictwo

1. Czernik J.: Obumierajace zapalenie jelit. W: Czernik J. (red.): *Chirurgia dziecięca*. Akademia Medyczna we Wrocławiu, Wrocław 2008.
2. Czernik J.: Obumierajace zapalenie jelit. W: Czernik J. (red.): *Chirurgia dziecięca*. Wydawnictwo Lekarskie PZWL, Warszawa 2005.
3. Mozgiel J.: *Ocena wybranych czynników ryzyka wystąpienia martwiczego zapalenia jelit u noworodków i niemowląt*. Przegl. Pediatr., 2006, 36(2): 97–103.

20

ZAPALENIE WYROSTKA ROBACZKOWEGO

Mieczysława Perek

Informacje ogólne

Ostre zapalenie wyrostka robaczkowego jest stanem zapalnym toczącym się w jamie brzusznej. Rozpoczyna się w świetle wyrostka robaczkowego po wtargnięciu drobnoustrojów chorobotwórczych do błony śluzowej, tkanki podśluzowej lub warstwy mięśniowej. Powstaje obrzęk, przekrwienie, naciek leukocytarny, przerost grudek chłonnych, zaczopowanie światła wyrostka i obrzęk zapalny jego krezki z następczą zakrzepicą naczyń, martwicą i perforacją ściany wyrostka robaczkowego. Zapalenie wyrostka robaczkowego jest najczęstszą chorobą chirurgiczną jamy brzusznej u dzieci powyżej 1. roku życia. Szczyt zachorowań dotyczy dzieci w wieku ok. 10 lat; częstotliwość zachorowań maleje wraz z wiekiem, a chłopcy stanowią 60% chorych. W 25% przypadków zapalenie wyrostka robaczkowego jest poprzedzone anginą lub nieżytem górnych dróg oddechowych. Choroba rozpoczyna się nagle, przebiega burzliwie i bardzo szybko może doprowadzić do perforacji wyrostka. Następstwem może być naciek okołowyrostkowy, w zaawansowanych przypadkach ropień, a także rozlane zapalenie otrzewnej.

Do powstania i rozwoju choroby usposabiają następujące **czynniki**: charakterystyczna budowa wyrostka sprzyjająca zastojowi treści kałowej, zagięcie wyrostka powodujące zaburzenia krążenia krwi w ścianie wyrostka, przerost tkanki chłonnej, zatkanie światła wyrostka stwardniałymi masami kałowymi, ciałami obcymi lub pasożytami (w 10% usuniętych wyrostków stwierdza się obecność owsików). Zatkanie światła wyrostka prowadzi do rozdęcia i ropnia, a następnie zakrzepów, niedokrwienia, zgorzeli i perforacji.

Obraz kliniczny

Do typowych objawów zapalenia wyrostka należą:

→ Ból brzucha. Początkowo występuje niezbyt silny ból określany jako ból wokół pępka lub w nadbrzuszu. Następnie ból nasila się i lokalizuje po prawej stronie podbrzusza, w tzw. punkcie McBurneya (w połowie linii łączącej kolec przedni górny kości biodrowej z pępkiem). W zakątniczym ułożeniu wyrostka ból zlokalizowany jest z boku lub tyłu, a jeśli wyrostek opiera się na moczowodzie – w okolicy jądra i pachwiny. Ból zwiększa się przy głębszych oddechach, kaszlu, zgięciu prawej kończyny i próbach poruszania się. Z reguły dziecko unika wykonywania ruchów, w pozycji leżącej często przykurcza kończyny dolne. Występuje dodatni objaw Blumberga, obrona mięśniowa w okolicy prawego dołu biodrowego, a także bolesność w czasie badania *per rectum*. Należy jednak pamiętać, że wyrostek, który uległ zgorzeli z następczym zniszczeniem jego unerwienia, nie daje objawów bólowych.

→ Niechęć do jedzenia, nudności i wymioty.

→ Stan podgorączkowy (do 38°C), niekiedy dreszcze.

→ Przyspieszenie tętna niewspółmiernie do wzrostu temperatury.

→ Zaparcia i wzdęcia brzucha spowodowane zatrzymaniem perystaltyki jelit.

→ Biegunka (częsty objaw u dzieci), gdy wyrostek przylega do pętli okrężnicy esowatej lub gdy jest położony w miednicy mniejszej.

→ Częstomocz, uczucie parcia na mocz, czasem nietrzymanie moczu – jeśli wyrostek robaczkowy styka się z moczowodem.

Niekiedy, np. w przypadku pozakątniczego położenia wyrostka, szczególnie u dzieci otyłych, objawy miejscowe są nietypowe i ograniczają się do lekkiej bolesności uciskowej w obrębie prawej strony podbrzusza.

Rozpoznanie

Rozpoznanie zapalenia wyrostka u dzieci może sprawiać znaczne trudności. Znaczenie ma wywiad ukierunkowany na ocenę bólu (czas, miejsce i rodzaj bólu), łaknienia (jeśli dziecko jest głodne, zapalenie wyrostka jest mało prawdopodobne), obecność nudności i wymiotów oraz obserwację dziecka (chodzi powoli, często pochylone do przodu, chroniąc w ten sposób prawy dół brzucha, zgina prawe biodro).

Badania diagnostyczne są wykonywane w trybie pilnym i należą do nich: morfologia krwi (leukocytoza w granicach 10 000–15 000/mm³), CRP, badanie ogólne moczu, w celu wykluczenia infekcji dróg moczowych i kamicy nerkowej, badania obrazowe (USG i TK jamy brzusznej), badanie ginekologiczne u dziewcząt, w celu wykluczenia np. zapalenia przydatków, badanie *per rectum* (występuje bolesność po prawej stronie). W diagnostyce wyrostka robaczkowego istotną rolę odgrywa badanie fizykalne, podczas którego stwierdza się: dodatni objaw otrzewnowy Blumberga (ostry ból po nagłym zwolnieniu ucisku w miejscu nad prawym talerzem biodrowym), dodatni objaw Rovsinga (ból po prawej stronie w miejscu wyrostka robaczkowego podczas uciśnięcia szeroko dłonią lewej połowy jamy brzusznej), dodatni objaw Jaworskiego (ból w rzucie wyrostka przy podnoszeniu prawej dolnej kończyny w pozycji leżącej, charakterystyczny dla zakątniczego położenia wyrostka), bolesność w punkcie McBurneya, obrona miejscowa w prawym podbrzuszu i wzmożone napięcie mięśni prostych brzucha.

Diagnostyka różnicowa

Ostre zapalenie wyrostka robaczkowego należy różnicować z:
→ ostrym zapaleniem węzłów chłonnych krezki;
→ pierwotnym zapaleniem otrzewnej;
→ wgłobieniem jelita;
→ zapaleniem uchyłku Meckela;
→ ostrym zapaleniem trzustki;
→ chorobami pęcherzyka żółciowego;
→ odmiedniczkowym zapaleniem nerek;
→ kamicą nerkową;
→ skrętem torbieli jajnika;
→ zapaleniem przydatków;
→ ostrym nieżytem żołądkowo-jelitowym;
→ chorobami zakaźnymi (odra);
→ zapaleniem prawego dolnego płata płuca.

Leczenie

Leczenie operacyjne polega na chirurgicznym usunięciu wyrostka robaczkowego (appendektomia) metodą klasyczną lub laparoskopową. Podczas zabiegu operacyjnego sprawdza się jelito cienkie i usuwa obecny uchyłek Meckela (występuje u 2% populacji ludzkiej). Najczęściej ranę operacyjną zamyka się bez pozostawienia drenów. Decyzję o założeniu i pozostawieniu drenu w jamie otrzewnej podejmuje się w czasie wykonywania zabiegu operacyjnego i zależy ona od tego, czy wyrostek jest zmieniony ropowiczo, zgorzelinowo lub wykazuje cechy perforacji.

W przypadku wystąpienia nacieku okołowyrostkowego dziecko zostaje hospitalizowane i poddane **leczeniu zachowawczemu** (dieta ścisła i nawadnianie pozajelitowe w pierwszych dobach, potem lekkostrawna, bezbłonnikowa, antybiotykoterapia, łącznie z podawaniem leku działającego na pierwotniaki i bakterie beztlenowe [metronidazolu], leczenie przeciwzapalne i spoczynkowe). Resekcję wyrostka robaczkowego przeprowadza się wówczas po kilku miesiącach.

Powikłania

Powikłaniem zapalenia wyrostka robaczkowego może być jego perforacja, ograniczone lub rozlane zapalenie otrzewnej, naciek zapalny okołowyrostkowy lub ropień okołowyrostkowy. Do powikłań po leczeniu operacyjnym należą: zakażenie rany pooperacyjnej, krwawienie, niedrożność porażenna lub mechaniczna spowodowana zrostami, rozlane zapalenie otrzewnej (ryzyko posocznicy), naciek lub ropień zatoki Douglasa, ropnie międzypętlowe, rozejście rany operacyjnej, niepłodność u dziewcząt, przepuklina w bliźnie pooperacyjnej.

Pielęgniarskie aspekty opieki nad dzieckiem z ostrym zapaleniem wyrostka robaczkowego

Zadania diagnostyczne i leczniczo-pielęgnacyjne

Okres przedoperacyjny

→ Współudział w diagnostyce – uzyskanie danych drogą wywiadu i obserwacji dotyczących objawów choroby (lokalizacja, natężenie, rodzaj oraz czas trwania bólu, obecność nudności, wymiotów, sposób poruszania się dziecka).
→ Przygotowanie fizyczne i psychiczne dziecka oraz asystowanie przy wykonywaniu badań diagnostycznych (badanie fizykalne, USG jamy brzusznej, badanie ginekologiczne).
→ Pobranie materiału do badań zgodnie ze zleceniem (morfologia krwi z rozmazem, CRP, grupa krwi i czynnik Rh, elektrolity, równowaga kwasowo-zasadowa, mocz badanie ogólne).
→ Pomiary tętna i oddechów co 30 minut, temperatury ciała co godzinę (znamienny wzrost temperatury oraz przyspieszone tętno i trudności w oddychaniu mogą wskazywać na zapalenie otrzewnej) oraz ciśnienia tętniczego krwi; interpretacja i dokumentowanie pomiarów w karcie obserwacyjnej.
→ Ocena i udokumentowanie natężenia, rodzaju i umiejscowienia bólu; poinformowanie lekarza oraz podjęcie działań zmniejszających ból i stan zapalny – zalecenie dziecku spokojnego leżenia w łóżku w pozycji minimalizującej ból; podawanie na zlecenie leków przeciwbólowych (po

ustaleniu rozpoznania i podjęciu decyzji o leczeniu operacyjnym) oraz zastosowanie okładu wysychającego lub zimnego żelowego na powłoki brzuszne.

→ Łagodzenie nudności; pomoc podczas wymiotów; obserwacja i dokumentowanie w karcie obserwacyjnej ilości i jakości treści wymiotnej.

→ Wyjaśnienie dziecku/rodzicom przyczyn konieczności utrzymania ścisłej diety i kontrolowanie jej przestrzegania; na łóżku i stoliku przyłóżkowym w widocznym miejscu należy umieścić napis „nic doustnie".

→ Założenie zgłębnika żołądkowego i odessanie zawartości żołądka, jeśli czas od ostatniego posiłku jest krótszy niż 6 godzin (a u dziecka nie występują wymioty), aby zapobiec powikłaniom w trakcie znieczulenia i intubacji.

→ Założenie obwodowego wkłucia dożylnego typu wenflon; podawanie dożylnie płynów infuzyjnych zgodnie ze zleceniem; obserwacja stanu nawodnienia; prowadzenie i ocena bilansu płynów.

→ Podawanie antybiotyku o szerokim spektrum działania zgodnie z indywidualną kartą zleceń (okołooperacyjna profilaktyka zakażeń).

→ W przypadku braku szczepienia podanie szczepienia przeciw WZW typu B i immunoglobuliny anty-HBS zgodnie ze zleceniem.

→ Sprawdzenie danych personalnych dziecka z dokumentami szpitalnymi i upewnienie się, że została podpisana zgoda na zabieg operacyjny.

→ Wykąpanie dziecka; przygotowanie pola operacyjnego; poproszenie o zdjęcie ozdób, biżuterii, np. kolczyków; przebranie dziecka w odzież operacyjną.

→ Podanie leków premedykacyjnych zgodnie ze zleceniem po uprzednim oddaniu przez dziecko moczu; poproszenie o nieopuszczanie łóżka do czasu przewiezienia na blok operacyjny.

→ Przygotowanie psychiczne do zabiegu operacyjnego (patrz rozdział 3: „Przygotowanie dziecka do zabiegu operacyjnego").

Uwaga! Przygotowanie przewodu pokarmowego nie obejmuje oczyszczania jelita grubego. Nie wolno podawać żadnych środków przeczyszczających ani wykonywać lewatywy oczyszczającej (niebezpieczeństwo perforacji wyrostka robaczkowego).

Okres pooperacyjny

→ Obserwacja pod kątem powikłań pooperacyjnych ze strony układu krążenia i układu oddechowego, wynikających z wykonania zabiegu operacyjnego w znieczuleniu ogólnym.

→ Ocena stanu świadomości; wygodne ułożenie dziecka, w pozycji półwysokiej na plecach; podłożenie pod kolana wałka w celu zmniejszenia napięcia powłok brzusznych i bólu w ranie.

→ Pomiary, interpretacja i dokumentowanie podstawowych parametrów życiowych (tętno, ciśnienie tętnicze krwi, oddechy co 15–30 minut we wczesnym okresie po zabiegu, później po ustabilizowaniu się stanu dziecka, co 2–3 godziny; pomiaru temperatury ciała we wczesnym okresie pooperacyjnym należy dokonywać co 2 godziny lub w razie potrzeby [objawy gorączki]).

→ Obserwacja w kierunku powikłań pooperacyjnych (wymioty, nudności, duszność, objawy niedrożności porażennej); podejmowanie interwencji pielęgniarskich w razie ich wystąpienia zgodnie ze zleceniem.

→ Kontynuowanie nawadniania pozajelitowego zgodnie z indywidualną kartą zleceń; prowadzenie i ocena bilansu płynów; obserwacja stanu nawodnienia dziecka.

→ Poinformowanie o konieczności pozostania na diecie ścisłej w dobie zabiegu (zapotrzebowanie energetyczne i płynowo-elektrolitowe jest uzupełniane drogą wlewów dożylnych) oraz przestrzegania zaleceń dietetycznych w dalszych dobach po zabiegu.

→ Kontrola oddawania moczu – w przypadku braku mikcji po upływie 8–12 godzin od operacji stosuje się proste sposoby prowokujące, w razie braku efektu podaje się dziecku na zlecenie leki spazmolityczne lub ewentualnie wykonuje cewnikowanie pęcherza moczowego.

→ Dożylne podawanie antybiotyku zgodnie ze zleceniem w celu kontynuowania antybiotykoterapii w okresie pooperacyjnym oraz leków przeciwbólowych; ocena skuteczności zastosowanego leczenia bólu.

→ Obserwacja opatrunku na ranie operacyjnej pod kątem krwawienia oraz ilości i charakteru wydzieliny z drenów (jeśli były założone); zabezpieczenie drenów i utrzymywanie ich drożności; opróżnianie pojemnika z wydzielin przynajmniej raz na dobę.

→ Asystowanie przy zmianie opatrunku lub jego zmiana zgodnie z zasadami aseptyki i antyseptyki; obserwacja rany operacyjnej w kierunku objawów zakażenia (obrzęk, zaczerwienienie brzegów rany, bolesność, obecność wydzieliny).

→ Pobieranie materiału do kontrolnych badań laboratoryjnych zgodnie ze zleceniem.

→ Zapewnienie dziecku pomocy w zaspokajaniu potrzeb fizjologicznych (odżywianie, higiena, wydalanie); wykonywanie działań pielęgnacyjnych zapobiegających odparzeniom, odleżynom i powikłaniom ze strony układu oddechowego (nacieranie i oklepywanie klatki piersiowej, zachęcanie dziecka do wykonywania głębokich oddechów, wietrzenie sali).

→ Przygotowanie psychiczne dziecka i asystowanie przy badaniu *per rectum*, które zazwyczaj jest wykonywane w 5. dobie po zabiegu (badanie to jest konieczne w celu wykrycia nacieków w jamie Douglasa, które są jednym z powikłań mogących wystąpić po ostrym zapaleniu wyrostka robaczkowego).

Zadania rehabilitacyjne

→ W dobie zabiegu zachęcanie dziecka do wykonywania ćwiczeń oddechowych i ćwiczeń czynnych kończyn dolnych i górnych.

→ Wczesne uruchamianie (w pierwszej dobie po zabiegu dziecko operowane może przejść do toalety przy pomocy drugiej osoby).

→ Przypominanie o konieczności przyjmowania wyprostowanej sylwetki
podczas chodzenia.

→ Mobilizowanie dziecka do zwiększenia samodzielności w zakresie za-
spokajania potrzeb i wykonywania czynności dnia codziennego.

Zadania edukacyjne

Dziecko/rodziców przed wypisaniem ze szpitala należy przygotować do samoopieki w warunkach domowych przez:

→ poinformowanie o konieczności zgłoszenia się na badania kontrolne
w wyznaczonym terminie oraz w razie wystąpienia niepokojących objawów, mogących świadczyć o powikłaniach;

→ zwrócenie uwagi na konieczność obserwowania rany operacyjnej, codziennej kąpieli pod prysznicem (po usunięciu szwów), zakładania na
ranę jałowego opatrunku, noszenia odzieży z miękkich tkanin, niedrażniących rany operacyjnej;

→ zalecenia spożywania posiłków lekkostrawnych, niewzdymających,
z dużą zawartością błonnika, i dbania o regularne wypróżnienia;

→ wyjaśnienie dziecku/rodzicom znaczenia wypoczynku i snu w okresie
pooperacyjnym oraz zalecenie unikania zajęć, które mogą zwiększać
napięcie w ranie pooperacyjnej i w konsekwencji spowodować np. przepuklinę w miejscu rany (jazda na rowerze, gra w piłkę nożną, wykonywanie forsownych ćwiczeń, podnoszenie ciężarów);

→ poinformowanie, że dziecko po operacji usunięcia wyrostka robaczkowego nie może uczestniczyć w lekcjach wychowania fizycznego (powinno otrzymać zwolnienie z zajęć).

Piśmiennictwo

1. Choiński W.: Ostre zapalenie wyrostka robaczkowego. W: Czernik J. (red.):
   Powikłania w chirurgii dziecięcej. Wydawnictwo Lekarskie PZWL, Warszawa
   2009.
2. Górecki W.: Zapalenie wyrostka robaczkowego. W: Grochowski J. (red.): *Wybrane zagadnienia z chirurgii dziecięcej*. Wydawnictwo Fundacji „O Zdrowie Dziecka", Kraków 1999.

3. Siekanowicz P.: Ostre zapalenie wyrostka robaczkowego. W: Czernik J (red.): *Chirurgia dziecięca*. Akademia Medyczna we Wrocławiu, Wrocław 2008.
4. Wagner A.A. (red.): *Chirurgia dziecięca. Poradnik dla lekarzy pierwszego kontaktu*. Wydawnictwo Lekarskie PZWL, Warszawa 2003.
5. Walewska E (red.): *Podstawy pielęgniarstwa chirurgicznego*. Wydawnictwo Lekarskie PZWL, Warszawa 2012.

21

NIEDROŻNOŚĆ SMÓŁKOWA JELIT

Krystyna Twarduś, Wojciech Górecki

Informacje ogólne

Niedrożność smółkowa (*meconium ileus*) jest to typowa niedrożność obturacyjna, polegająca na zatkaniu końcowego odcinka jelita krętego masami zagęszczonej smółki. Występuje z częstotliwością 1 : 2000–3000 żywo urodzonych noworodków rasy kaukaskiej (u innych ras znacznie rzadziej), najczęściej u donoszonych noworodków.

Jest pierwszym objawem mukowiscydozy – występuje u ok. 25% noworodków obciążonych tą chorobą ogólnoustrojową. Niepowikłaną postać choroby cechuje zachowana ciągłość nieuszkodzonej ściany jelita, przy obecności przeszkody wewnątrzjelitowej, jaką jest zagęszczona smółka.

Obraz kliniczny

Objawy są podobne jak w przypadku innych wrodzonych niedrożności jelit okresu noworodkowego. W ciągu 24–48 godzin po urodzeniu występują wzdęcia brzucha i wymioty podbarwione żółcią, a noworodek nie oddaje smółki. W badaniu fizykalnym mogą być wyczuwane rozdęte, „stawiające" się pętle jelitowe. Postacie powikłane niedrożności smółkowej ujawniają się najczęściej już w pierwszych godzinach życia. Charakterystyczne objawy to szybko narastające wzdęcie brzucha z towarzyszącym naciekiem zapalnym powłok brzusznych (obrzęk, zaczerwienienie, poszerzone żyły powłok brzucha) oraz wymioty. Stan noworodka stopniowo pogarsza się, mogą wystąpić objawy niewydolności oddechowej, a także hipowolemia. W przypadku tzw. torbieli smółkowej (pseudotorbiel smółkowa) w badaniu fizykalnym może być wyczuwalny guzowaty twór w jamie brzusznej.

Rozpoznanie

Diagnostyka prenatalna. Niedrożność smółkowa rzadko bywa rozpoznawana w życiu płodowym. W obrazie USG żaden z potencjalnych objawów nie jest patognomoniczny dla tej patologii, jednak stwierdzenie silnie echogenicznej zawartości poszerzonych pętli jelitowych może nasuwać podejrzenie niedrożności smółkowej.

Diagnostyka postnatalna. W postaci niepowikłanej badanie radiologiczne jamy brzusznej w pozycji pionowej uwidacznia poszerzone pętle jelitowe o różnej średnicy (nierównomiernie rozdęte) w górnej części jamy brzusznej, bez poziomów płynów (brak tego objawu wynika z wypełnienia jelita gęstą smółką). Niekiedy w prawej dolnej części jamy brzusznej występuje zacienienie z plamkowatymi przejaśnieniami (jest to obraz smółki przemieszanej z drobnymi pęcherzykami powietrza, jeśli jej lepkość nie jest zbyt duża – tzw. objaw Neuhausera). Najczęściej dolna część jamy brzusznej jest słabo upowietrzniona lub całkowicie bezpowietrzna.

Wlew doodbytniczy kontrastowy jest to podanie hiperosmolalnego środka cieniującego, tak aby wypełnił on również pętle jelita krętego – pozwala to na potwierdzenie niedrożności i na wykluczenie potencjalnie niskich niedrożności jelita cienkiego (choroba Hirschsprunga, niedrożność jelita grubego).

Postacie powikłane:

→ pseudotorbiel smółkowa – w obrazie radiologicznym widoczny jest rozległy cienkościenny torbielowaty twór z poziomem płynów lub jednolite „drobnoziarniste" zacienienie;

→ zarośnięcie jelita krętego – stwierdza się typowe objawy radiologiczne pełnej niedrożności mechanicznej z licznymi rozdętymi pętlami jelita cienkiego i poziomami płynów, dolny obszar brzucha jest całkowicie bezpowietrzny.

Leczenie

Sposób leczenia niedrożności smółkowej jest uzależniony od przebiegu klinicznego choroby, ogólnego stanu noworodka oraz postaci niedrożności.

W postaci niepowikłanej, przy stabilnym stanie zdrowia noworodka podejmuje się próbę **leczenia zachowawczego** za pomocą wlewu doodbytniczego z gastrografiną (hiperosmolarny środek cieniący zmniejsza przyleganie smółki do ścian jelita i powoduje jej wydalanie). Badanie to jest wykonywane pod kontrolą monitora rentgenowskiego w celu oceny poszczególnych faz wypełniania środkiem kontrastowym jelita grubego i krętego (badanie jest udane, gdy następuje wypełnienie poszerzonego segmentu jelita krętego).

Wydalenie czopów smółkowych w ciągu kilku godzin po badaniu świadczy o sukcesie terapeutycznym. Ten sposób postępowania w 50–70% przypadków prowadzi do odbarczenia jelita ze smółki i ustąpienia objawów niedrożności. Brak efektu po takim badaniu jest wskazaniem do wykonania powtórnego wlewu, pod warunkiem że stan noworodka jest stabilny. Brak efektów leczenia po wlewie kontrastowym w postaci niepowikłanej oraz powikłane postaci niedrożności smółkowej są wskazaniem do leczenia operacyjnego.

Sposoby **leczenia chirurgicznego** obejmują:
- → mechaniczne usunięcie smółki z jelita krętego przez otwór w brzegu przeciwkrezkowym jelita (enterostomia) i jego zaszycie;
- → wprowadzenie do jelita krętego drenu w kształcie litery „T", który w okresie pooperacyjnym służy do płukania jelita i stopniowego usuwania smółki;
- → wycięcie poszerzonego odcinka jelita z wyłonieniem dwulufowej przetoki jelitowej (enterostomii) jako pierwszy etap zabiegu (zamyka się ją 3–6 tygodni po założeniu);
- → wycięcie poszerzonego odcinka jelita z jednoczesnym zespoleniem „koniec do końca".

W postaciach powikłanych wybór techniki leczenia operacyjnego zależy od rodzaju powikłania:
- → w przypadku zarośnięcia jelita dokonuje się resekcji masywnie poszerzonego bliższego odcinka jelita krętego i wykonuje zespolenie jelitowe lub czasową przetokę jelitową dwulufową (leczenie etapowe);
- → w przypadku obecności pseudotorbieli dokonuje się resekcji torbieli i martwiczych odcinków jelita i wykonuje zespolenie jelit lub leczenie etapowe (czasowa enterostomia);
- → w przypadku obecności smółkowego zapalenia otrzewnej decyzja dotycząca leczenia zależna od zakresu i przestrzennego zasięgu zmian patologicznych.

Niezależnie od rodzaju zastosowanego leczenia (zachowawczego lub operacyjnego) w późniejszym okresie konieczne jest wykonanie badań wykluczających lub potwierdzających mukowiscydozę (badanie przesiewowe, badanie genetyczne, badania biochemiczne, w tym jonoforeza pilokarpinowa [ocena stężenia jonów Na^+ i Cl^- w pocie]).

Powikłania

Powikłania **wczesne** obejmują:
- → nawrót niedrożności;
- → wypadniecie błony śluzowej stomii;
- → martwicę błony śluzowej (rzadko);

→ zamknięcie lub zwężenie dystalnej enterostomii;

→ cholestazę.

Powikłania **późne** obejmują zespół nawracającej niedrożności dystalnego odcinka jelita biodrowego.

Opieka pielęgniarska nad dzieckiem z niedrożnością smółkową jelit

Zadania diagnostyczne i leczniczo-pielęgnacyjne

Patrz rozdział 10: „Niedrożność jelit"

Piśmiennictwo

1. Bagłaj M.: Niedrożność smółkowa jelit. W: Czernik J. (red.): *Chirurgia dziecięca.* Akademia Medyczna we Wrocławiu, Wrocław 2008, s. 65–73.
2. Bałgaj M.: Niedrożność smółkowa jelita. W: Czernik J. (red.): *Chirurgia dziecięca.* Wydawnictwo Lekarskie PZWL, Warszawa 2005, s. 234–247.
3. Grochowska E.: Wady i choroby jelita cienkiego. W: Grochowski J. (red.): *Wybrane zagadnienia z chirurgii dziecięcej.* Wydawnictwo Fundacji „O Zdrowie Dziecka", Kraków 1999, s. 143–145.

22

ZAPALENIE OTRZEWNEJ

Mieczysława Perek, Iwona Fąfara

Informacje ogólne

Zapalenie otrzewnej to proces chorobowy przebiegający w jamie otrzewnej wywołany infekcją bakteryjną w wyniku ostrego zapalenia i perforacji ściany narządów jamy brzusznej, np. wyrostka robaczkowego, uchyłku Meckela, przydatków, pęcherzyka żółciowego, żołądka, dwunastnicy, trzustki lub jelit. Do zapalenia otrzewnej może także dojść w wyniku urazu i przedostania się do jamy otrzewnej krwi, żółci, soku żołądkowego lub trzustkowego bądź moczu (pęknięcie pęcherza moczowego). Występuje wówczas tzw. chemiczne zapalenie otrzewnej, w którym początkowo nie ma objawów zakażenia bakteryjnego, dołączają się one nieco później. Zapalenie otrzewnej może być także powikłaniem pooperacyjnym, np. resekcji wyrostka robaczkowego i interwencyjnego leczenia wrzodów żołądka lub dwunastnicy.

Proces zapalny może być ograniczony lub rozlany. U noworodków i młodszych niemowląt proces zapalny najczęściej szerzy się na całą jamę otrzewnej, podobnie jak u dzieci z obniżoną odpornością. Drobnoustrojami wywołującymi zapalenie otrzewnej są na ogół bakterie pochodzące z przewodu pokarmowego, najczęściej pałeczki okrężnicy, odmieńca, ropy błękitnej oraz bakterie beztlenowe.

W przebiegu zapalenia w jamie otrzewnej pojawia się płyn surowiczo--włóknikowy, a następnie ropny. Rozwija się posocznica, występują objawy niedrożności (najczęściej porażennej), kwasicy metabolicznej i zaburzeń wodno-elektrolitowych. Znaczne wzdęcie jelit lub wolne powietrze w jamie otrzewnej powoduje przemieszczenie przepony i ucisk na płuca, co może doprowadzić do niewydolności oddechowej i krążenia. Może rozwinąć się wstrząs septyczny (wchłanianie toksyn bakteryjnych do krwiobiegu) i oligowolemiczny (zatrzymanie płynu pozakomórkowego w tzw. trzeciej przestrzeni, wymioty).

131

Obraz kliniczny

Zapalenie otrzewnej jest najczęściej powikłaniem innego procesu chorobowego, dlatego objawy są charakterystyczne dla pierwotnej patologii, np. wgłobienia, perforacji lub zapalenia wyrostka robaczkowego. Do objawów zapalenia otrzewnej zalicza się silny ból, początkowo ściśle umiejscowiony nad narządem, którego dotyczy pierwotna przyczyna choroby, następnie ból obejmujący całą jamę brzuszną, nasilający się przy ruchu i kaszlu. Bólowi towarzyszą nudności, wymioty oraz zatrzymanie gazów i stolca. Występuje wzmożone napięcie mięśni prostych brzucha (tzw. brzuch deskowaty), wzdęcie oraz powiększenie obwodu brzucha jako następstwo rozdęcia pętli jelitowych i gromadzenia się wysięku w jamie otrzewnej. Stwierdza się również objawy świadczące o pogarszającym się stanie ogólnym: zaostrzone rysy twarzy, pocenie się, wysoką temperaturę ciała, tachykardię, obniżone ciśnienie tętnicze krwi, duszność, sinicę, cechy odwodnienia, skąpomocz, a następnie bezmocz.

Rozpoznanie

Chorobę rozpoznaje się na podstawie charakterystycznych objawów, badania fizykalnego, badań laboratoryjnych (podwyższony hematokryt i znaczna leukocytoza) oraz badań obrazowych:

→ **badanie fizykalne** obejmuje: osłuchiwanie (perystaltyka niesłyszalna), opukiwanie (można określić granice wolnego płynu), badanie palpacyjne (wzmożone napięcie powłok brzucha, bolesność uciskowa), badanie *per rectum* (bolesność, wypełnienie zatoki Douglasa);

→ **badania obrazowe** obejmują: przeglądowe zdjęcia rentgenowskie jamy brzusznej (wykazują objawy niedrożności oraz w pozycji pionowej lub w ułożeniu na boku wolne powietrze w jamie otrzewnowej świadczące o perforacji przewodu pokarmowego), ultrasonografię i tomografię komputerową.

Leczenie

Stosuje się głównie **leczenie chirurgiczne w trybie pilnym**, po wcześniejszym wyrównaniu zaburzeń wodno-elektrolitowych, kwasowo-zasadowych i krążeniowo-oddechowych. Rodzaj zabiegu operacyjnego zależy od przyczyny pierwotnej; może on polegać na zszyciu wrzodu żołądka, usunięciu narządu zapalnie zmienionego, np. wyrostka robaczkowego lub uchyłku Meckela, oczyszczeniu i wypłukaniu jamy otrzewnej z treści ropnej z pozostawieniem drenażu jamy brzusznej.

Powikłania

Powikłania zależą od tego, jaki typ zapalenia otrzewnej wystąpił.

Do najczęstszych zalicza się:
→ zrosty wewnątrzotrzewnowe;
→ nawracające niedrożności jelitowe;
→ ropnie wewnątrzotrzewnowe i podprzeponowe (ich przebicie może być punktem wyjścia do ponownego zapalenia otrzewnej).

Pielęgniarskie aspekty opieki nad dzieckiem z rozlanym zapaleniem otrzewnej

Zadania diagnostyczne i leczniczo-pielęgnacyjne

Okres przedoperacyjny

→ Wyjaśnienie dziecku/rodzicom (w ramach kompetencji pielęgniarskich) przyczyn dolegliwości i uzasadnienie konieczności wykonania zabiegu operacyjnego w trybie pilnym.
→ Okazanie dziecku/rodzicom życzliwości, empatii oraz wsparcia informacyjnego i emocjonalnego.
→ Pobranie materiału do badań laboratoryjnych zgodnie ze zleceniem (morfologia, grupa krwi i czynnik Rh, układ krzepnięcia, elektrolity, glukoza, równowaga kwasowo-zasadowa, transaminazy, mocznik, kreatynina, posiew krwi, badanie ogólne i bakteriologiczne moczu).
→ Przygotowanie psychiczne i fizyczne dziecka oraz asystowanie przy wykonywaniu badań obrazowych.
→ Pomiary podstawowych parametrów życiowych oraz wnikliwa obserwacja dziecka w kierunku objawów wstrząsu septycznego i/lub hipowolemicznego (wygląd i zabarwienie skóry, stan świadomości, zachowanie dziecka częstotliwość i charakter tętna, oddechów, ciśnienie tętnicze krwi, temperatura ciała, diureza); interpretacja i dokumentowanie wyników pomiarów w karcie obserwacji dziecka.
→ Monitorowanie stopnia utlenowania organizmu za pomocą pulsoksymetru, ewentualnie podanie tlenu na zlecenie w przypadku niskiej saturacji.
→ Założenie obwodowego wkłucia dożylnego; zapobieganie powikłaniom kaniulacji przez pielęgnację wkłucia zgodnie z procedurą.
→ Przygotowanie i podawanie dożylnie, we wlewach kroplowych, płynów elektrolitowych zgodnie z indywidualną kartą zleceń.
→ Udział w farmakoterapii (podanie na zlecenie antybiotyku o szerokim spektrum działania, leków przeciwgorączkowych i diuretycznych oraz obserwacja reakcji dziecka na zastosowane leczenie).

→ Ocena natężenia bólu i podawanie leków przeciwbólowych zgodnie ze zleceniem oraz zastosowanie miejscowych środków przeciwzapalnych, np. zimnego okładu żelowego; ocena skuteczności zastosowanego leczenia.

→ Prowadzenie i ocena bilansu wodnego.

→ Założenie na zlecenie zgłębnika żołądkowego zgodnie z procedurą w celu odbarczenia żołądka z zalegającej treści i dalszego kontrolowania zalegania treści w żołądku.

→ Poinformowanie dziecka/rodzica o konieczności pozostania na diecie ścisłej do czasu zabiegu operacyjnego (dziecko otrzymuje płyny wodno--elektrolitowe drogą dożylną).

→ Założenie cewnika do pęcherza moczowego zgodnie z procedurą; kontrola diurezy godzinowej; utrzymanie drożności i pielęgnacja cewnika zgodnie z procedurą.

→ Poinformowanie starszego dziecka /rodziców o konieczności pozostania w łóżku; zapewnienie spokoju i warunków do wypoczynku (komasowanie zabiegów pielęgnacyjnych) oraz pomoc w zaspokajaniu potrzeb fizjologicznych.

→ Przygotowanie fizyczne i psychiczne do zabiegu operacyjnego (patrz rozdział 3: „Przygotowanie dziecka do zabiegu operacyjnego").

Okres pooperacyjny

→ Ułożenie dziecka po zabiegu w pozycji bezpiecznej, minimalizującej ból; zapewnienie ciszy, spokoju i komfortu cieplnego.

→ Pomiary podstawowych parametrów życiowych i dokumentowanie ich w karcie obserwacyjnej; ocena stanu nawodnienia, wyglądu i zabarwienia skóry (patrz rozdział 20: „Zapalenie wyrostka robaczkowego").

→ Obserwacja dziecka w kierunku obecności objawów powikłań pooperacyjnych związanych z zastosowaniem leków anestezjologicznych (zaburzenia krążeniowo-oddechowe, nudności, wymioty, ból głowy, retencja moczu); w przypadku ich wystąpienia niwelowanie dolegliwości; zadbanie o bezpieczeństwo i higienę dziecka; udział w farmakoterapii zgodnie ze zleceniem.

→ Pobranie materiału do badań kontrolnych

→ Przygotowanie i podawanie dożylnie, we wlewach kroplowych, płynów wodno-elektrolitowych zgodnie z indywidualną kartą zleceń; ocena skuteczności stosowanego leczenia; pielęgnacja wkłucia dożylnego zgodnie z procedurą.

→ Kontynuowanie monitorowania i interpretacja bilansu wodnego.

→ Udział w farmakoterapii antybiotykowej zgodnie ze zleceniem; obserwacja reakcji organizmu na leczenie.

→ Ocena natężenia bólu; podanie leków przeciwbólowych zgodnie z indywidualną kartą zleceń; stosowanie niefarmakologicznych metod niwelowania bólu; ocena skuteczności zastosowanej terapii bólu.

→ Poinformowanie dziecka/rodziców o konieczności bezwzględnego stosowania się do zaleceń dietetycznych (dziecko w dobie zabiegu pozostaje na diecie ścisłej, następnie dieta jest rozszerzana w zależności od stanu klinicznego).

→ Obserwacja stanu opatrunku na ranie operacyjnej; asystowanie przy zmianie opatrunku oraz obserwacja rany w kierunku objawów zakażenia (obrzęk, zaczerwienienie, bolesność, obecność ropnej wydzieliny, podwyższona temperatura ciała).

→ Zapobieganie powikłaniom z powodu drenażu jamy brzusznej – utrzymanie drożności założonych drenów (zabezpieczenie przed zagięciem, płukanie zgodnie ze zleceniem); zmiana opatrunków i obserwacja skóry wokół drenów; kontrola ilości i charakteru drenowanej treści oraz dokumentowanie wyników obserwacji; pobieranie treści do badań mikrobiologicznych; utrzymywanie zbiornika z treścią poniżej poziomu łóżka i opróżnianie go przynajmniej 2 razy na dobę.

→ Obserwacja w kierunku objawów zakażenia układu moczowego (dziecko ma założony cewnik Foleya); makroskopowa ocena wydalanego moczu; utrzymywanie drożności i pielęgnacja cewnikiem zgodnie z procedurą.

→ Zapobieganie powikłaniom ze strony układu oddechowego (nacieranie i oklepywanie klatki piersiowej, prowadzenie gimnastyki oddechowej, optymalny mikroklimat w sali) oraz odparzeniom i odleżynom.

→ Zaspokajanie lub pomoc w realizacji potrzeb biopsychospołecznych dziecka (higiena, odżywianie, wydalanie, aktywność, zabawa, kontakt z rówieśnikami) we współpracy z rodzicami.

→ Udział w rehabilitacji dziecka – wyjaśnienie znaczenia wczesnego uruchamiania po operacji, motywowanie i pomoc podczas wykonywania ćwiczeń czynnych, izometrycznych, wstawania i chodzenia w zależności od stanu zdrowia.

Zadania edukacyjne

Przygotowanie dziecka/rodziców do samoopieki w warunkach domowych:
→ wyjaśnienie konieczności stosowania się do zaleceń podanych w karcie informacyjnej, w tym konieczności wykonania badań kontrolnych w ustalonym terminie;
→ poinformowanie rodziców o konieczności obserwacji dziecka i zgłoszenia się do lekarza w razie wystąpienia objawów świadczących o powikłaniach pooperacyjnych (wysoka temperatura ciała, silne bóle brzucha, wzdęcia, zatrzymanie stolca i gazów, wymioty);
→ wyjaśnienie konieczności obserwowania rany operacyjnej i utrzymywania jej w czystości oraz noszenia odzieży z miękkich, niedrażniących tkanin;

→ zalecenie unikania zajęć, które mogą zwiększać napięcie w ranie pooperacyjnej i w konsekwencji spowodować powikłania, np. przepuklinę w miejscu rany;

→ przedstawienie zasad postępowania dietetycznego (posiłki lekkostrawne, niewzdymające, z dużą zawartością błonnika); zadbanie o regularne wypróżnienia;

→ wyjaśnienie dziecku/rodzicom znaczenia wypoczynku i snu w okresie pooperacyjnym (w optymalnych warunkach – spokój, cisza, ograniczenie bodźców).

Piśmiennictwo

1. Ciesielski L.J.: *Otrzewna. Etiopatogeneza, rozpoznanie i leczenie zapaleń.* Volumed, Wrocław 1997.
2. Fibak J.: *Chirurgia. Podręcznik dla studentów medycyny.* Wydawnictwo Lekarskie PZWL, Warszawa 2002.
3. Walewska E.: Opieka nad chorym w ostrych stanach chirurgicznych. W: Walewska E. (red.): *Podstawy pielęgniarstwa chirurgicznego.* Wydawnictwo Lekarskie PZWL, Warszawa 2012.
4. Wysocki A., Budzyński P.: *Ostre choroby brzucha – zapalenie otrzewnej.* Med. Prakt. Chir., 2011, 02: 17–21.

ŻYLAKI PRZEŁYKU

Wojciech Górecki, Krystyna Twarduś

23

Informacje ogólne

Żylaki przełyku rozwijają się z powodu nadciśnienia w żyle wrotnej, najczęściej spowodowanym zakrzepicą żyły wrotnej lub śledzionowej (blok podwątrobowy – stanowi przyczynę nadciśnienia wrotnego u 70% dzieci) lub chorobą wątroby (blok wewnątrzwątrobowy). Dochodzi wówczas do wytworzenia krążenia obocznego między krążeniem wrotnym i systemowym oraz poszerzenia naczyń żylnych w dolnym odcinku przełyku, w żołądku, odbytnicy i w powłokach brzucha w okolicy pępka (głowa Meduzy). Samo nadciśnienie wrotne nie jest samodzielną jednostką chorobową i może być powikłaniem wielu procesów chorobowych przebytych lub toczących się nadal. Różnica między dodatnim ciśnieniem w jamie brzusznej a ujemnym w trakcie wdechu ciśnieniem w klatce piersiowej powoduje stały napór krwi na ścianę żylaków przełyku, która dodatkowo może być osłabiona wskutek drażnienia treścią pokarmową i żołądkową. Przy nagłym wzroście ciśnienia (kichnięcie, kaszel, wysiłek fizyczny) może dojść do pęknięcia żylaków i krwotoku zagrażającego życiu dziecka.

Obraz kliniczny

Żylaki przełyku mogą być klinicznie nieme przed wystąpieniem pierwszego krwotoku. W przypadku obciążającego wywiadu w okresie noworodkowym (cewnikowanie żyły pępkowej, zapalenie pępka, posocznica, odwodnienie) u dziecka z powiększoną śledzioną należy podejrzewać zakrzepicę żyły wrotnej. Przebyty uraz brzucha, przebyte zapalenia trzustki lub stan po rozległych operacjach brzusznych wskazują na możliwość obecności zakrzepicy żyły wrotnej lub śledzionowej. Zapalenie wątroby (WZW typu B lub C) i niektóre wady wrodzone, takie jak np. zarośnięcie dróg żółciowych, mogą prowadzić do marskości wątroby. Klinicznie dziecko może manifestować objawy zastoju krwi w śledzionie (splenomegalia – powiększenie śledziony i hipersplenizm – wzmożona czynność „krwinkogubna") lub cechy przewlekłej choroby wątroby (żółtaczka, wodobrzusze, pajączki skórne, encefalopatia wątrobowa).

Rozpoznanie

Obraz kliniczny splenomegalii lub przewlekłej choroby wątroby u dziecka z wymiotami z dużą ilością świeżej krwi i ze skrzepami praktycznie przesądza o rozpoznaniu. W trakcie wstrząsu krwotocznego z centralizacją krążenia trzewnego poprzednio powiększona śledziona może nie być wyczuwalna palpacyjnie. Ostateczne rozpoznanie potwierdza badanie endoskopowe (ezofagogastroskopia), w trakcie którego można również podjąć próbę leczenia miejscowego żylaków oraz wykluczyć lub potwierdzić inne przyczyny krwawienia z górnego odcinka przewodu pokarmowego. Przed wystąpieniem pierwszego krwotoku z żylaków przełyku u dziecka z podejrzeniem nadciśnienia wrotnego nowoczesna ultrasonografia z wykorzystaniem techniki dopplerowskiej i podwójnego obrazowania pozwala ocenić szybkość i kierunek przepływu krwi w dorzeczu żyły wrotnej i krążeniu obocznym oraz wykryć zakrzepicę dorzecza żyły wrotnej. Żylaki przełyku można również uwidocznić w badaniu radiologicznym z doustnym podaniem kontrastu. Anatomię dorzecza żyły wrotnej można ocenić za pomocą spiralnej tomografii komputerowej, a zwłaszcza angiografii tomografii komputerowej. Podobnie jak przy krwotoku z żylaków podstawowe znaczenie diagnostyczne (możliwe jest również podjęcie leczenia) ma ezofagogastroskopia wykonywana giętkim gastroskopem.

Leczenie

→ W przypadku masywnego krwotoku i wstrząsu hipowolemicznego stosuje się postępowanie przeciwwstrząsowe (resuscytacja płynowa, wspomaganie oddychania).

→ Po wyprowadzeniu ze wstrząsu i zmniejszeniu krwawienia wykonanie endoskopii w celu podjęcia próby leczenia. Sklerotyzacja polega na wstrzyknięciu do światła lub w okolice żylaka środka obliterującego lub kleju tkankowego. Wytwarza się odczyn zapalny z następczym włóknieniem zamykającym światło naczynia. W celu uzyskania pełnej kontroli żylaków przełyku zaleca się powtórzenie zabiegu po kilku dniach, a następnie 2-krotnie ostrzyknięcie w odstępach cotygodniowych. Obecnie jest to preferowany sposób postępowania pozwalający na opanowanie krwawienia u 90% dzieci.

- Wykryte przed pierwszym krwotokiem żylaki przełyku należy leczyć endoskopowo, podobnie jak po opanowaniu krwotoku. Dodatkowo można endoskopowo założyć podwiązki na kolumny żylaków przełyku.
- Jeśli nie ma możliwości wykonania doraźnej endoskopii lub krwawienia nie udaje się zmniejszyć farmakologicznie, stosuje się mechaniczny ucisk zgłębnikiem Sengstakena–Blackemore'a.
- Leczenie operacyjne żylaków przełyku (zwłaszcza w przypadku nawrotów krwotoków) polega na wytworzeniu połączeń między dorzeczem żyły wrotnej a żyłami krążenia systemowego. To rozwiązanie obniża ciśnienie wrotne, ale powoduje również zmniejszenie ukrwienia wątroby, co może nasilić objawy niewydolności wątroby (zwłaszcza encefalopatię). Najbardziej nowoczesnym sposobem jest przezskórny wewnątrzwątrobowy pomost wrotno-systemowy (tzw. TIPS). Druga grupa operacji likwiduje żylaki przełyku i dna żołądka przez ich bezpośrednie podkłucie, usunięcie śledziony, przecięcie i ponowne zespolenie przełyku. Operacje te nie zmniejszają nadciśnienia wrotnego i ukrwienia wątroby, ale z biegiem lat może nastąpić wznowa żylaków. W schyłkowej niewydolności wątroby może być konieczne przeszczepienie wątroby.

Powikłania

Najgroźniejszym powikłaniem żylaków przełyku jest krwotok zagrażający życiu. Ponadto mogą wystąpić powikłania nadciśnienia wrotnego (hipersplenizm), choroby wątroby (encefalopatia) i powikłania leczenia żylaków przełyku (zwężenie i owrzodzenie przełyku w przypadku zabiegów endoskopowych oraz martwica ściany przełyku w przypadku ucisku zgłębnikiem). Jak dotąd nie opracowano idealnego sposobu postępowania, które by skutecznie zapobiegało nawrotom krwawień z żylaków przełyku i nie powodowało upośledzenia czynności wątroby.

Pielęgniarskie aspekty opieki nad dzieckiem z krwawieniem z żylaków przełyku

Zadania diagnostyczne i leczniczo-pielęgnacyjne

- Ułożenie pacjenta w pozycji półwysokiej, gdy pacjent jest przytomny; gdy pacjent jest nieprzytomny – ułożenie w pozycji płaskiej z uniesieniem kończyn dolnych.
- Obserwacja w kierunku objawów wstrząsu hipowolemicznego i monitorowanie parametrów życiowych (tętno, oddech, ciśnienie tętnicze krwi,

ośrodkowe ciśnienie żylne, wysycenie hemoglobiny tlenem); interpretowanie wyników i dokumentowanie w indywidualnej karcie obserwacyjnej; ocena stanu świadomości, zabarwienia skóry, monitorowanie zapisu elektrokardiograficznego.

→ Pobranie krwi do badań (grupa krwi i czynnik Rh, próba zgodności, morfologia, elektrolity, czas krzepnięcia i krwawienia, czas protrombinowy, fibrynogen, aminotransferazy zgodnie z kartą zleceń); zarezerwowanie koncentratu krwinek czerwonych (KKCz) w objętości zgodnej ze zleceniem.

→ Założenie wkłucia żylnego i podawanie płynów infuzyjnych (jako postępowanie przeciwwstrząsowe) zgodnie z indywidualną kartą; współudział przy wykonywaniu próby zgodności i przy podawaniu preparatów krwi na zlecenie (np. KKCz).

→ Założenie zgłębnika dożołądkowego na zlecenie w celu płukania i odsysania zawartości żołądka; obserwacja jakości treści popłuczyn (ilość skrzepów).

→ Stosowanie tlenoterapii biernej na zlecenie (u dziecka z masywnym krwawieniem i zaburzeniami świadomości; przygotowanie zestawu do intubacji i asystowanie przy wykonywaniu intubacji).

→ Założenie cewnika do pęcherza moczowego (zgodnie ze zleceniem) i monitorowanie diurezy; pielęgnacja cewnika Foleya.

→ Przygotowanie chorego do gastroskopii zgodnie z przyjętą procedurą; asystowanie przy wykonywaniu gastroskopii (hamowanie krwawienia technikami endoskopowymi).

→ Farmakoterapia i nawadnianie dożylne na zlecenie (podawanie leków obniżających przepływ trzewny, np. oktreotydu, w bolusie, a następnie we wlewie ciągłym; resuscytację płynową prowadzi się ostrożnie, tak aby nie doprowadzić do nasilenia krwawienia – zadowalające jest ciśnienie skurczowe 80 mm Hg, hematokryt 25%, Hb 7–8 mg/dl i ośrodkowe ciśnienie żylne do 5 mm Hg); obserwacja w kierunku objawów ubocznych leków: zaburzeń rytmu serca (bradykardia, zaburzenia przewodnictwa sercowego), zaburzeń czynności przewodu pokarmowego (biegunka, nudności, wymioty, abdominalgia, zgaga, krwawienie z przewodu pokarmowego), zaburzeń glikemii, zaburzeń czynności wątroby (żółtaczka, zwiększona aktywność aminotransferaz), niedoczynności tarczycy, reakcji skórnych (świąd, złuszczanie się skóry).

→ Udział w zakładaniu zgłębnika Sengstakena–Blakemore'a zgodnie z przyjętą procedurą (w razie niemożności wykonania doraźnej endoskopii lub gdy krwawienia nie udaje się zmniejszyć farmakologicznie, stosuje się leczenie przez wywieranie mechanicznego ucisku zgłębnikiem z dwoma balonami – żołądkowym i przełykowym – oraz z czterema portami służącymi odpowiednio do: odsysania treści żołądkowej, wypełnienia balonu żołądkowego, przełykowego oraz do odsysania treści (krwi i połkniętej śliny) znad balonu przełykowego. Przed założeniem zgłębnika należy wypełnić próbnie oba balony, ustalając potrzebną do tego objętość powietrza, i sprawdzić ich szczelność. Należy dobrać odpowiedni do wieku dziecka rozmiar zgłębnika, aby nadmiernie wypełniony balon przełykowy nie zagroził drożności dróg oddechowych. Obficie pokryty żelem zgłębnik wprowadza się po uprzedniej sedacji dziecka przez nos do żołądka, następnie wypełnia się powietrzem balon żołądkowy, zgłębnik lekko podciąga, wypełnia się powietrzem balon przełykowy i wykonuje zdjęcie radiologiczne klatki piersiowej i nadbrzusza w celu kontroli położenia zgłębnika. Po 12 i 24 godzinach obniża się ciśnienie w balonach, a następnie całkowicie je opróżnia, pozostawiając na jakiś czas zgłębnik, i obserwuje się pacjenta w kierunku ewentualnego nawrotu krwawienia; usunięcie na zlecenie zgłębnika zgodnie z przyjętą procedurą.

→ Obserwacja dziecka w kierunku objawów wczesnego nawrotu krwawienia z żylaków przełyku po podejmowanym leczeniu (wymioty, bladość powłok skórnych, pocenie się, złe samopoczucie, zawroty głowy, niepokój; zalecenie pozostania w łóżku w pozycji leżącej; wyjaśnienie konieczności stosowania ścisłej diety.

→ Wyjaśnianie dziecku (stosownie do stanu i możliwości percepcji) i rodzicom celowości podejmowanych działań leczniczo-pielęgnacyjnych oraz konieczności zgłaszania niepokojących objawów i odczuć (np. ból w przełyku spowodowany uciskiem zgłębnika na błonę śluzową przełyku, złe samopoczucie, zawroty głowy, niepokój).

→ Zapewnienie dziecku warunków do snu i wypoczynku; okazanie empatii w stosunku do dziecka i rodziców/opiekunów.

Piśmiennictwo

1. Janik A.: Nadciśnienie w układzie żyły wrotnej, żylaki przełyku. W: Grochowski J. (red.): *Wybrane zagadnienia z chirurgii dziecięcej*. Wydawnictwo Fundacji „O Zdrowie Dziecka", Kraków 1999.

2. Piaseczna-Piotrowska A.: *Krwawienia do przewodu pokarmowego u dzieci*. Med. Prakt. Chir.., 2012, 4: 60–68.

3. Sawicz-Birkowska K.: Nadciśnienie wrotne u dzieci. W: Czernik J. (red.): *Chirurgia dziecięca*. Wydawnictwo Lekarskie PZWL, Warszawa 2005.

4. Sinha C.K., Davenport M.: *Handbook of pediatric surgery*. Springer, 2010, s. 349–353.

5. Walewska E.: Opieka nad chorym z krwawieniem z górnego odcinka przewodu pokarmowego. W: Walewska E. (red.): *Podstawy pielęgniarstwa chirurgicznego*. Wydawnictwo Lekarskie PZWL, Warszawa 2006.

24

STOMIA JELITOWA

Krystyna Twarduś

Informacje ogólne

Stomia jelitowa (przetoka, sztuczny odbyt) jest to operacyjne wytworzone połączenie światła jelita (grubego – kolostomia, cienkiego – ileostomia) ze skórą brzucha w celu odprowadzenia treści jelitowej na zewnątrz; może być wyłoniona na różnej wysokości przewodu pokarmowego. Stomię jelitową wykonuje się jako zabieg definitywny w chorobach wymagających usunięcia jelita grubego, w stanach wymagających odbarczenia jelita, przy uszkodzeniach zwieraczy odbytu (nietrzymanie stolca) lub jako zabieg przejściowy w wieloetapowym leczeniu chorób jelitowych.

Wskazania do wytworzenia sztucznego odbytu (przetoki jelitowej) u dziecka stanowią:

→ niedrożność spółkowa;
→ martwicze zapalenie jelit;
→ choroba Hirschsprunga;
→ urazy jelita;
→ wady odbytu u noworodków płci żeńskiej (przetoka odbytniczo--przedsionkowa, przetoka odbytniczo-pochwowa, przetrwały stek [cloaca]);
→ wady odbytu u noworodków płci męskiej (przetoka odbytniczo-cewkowa, przetoka odbytniczo-pęcherzowa, zarośnięcie odbytu).

Im wyżej na jelicie jest wytworzona stomia, tym wydobywająca się treść jelitowa jest bardziej płynna, wydalana bardziej nieregularnie i bardziej drażniąca skórę. W przypadku kolostomii stolec jest zagęszczony, ale towarzyszy mu wydalanie gazów.

Powikłania

Powikłania **wczesne** obejmują:
→ niedokrwienie i martwica stomii;
→ krwawienie;
→ zakażenie okołostomijne;
→ wciągnięcie lub wypadnięcie stomii.
  Powikłania **późne** obejmują:
→ niedrożność stomii;
→ przepuklina okołostomijna;
→ powikłania ogólnoustrojowe (zaburzenia elektrolitowe i metaboliczne);
→ powikłania skórne (zapalenie, owrzodzenie, alergie, przetoka).

Pielęgniarskie aspekty opieki nad dzieckiem ze stomią jelitową

Zadania diagnostyczne i leczniczo-pielęgnacyjne

Okres przedoperacyjny

→ Nawiązanie i utrzymywanie kontaktu z rodzicami/dzieckiem (stworzenie warunków do wyrażania lęków i uczuć związanych z nową sytuacją zdrowotną, okazywanie zrozumienia, empatii, niwelowanie lęków i niepokoju przez udzielanie wsparcia psychicznego i udzielanie informacji, w razie potrzeby umożliwienie kontaktu z psychologiem).
→ Pobranie materiału do badań laboratoryjnych zgodnie ze zleceniem (grupa krwi i czynnik Rh, morfologia krwi, równowaga kwasowo--zasadowa, mocznik, kreatynina, elektrolity, glukoza, badanie ogólne moczu).
→ Przygotowanie dziecka do badań i udział w badaniach diagnostycznych zgodnie ze zleceniem.
→ Przygotowanie fizyczne dziecka do zabiegu operacyjnego (patrz rozdział 3: „Przygotowanie dziecka do zabiegu operacyjnego").

Okres pooperacyjny

→ Monitorowanie podstawowych parametrów życiowych pacjenta (częstotliwość i charakter tętna, ciśnienie tętnicze krwi, częstotliwość i charakter oddechów); obserwacja stanu przytomności i zabarwienia skóry.
→ Obserwacja rany pooperacyjnej, rodzaju i ilość wydzieliny, zespolenia jelitowo-skórnego (w tym obrzęku śluzówki jelita, zabarwienia, ewentualnego krwawienia), drożności stomii (wydalanie śluzu, stolca, gazów).

- Ocena natężenia bólu według przyjętych skal do oceny bólu pooperacyjnego; podawanie środków przeciwbólowych zgodnie z indywidualną kartą zleceń.
- Ułożenie dziecka w pozycji zmniejszającej napięcie mięśni brzucha (kończyny zgięte w stawach kolanowych i biodrowych).
- Obserwacja opatrunku na ranie pooperacyjnej; asystowanie przy zmianie opatrunku lub zmiana opatrunku zgodnie z procedurą.
- Nawadnianie dożylne według indywidualnej karty zleceń; wprowadzanie żywienia enteralnego zgodnie ze zleceniem; obserwacja tolerancji podawanych posiłków.
- Obserwacja w kierunku objawów odwodnienia; codzienny pomiar masy ciała dziecka (noworodek, niemowlę); prowadzenie i ocena bilansu płynów przyjętych i wydalonych w pierwszych dobach po operacji.

Pielęgnacja wyłonionej stomii

- Obserwacja wyłonionego jelita w celu oceny żywotności stomii i objawów wskazujących na występowanie powikłań (zabarwienie, wygląd stomii, stan skóry wokół stomii).
- Dobór i stosowanie sprzętu stomijnego (zastosowanie worków stomijnych już w dobie zabiegu operacyjnego w celu ochrony skóry przed działaniem drażniącym stolca; worki stomijne są jedno- lub dwuczęściowe, w zależności od poziomu, na którym wyłoniono jelito); wymiana worków stomijnych w razie wskazania.
- Monitorowanie ilości i jakości wydalonego stolca; mierzenie i dokumentowanie w karcie bilansu płynów objętości stolca.
- Czynności przy wymianie worka stomijnego wykonywać bardzo delikatnie, ze szczególnym uwzględnieniem pielęgnacji skóry wokół stomi (w celu zapobieżenia uszkodzeniom skóry).
- W przypadku wystąpienia odczynu alergicznego skóry na stosowany sprzęt stomijny dokonanie zamiany na inny sprzęt.
- Ocena reakcji dziecka (starszego) i rodzica na założoną stomię; udzielanie wsparcia rodzicom/dziecku (pielęgniarka otacza opieką psychiczną rodziców i dziecko, udziela pomocy w zaakceptowaniu nowej sytuacji zdrowotnej dziecka, umożliwia kontakt z psychologiem w razie potrzeby i z pacjentami/rodzicami, którzy od dłuższego czasu funkcjonują ze stomią jelitową i mają do niej pozytywny stosunek – grupa wsparcia dla osób ze stomią, ukazuje możliwości prowadzenia normalnego życia).
- Podkreślanie znaczenia współpracy i pomocy całej rodziny w zaakceptowaniu nowej sytuacji.

Zadania edukacyjne

Przygotowując rodziców do opieki nad dzieckiem w warunkach domowych, należy ich poinformować, że przy używaniu sprzętu stomijnego powinni przestrzegali następujących zasad:

→ w przypadku stomii dwulufowych należy zabezpieczać przetoki zgodnie z zaleceniami lekarza i pielęgniarki;

→ przed wykonywaniem czynności przy dziecku i wokół stomii należy bezwzględnie umyć ręce;

→ należy delikatnie odklejać płytkę stomijną od skóry, przytrzymując jedną ręką brzuszek, a drugą odklejając worek;

→ należy stosować worki jednoczęściowe, z możliwością ich opróżniania, co pozwoli opróżniać worek w razie potrzeby, bez konieczności odklejania płytki i podrażniania skóry;

→ należy stosować przezroczyste worki stomijne, co ułatwi zakładanie worka oraz obserwację stomii i wydalanego stolca;

→ przed wykonaniem kąpieli u dziecka należy przygotować woreczek stomijny, wyciąć w płytce stomijnej otwór, dopasowując go do wielkości i kształtu stomii (używać miarki w celu dokładnego pomiaru wielkości stomii);

→ należy codziennie wykonywać kąpiel (nie obawiając się, że woda dostanie się do środka jelita); przed kąpielą należy przygotować ręcznik papierowy lub gaziki w celu ewentualnego wytarcia treści kałowej, która może wypłynąć ze stomii;

→ przy każdej zmianie sprzętu stomijnego należy dokładnie umyć skórę wodą z mydłem (pH 5,5), używając do tego miękkiej gąbki lub gazy; przed założeniem worka stomijnego należy dokładnie osuszyć skórę wokół stomii miękkim ręcznikiem lub gazą, dokładnie obejrzeć skórę wokół stomii w celu oceny, czy nie występują zmiany skórne, które mogą być przyczyną dolegliwości bólowych, niepokoju czy płaczu dziecka (skóra wokół stomii powinna być dokładnie osłonięta płytką stomijną, która działa gojąco na skórę);

→ do pielęgnacji skóry wokół stomii nie należy używać spirytusu, benzyny czy eteru, gdyż środki te niszczą naturalne środowisko skóry, stwarzając ryzyko jej podrażnienia; nie używa się także maści pielęgnacyjnych, ponieważ zmniejsza to przyczepność worka stomijnego.

Rodziców należy poinformować na temat możliwości wystąpienia **powikłań** po wyłonieniu stomii i postępowania w razie ich pojawienia się:

→ obrzęk stomii występuje w pierwszych dniach po wyłonieniu stomii i rzadko konieczna jest interwencja chirurgiczna. Wskazana obserwacja, czy nie dochodzi do zaburzenia ukrwienia i martwicy stomii;

→ wypadanie stomii: stomia wydłuża się o kilka centymetrów, a śluzówka jelita wysuwa się z otworu stomijnego. Po zmianie pozycji ciała z pionowej na leżącą śluzówka powinna wrócić na swoje miejsce;

→ zwężenie stomii jest następstwem zakażeń i długotrwałych stanów zapalnych wokół przetoki (następuje wydalanie cienkiego, „ołówkowatego stolca" – dziecko może być niespokojne w czasie jego wydalania);

→ krwawienie ze stomii: stwierdza się krwistą treść na stolcu; rzadko występuje obfite krwawienie z wyłonionej śluzówki jelita;

→ zmiany bliznowate w okolicy kolostomii: należy stosować miejscowo maści i kremy na zmiany bliznowate (np. Contractubex);

→ odczyn alergiczny skóry na stosowany sprzęt stomijny: należy zmienić sprzęt stomijny na inny;

→ wyprysk kontaktowy: powstaje wskutek zaciekania treści jelitowej, która drażni skórę i wywołuje stan zapalny (macerację i nadżerki skóry – obserwuje się zaczerwienienie, świąd, pieczenie skóry). Postępowanie polega na prawidłowym zabezpieczeniu przetoki i dopasowaniu sprzętu stomijnego.

Ponadto należy pouczyć rodziców/opiekunów dziecka, aby:
→ w każdym przypadku wystąpienia trudności z pielęgnacją stomii skontaktowali się z lekarzem prowadzącym lub pielęgniarką stomijną;

→ odbywali wizyty kontrolne u lekarza prowadzącego według zaleceń;

→ pamiętali, że sprzęt stomijny jest refundowany i odpowiednio wcześnie należy zgłaszać się po nowe zlecenie do poradni, aby nie zabrakło woreczków stomijnych do codziennej pielęgnacji dziecka;

→ stosowali się do zaleceń dotyczących żywienia dziecka podanych przez dietetyka i obserwowali reakcje dziecka na wprowadzane nowe pokarmy w diecie.

Aspekty psychospołeczne

Operacje zakończone wyłonieniem przetoki brzusznej należą do najbardziej obciążających fizycznie i psychicznie, zarówno dla samego dziecka (starszego), jak i rodziców/opiekunów. Trudno jest zaakceptować zmiany w swoim ciele (w ciele dziecka) i przyzwyczaić się do nowej sytuacji życiowej. Zadania stojące przed pielęgniarką to nie tylko pielęgnacja stomii i zapobieganie powikłaniom, lecz także oddziaływania psychoterapeutyczne i edukacyjne w stosunku do starszego dziecka i rodziców.

Piśmiennictwo

1. Kózka M.: Opieka nad pacjentami z wybranymi chorobami jelit, odbytnicy i odbytu. W: Walewska M. (red.): *Podstawy pielęgniarstwa chirurgicznego.* Wydawnictwo Lekarskie PZWL, Warszawa 2006.

CZĘŚĆ III

OPIEKA NAD DZIECKIEM W WYBRANYCH CHOROBACH UKŁADU KRĄŻENIA I UKŁADU ODDECHOWEGO

WRODZONE WADY SERCA

Krystyna Twarduś

25

Informacje ogólne

Terminu „wrodzona wada serca" można użyć w przypadku stwierdzenia odmiennej budowy anatomicznej serca w chwili urodzenia dziecka. Odmienność ta może dotyczyć wszystkich elementów architektonicznych serca (liczby i budowy i wzajemnych powiązań komór i przedsionków oraz powiązań jam serca i naczyń oraz zastawek). Różnorodność wad wynika ze złożoności procesu wczesnozarodkowego kształtowania się struktur serca (3.–7. tydzień od zapłodnienia – wielkość zarodka 2–25 mm). Wady wrodzone serca występują u ok. 1% żywo urodzonych noworodków. Przyczyną powstania wad mogą być wszystkie czynniki działające niekorzystnie na płód w okresie rozwoju serca: zaburzenia genetyczne, choroby wirusowe u matki, promieniowanie jonizujące, leki i związki chemiczne, zaburzenia metaboliczne u matki, używki, niedobory pokarmowe i witaminowe oraz zaburzenia hormonalne. Wady serca mogą występować jako wady izolowane lub kojarzyć się z wadami wrodzonymi innych narządów (układu pokarmowego, moczowego, kostnego), z tzw. wadami małymi, takimi jak przepuklina pachwinowa i pępkowa oraz wnętrostwo.

Klasyfikacja wrodzonych wad serca opiera się na obecności lub braku sinicy oraz wielkości przepływu płucnego w stosunku do systemowego.

Wady serca bez sinicy:
→ ze zwiększonym przepływem płucnym: przetrwały przewód tętniczy (PDA), ubytek przegrody międzyprzedsionkowej (ASD), ubytek przegrody międzykomorowej (VSD), wspólny kanał przedsionkowo-komorowy (CAVC);
→ z prawidłowym przepływem płucnym: wrodzone zwężenie cieśni aorty (CoA), zwężenie zastawki aorty (AoS), zwężenie zastawki tętnicy płucnej (PS), zwężenie zastawki dwudzielnej (MS).

149

Wady serca z sinicą:

→ ze zmniejszonym przepływem płucnym: zespół Fallota (TOF), zarośnięcie zastawki tętnicy płucnej (PA), zarośnięcie zastawki trójdzielnej (TA), ze zwiększonym przepływem płucnym, całkowity nieprawidłowy spływ żył płucnych (TAPVR), zespół niedorozwoju lewego serca (HLHS), przerwanie ciągłości łuku aorty (IIA);

→ ze zmiennym przepływem płucnym: przełożenie wielkich pni tętniczych (TGA).

Obraz kliniczny

Pierwsze objawy wad wrodzonych serca, czasem trudne do zauważenia, zwłaszcza w wadach bez sinicy, obejmują: duszność (często), tachykardię, bladość skóry z odcieniem szarym, pocenie, sinicę ośrodkową, trudności w ssaniu, słabą tolerancja wysiłku i zaburzenia rozwoju somatycznego dziecka; mogą występować również nawracające zakażenia dróg oddechowych.

Rozpoznanie

Badanie prenatalne: USG (noworodek z rozpoznaną prenatalnie wadą może niemal natychmiast uzyskać specjalistyczną pomoc, w tym leczenie chirurgiczne).

Badanie postnatalne: obraz kliniczny, badanie przedmiotowe (szmery nad sercem), badanie EKG, echokardiografia, cewnikowanie serca.

Leczenie

Powodzenie leczenia wad wrodzonych serca zależy od poprawnego rozpoznania wszystkich nieprawidłowości, właściwego zaplanowania etapów leczenia oraz prawidłowego pielęgnowania dziecka po zabiegu operacyjnym. Zabieg kardiochirurgiczny może być przeprowadzany w trybie nagłym lub planowym, a korektę większości wad przeprowadza się w krążeniu pozaustrojowym (na otwartym sercu), w hipotermii, z otwarciem klatki piersiowej (sternotomia lub torakotomia).

Sternotomia jest to przecięcie skóry w linii środkowej ciała, nad całą długością mostka, zaczynając w najwyższym punkcie, a kończąc tuż poniżej wyrostka mieczykowatego, z rozdzieleniem mostka na dwie symetryczne części. Jest stosowana w operacjach wymagających krążenia pozaustrojowego.

Torakotomia jest to przecięcie skóry równolegle do linii żebra w części tylno-bocznej klatki piersiowej.

Krążenie pozaustrojowe stosuje się w celu utrzymywania stałego przepływu krwi w narządach i tkankach po zatrzymaniu serca. Urządzenie składa się z: pompy (zastępującej funkcje serca), oksygeneratora (zastępującego funkcję płuc), wymiennika ciepła (urządzenie regulującego temperaturę krwi), rezerwuaru krwi, zestawu filtrów i łączących je drenów. System krążenia pozaustrojowego obejmuje też kaniulę w prawym przedsionku (gdzie pobierana jest krew „od dziecka") i kaniulę w aorcie (gdzie podawana jest krew „do dziecka"). Sprawne funkcjonowanie krążenia pozaustrojowego wymaga podania do układu heparyny, która zapobiega wykrzepianiu się krwi.

Zabiegi kardiochirurgiczne na zatrzymanym sercu z użyciem krążenia pozaustrojowego muszą być wykonywane w warunkach hipotermii, czyli obniżenia temperatury całego organizmu (hiopotermia umiarkowana: 25–28°C, hipotermia głęboka: 15–20°C). W takich warunkach dochodzi do zwolnienia procesów metabolicznych tkanek, co zmniejsza zapotrzebowanie komórek na tlen oraz substancje odżywcze, chroniąc w ten sposób przed ich uszkodzeniem. Zatrzymanie pracy serca w fazie rozkurczu (kardioplegia) uzyskuje się przez podanie do naczyń wieńcowych roztworu o wysokiej zawartości jonów potasu. Ponowne ogrzanie pacjenta i przywrócenie przepływu krwi przez naczynia wieńcowe powoduje powrót pracy serca.

Powikłania

Następstwami wad wrodzonych serca są: niedotlenienie organizmu (występuje jako sinica – efekt niedotlenienia, zaburzenia równowagi kwasowo--zasadowej, poliglobulia), niewydolność krążeniowo-oddechowa, zakażenia układu oddechowego, przeciążenie i przerost komór, nadciśnienie w krążeniu płucnym, nieprawidłowe systemowe ciśnienie tętnicze, zaburzenia przewodzenia i rytmu serca, powikłania hematologiczne oraz upośledzenie rozwoju fizycznego (niedożywienie) i psychomotorycznego.

Powikłania leczenia chirurgicznego:
→ zaburzenia funkcji układu krążenia (zespół małego rzutu serca na skutek skurczu naczyń, hipowolemii i upośledzonej funkcji mięśnia sercowego, niewydolność serca, zaburzenia rytmu serca, tamponada serca);
→ zaburzenia funkcji układu oddechowego (niedodma płuca, odma opłucnowa, obrzęk płuc, wysięk w opłucnej, niewydolność oddechowa);
→ zaburzenia funkcji nerek (mogą być następstwem hemolizy, reakcji na przetoczenia krwi); zaburzenia gospodarki wodno-elektrolitowej (na skutek stosowania diuretyków – tendencja do zatrzymywania jonów sodu); kwasica;

- zaburzenia homeostazy (na skutek stosowania heparyny w krążeniu pozaustrojowym i uwalniania heparyny z tkanek po ogrzaniu pacjenta, wydłużony czas krwawienia, krzepnięcia i czas protrombinowy, krwotok,
tamponada serca, zespół wykrzepiania śródnaczyniowego);
- wstrząs hipowolemiczny; przesięki do jam ciała; obrzęk i uszkodzenia
mózgu; drgawki; infekcja; zakrzepica; zatorowość.

Pielęgniarskie aspekty opieki nad dzieckiem z wadą wrodzoną serca po zabiegu kardiochirurgicznym w krążeniu pozaustrojowym

Zadania diagnostyczne i leczniczo-pielęgnacyjne

Okres przedoperacyjny

- Pobranie materiału do badań laboratoryjnych zgodnie z przyjętą procedurą (grupa krwi i czynnik Rh, próby zgodności, czas krwawienia
i krzepnięcia, morfologia, równowaga kwasowo-zasadowa, jonogram,
mocznik, kreatynina, białko fazy ostrej, badanie ogólne moczu); asystowanie przy wykonywaniu badania fizykalnego i badań diagnostycznych
(echokardiografii).
- Przygotowanie przewodu pokarmowego przez wykonanie wlewki
oczyszczającej doodbytniczej (enemy).
- Założenie kaniuli do żyły powierzchownej, a przed zwiezieniem dziecka
na blok operacyjny sprawdzenie jej drożności, ewentualne asystowanie
przy zakładania centralnego wkłucia naczyniowego.
- Nawadnianie dożylne zgodnie z indywidualną kartą zleceń; dokumentowanie ilości podanych płynów infuzyjnych; obserwacja stanu nawod-
nienie pacjenta.
- Udział w farmakoterapii na zlecenie (podanie premedykacji i antybiotyku o szerokim spektrum działania).
- Współpraca z rodzicami w opiece nad dzieckiem (ocena źródła i stopnia
niepokoju rodziców oraz zapotrzebowania na wsparcie informacyjne;
zachęcanie rodziców do wyrażania swoich lęków i obaw oraz do zadawania pytań; sukcesywne udzielanie rodzicom koniecznych wskazówek
i informacji dotyczących przebiegu okresu pooperacyjnego; okazywanie
rodzicom wsparcia i życzliwości; zapewnienie o gotowości do niesienia
pomocy dziecku – umożliwienie rodzicom wizyty na oddziale intensywnego nadzoru).

Patrz też rozdział 3: „Przygotowanie dziecka do zabiegu operacyjnego".

Okres pooperacyjny

Po zakończeniu operacji dziecko przewożone jest na oddział intensywnej opieki medycznej, gdzie prowadzi się intensywną opiekę pooperacyjną, której celem jest:

1. **Utrzymanie prawidłowego rzutu serca**.

   Interwencje pielęgniarskie:

   → stałe monitorowanie parametrów życiowych za pomocą kardiomonitora, z możliwością stałego zapisu elektrycznej czynności serca w przedziale czasu (ocena częstotliwości i charakteru tętna; częstość pracy serca należy badać przez 1 minutę i porównywać ze wskazaniami kardiomonitora; bada się również tętno obwodowe), ciśnienia tętniczego krwi (bezpośredni pomiar ciśnienia tętniczego – inwazyjne monitorowanie), ośrodkowego ciśnienia żylnego (OCŻ – ciśnienie w prawym przedsionku) i innych parametrów hemodynamicznych (ciśnienie w lewym przedsionku lub tętnicy płucnej, saturacja – SaO_2) – w określonych przedziałach czasowych zgodnie z indywidualną kartą zleceń;

   → monitorowanie powierzchownej temperatury ciała (czujnik na kończynie górnej lub dolnej) i głębokiej (czujnik temperatury założony w odbycie lub w przełyku); interpretowanie i dokumentowanie wyników (różnica temperatur informuje o stopniu centralizacji krążenia lub zaburzeniach w obwodowym krążeniu w kończynie (na której np. wykonano kaniulację tętnicy); obserwacja ucieplenia dystalnych części ciała oraz zabarwienia i wilgotności skóry;

   → stałe monitorowanie diurezy (początkowo co 15–30 minut, aż do ustabilizowania się stanu dziecka, potem co godzinę lub częściej według wskazań, np. po podaniu środków diuretycznych);

   → rozpoznawanie czynników ryzyka zespołu małego rzutu serca i objawów tego zespołu (obniżone ciśnienie tętnicze, niskie ośrodkowe ciśnienie żylne, zimne kończyny – ich temperatura jest niższa od skóry tułowia, tachykardia, tętno na tętnicach grzbietowych stóp niewyczuwalne, na tętnicach udowych nitkowate, wykres EKG wskazuje na zaburzenia rytmu, niedokrwienie mięśnia sercowego); natychmiastowe informowanie lekarza;

   → udział w farmakoterapii według indywidualnej karty zleceń (podawanie leków inotropowych, np. dopaminy lub digoksyny) oraz ocena reakcji organizmu na zastosowane leczenie;

   → nawadnianie dożylne według indywidualnej karty zleceń; prowadzenie bilansu płynów; obserwacja dziecka w kierunku powikłań ze strony układu krążenia; natychmiastowe zgłaszanie lekarzowi niepokojących objawów;

   → asystowanie przy wykonywaniu badania echokardiograficznego serca.

2. **Utrzymanie prawidłowej wymiany gazowej**: po zabiegu kardiochirurgicznym powadzona jest sztuczna wentylacja (oddech zastępczy) w pierwszych 8–24 godzinach lub dłużej, zależnie od stanu klinicznego dziecka.

Interwencje pielęgniarskie:

→ uruchomienie respiratora ze sprawdzeniem jego sprawności; ustawienie parametrów wentylacji podanych przez anestezjologa jeszcze przed zakończeniem zabiegu kardiochirurgicznego (w oczekiwaniu na przyjęcie dziecka respirator funkcjonuje w sterylnym układzie zamkniętym z wykorzystaniem tzw. sztucznego płuca); monitorowanie działania i ustawień respiratora i korygowanie ewentualnych nieprawidłowości w jego funkcjonowaniu;

→ ocena skuteczności prowadzonej wentylacji (symetryczność ruchów oddechowych klatki piersiowej, symetryczność szmerów oddechowych oceniana podczas osłuchiwania klatki piersiowej – zniesienie szmerów oddechowych może oznaczać niedodmę płuca); pomoc w wykonaniu badania radiologicznego klatki piersiowej w celu oceny umiejscowienia rurki intubacyjnej, stopnia upowietrznienia płuc i ewentualnego występowania odmy opłucnowej lub śródpiersiowej bądź obecności płynu w jamach opłucnych;

→ wykonywanie toalety drzewa oskrzelowego z częstotliwością uzależnioną od stopnia zalegania wydzieliny w dolnych drogach oddechowych; ocena ilości i jakości wydzieliny;

→ stałe monitorowanie wysycenia hemoglobiny tlenem (SaO_2) i częstotliwości tętna; dokumentowanie tych parametrów co 15–30 minut;

→ pobieranie krwi tętniczej bezpośrednio po podłączeniu do respiratora w celu oznaczenia równowagi kwasowo-zasadowej i stężenia jonów (w zależności od wyniku badania tego następuje korekta pracy respiratora i dokonywana jest wstępna ocena stanu dziecka); badanie powtarza się po następnych 15 minutach, a potem po godzinie (wykonuje się je do chwili ustabilizowania się stanu dziecka zgodnie ze zleceniem);

→ zmiana ułożenia dziecka po 3 godzinach od zabiegu, a następnie co 2 godziny;

→ udział w przygotowaniu dziecka do ekstubacji; ocena stanu śluzówki jamy ustnej i gardła po ekstubacji; ocena symetryczności szmerów oddechowych oraz ruchów klatki piersiowej; obserwacja w kierunku wzmożonego wysiłku oddechowego (zmiana charakteru i częstotliwości oddechu: tachypnoë, bradypnoë, bezdech, świsty oddechowe, wciąganie mostka i przestrzeni miedzyżebrowych, poruszanie skrzydełkami nosa, postękiwanie wydechowe); obserwacja w kierunku objawów skurczu i obrzęku krtani; zgłaszanie lekarzowi zaobserwowanych objawów; monitorowanie częstości oddechów (na podstawie zmiany oporności elektrycznej skóry w czasie wdechu i wydechu, rejestrowanej między elektrodami EKG – ułatwia obserwację dziecka po ekstubacji);

→ ocena stanu przytomności dziecka po ekstubacji; intrepretacja wyników obserwacji;

→ prowadzenie tlenoterapii biernej przez kaniulę donosową według zleceń; obserwacja reakcji dziecka na zastosowaną tlenoterapię;

→ obserwacja dziecka w kierunku powikłań ze strony układu oddechowego; natychmiastowe zgłaszanie lekarzowi niepokojących objawów.

3. **Zapobieganie dysfunkcji nerek i zaburzeniom gospodarki wodno--elektrolitowej.**

Interwencje pielęgniarskie:

→ ocena diurezy godzinowej (początkowo co 15–30 minut, aż do ustabilizowania się stanu pacjenta, potem co godzinę lub częściej, np. po podaniu środków diuretycznych);

→ pobranie materiału do badań stężeń elektrolitów (K, Na), mocznika i kreatyniny w surowicy zgodnie ze zleceniem;

→ stałe monitorowanie ciśnienia tętniczego krwi, ośrodkowego ciśnienia żylnego; ocena napięcia skóry i napływu kapilarnego; obserwacja skóry w kierunku obrzęków; prowadzenie i ocena bilansu płynów;

→ pobranie moczu do badania ogólnego i bakteriologicznego (w pierwszej dobie po zabiegu operacyjnym);

→ obserwacja w kierunku objawów dysfunkcji nerek i zaburzeń gospodarki wodno-elektrolitowej (hipo- i hiperkaliemii, hipo- i hipernatrenii, hipo- i hiperkalcemii); szybkie zgłaszanie lekarzowi niepokojących objawów;

→ podawanie płynów infuzyjnych; wyrównywanie niedoborów elektrolitów – podaż płynów w objętości zależnej od ciśnienia tętniczego krwi i ośrodkowego ciśnienia żylnego, krwawienia i diurezy (podawanie elektrolitów pompą infuzyjną w jednostce czasu, nie krótszej jednak niż godzina); podawanie leków diuretycznych na zlecenie;

→ prowadzenie karty bilansu płynów – dokumentowanie podanych płynów (krew, osocze, masa erytrocytarna, roztwory koloidów; uwzględnić w bilansie objętości podstawowego nawodnienia i objętości podawanych płuczek do linii tętniczej i dodatkowych linii pomiarowych, objętość roztworów przy podawanych lekach) i płynów wydalonych (objętość krwawienia pooperacyjnego, objętość krwi pobranej do badań [szczególnie istotna u noworodków z małą masą urodzeniową], diureza, zaleganie treści żołądkowej); ocena bilansu płynów co godzinę, a później zależnie od stanu dziecka;

→ kontrolowanie drożności cewnika Foleya; utrzymanie drożności i pielęgnacja zgodnie z procedurą;

→ kontrolne pomiary masy ciała; interpretowanie i dokumentowanie wyników pomiarów;

→ obserwacja w kierunku powikłań ze strony układu moczowego; natychmiastowe zgłaszanie lekarzowi niepokojących objawów.

4. **Przywracanie prawidłowej hemostazy i zapobieganie powikłaniom wynikającym z zaburzeń krzepnięcia.**

Interwencje pielęgniarskie:

→ pobranie materiału do badań i interpretowanie wyników: morfologii (Ht, Hb co kilkanaście minut w pierwszych godzinach po zabiegu operacyjnym), wskaźnika protrombiny, czasu krwawienia, aktywowanego czasu krzepnięcia (ACT) – zgodnie ze zleceniem;

→ stałe monitorowanie ciśnienia tętniczego krwi i tętna; ocenienie ilości i jakości wydzieliny z drenażu z rany pooperacyjnej co 30 minut w pierwszej godzinie po zabiegu, a następnie co godzinę lub częściej w razie wystąpienia zaburzeń;

→ kontrolowanie stanu opatrunku na ranie pooperacyjnej; obserwacja w kierunku krwawienia z rany pooperacyjnej; dokumentowanie wyników obserwacji;

→ ocena efektywności drenażu zamostkowego (obserwacja dynamiki krwawienia – niepokojącym objawem jest wypełnianie się drenu słupkiem krwi pulsującym zgodnie z czynnością serca); ocena temperatury krwi w drenie (przytrzymując dren w ręce); utrzymywanie drożności drenów zamostkowych i zabezpieczanie ich przed zagięciem, aby nie dopuścić do tamponady serca (kontrola szczelności, siły ssania i drożności układu ssącego); dokumentowanie objętości i jakości wydzieliny w karcie bilansu płynów;

→ bezzwłoczne informowanie lekarza o zaobserwowanych objawach wskazujących na wystąpienie krwotoku, tamponady serca lub wstrząsu;

→ udział w farmakoterapii na zlecenie (podawanie preparatów krwi w razie wskazań, płynów infuzyjnych i leków [pochodnych kumaryny pod kontrolą czasu protrombinowego, witaminy K, siarczanu protaminy pod kontrolą czasu krzepnięcia]).

5. **Niwelowanie bólu pooperacyjnego.**

Interwencje pielęgniarskie:

→ ocena stopnia natężenia bólu (wykorzystanie skal do oceny bólu pooperacyjnego); o występowaniu bólu mogą świadczyć: nagłe przyspieszenie czynności serca i wzrost ciśnienia tętniczego krwi na skutek uwalniania endogennych katecholamin; efektywne leczenie bólu zgodne ze standardem postępowania i zleceniem (podawanie środków przeciwbólowych – narkotycznych i innych, z uwzględnieniem planowanych zabiegów rehabilitacyjnych, okresu snu i czuwania); obserwacja efektu działania leków (w tym działań niepożądanych); podawanie leków sedacyjnych;

→ delikatne i sprawnie wykonywanie zabiegów pielęgnacyjno-leczniczych; komasowanie zabiegów pielęgnacyjnych; włączanie do opieki
rodzica dziecka;

→ zachęcanie starszego dziecka do stosowania technik relaksacyjnych.
Patrz też rozdział 5: „Ból pooperacyjny i ból pourazowy. Ból ostry".

6. **Przywracanie prawidłowej temperatury ciała** (obniżona temperatura
w pierwszym okresie po zabiegu jest następstwem stosowanej hipotermii; podwyższona może być objawem infekcji, w pierwszej dobie może
być następstwem stosowania krążenia pozaustrojowego).
Interwencje pielęgniarskie:

→ ułożenie noworodka lub niemowlęcia w inkubatorze otwartym lub
zamkniętym (utrzymują prawidłową stałą temperaturę ciała), a starszego dziecka w ogrzanym łóżku (przygotowanym przed przywie-
zieniem dziecka z bloku operacyjnego); ogrzewanie pacjenta za pomocą koca elektrycznego lub dodatkowego okrycia;

→ monitorowanie temperatury ciała przy użyciu czujników temperatury (przełyk, nos, odbytnica, skóra); interpretowanie i dokumentowanie wyniku co 15–30 minut, aż do uzyskania temperatury 36,5°C,
a potem co 1–2 godziny; obserwowanie zabarwienia, wilgotności
i stanu ucieplenia skóry;

→ monitorowanie ciśnienia tętniczego krwi i informowanie lekarza
o ewentualnym jego spadku pod wpływem podwyższenia temperatury ciała;

→ obserwacja dziecka w kierunku objawów niedotlenienia spowodowanego wzrostem zapotrzebowania na tlen wraz ze wzrostem temperatury ciała.

7. **Eliminowanie lęku u dziecka** (lęk, niepokój związany z pobytem na OIOM-ie,
unieruchomieniem w związku ze stosowaniem różnorodnej aparatury, bólem, brakiem obecności rodziców).
Interwencje pielęgniarskie:

→ zachęcanie rodzica do włączenia się w opiekę nad dzieckiem (stosownie do stanu dziecka i możliwości rodzica);

→ delikatne i sprawne wykonywanie zabiegów leczniczo-pielęgnacyjnych;

→ stosowanie w pierwszym okresie po zabiegu leków uspokajających
i nasennych zgodnie z indywidualną kartą zleceń;

→ informowanie starszego dziecka o wykonywanych zabiegach pielęgnacyjno-leczniczych.

8. **Zapobieganie zakażeniom.**
Interwencje pielęgniarskie:

→ monitorowanie stanu wkłuć naczyniowych (obwodowych, centralnego, do monitorowania ciśnienia żylnego i tętniczego, do przedsionka) i drenów wyprowadzonych z klatki piersiowej; pielęgnacja
zgodnie z procedurą;

→ asystowanie przy zmianie opatrunku na ranie pooperacyjnej; ocena procesu gojenia się rany i ewentualnych jego powikłań;

→ pobranie materiału do badań (krwi na badanie bakteriologiczne i białko ostrej fazy, moczu na badanie ogólnie i bakteriologicznie, wymazu z rany pooperacyjnej na badanie bakteriologiczne w razie wskazań);

→ pomiary i interpretowanie wyniku pomiaru temperatury ciała; obserwacja w kierunku objawów zakażenia;

→ udział w farmakoterapii na zlecenie (podawanie antybiotyku/ków o szerokim spektrum działania lub zgodnie z antybiogramem).

9. **Zapobieganie powikłaniom ze strony układu pokarmowego.**
Interwencje pielęgniarskie:

→ założenie zgłębnika nosowo-żołądkowego i odsysanie treści żołądkowej do czasu powrotu perystaltyki jelitowej;

→ wczesne wprowadzanie żywienia enteralnego – podawanie pokarmów przez zgłębnik lub karmienie doustne rozpoczyna się zazwyczaj w 1.–3. dobie po operacji (po powrocie perystaltyki jelitowej); stopniowe zwiększanie ilości podawanego pokarmu; obserwowanie tolerancji pokarmów (obecność treści zalegającej w żołądku, wzdęcie brzucha). Przy niestabilnym układzie krążenia, zakażeniu ogólnoustrojowym czy obecności powikłań ze strony przewodu pokarmowego okres ścisłej diety ulega wydłużeniu i dziecko jest karmione pozajelitowo.

Zadania rehabilitacyjne

→ Zmiana pozycji ciała dziecka 3 godziny po zabiegu operacyjnym, a następnie co 2 godziny w celu profilaktyki odleżyn; obserwacja skóry w miejscach narażonych na odleżyny, pielęgnacja skóry.

→ Zachęcanie starszego dziecka do wykonywania ćwiczeń oddechowych – prowokowanie do kaszlu przez śmiech. U niemowląt i noworodków prowokacja efektywnego kaszlu może być wykonana przez stymulację tchawicy. Umieszcza się palec wskazujący lub kciuk na przedniej stronie szyi, opierając o krtań powyżej wcięcia mostka, a następnie delikatnie, ale zdecydowanym ruchem wykonuje się uciśnięcie do środka, prowokując w ten sposób wdech (zabiegi wykonuje fizjoterapeuta).

Aspekty psychospołeczne

Wczesne skorygowanie wrodzonej wady serca zmniejsza ryzyko powikłań związanych z jej niekorzystnym wpływem na rozwijający się organizm (częstość występowania i nasilenie powikłań wzrastają wraz z wiekiem dziecka, a więc wraz z czasem trwania wady). Szczególnie niekorzystny wpływ na rozwijający się organizm mają takie następstwa wad serca, jak: niedotlenienie (sinica), niewydolność krążenia i nadciśnienie płucne lub systemowe. Jeżeli dojdzie do uszkodzenia mięśnia sercowego w wyniku długotrwałego, nieprawidłowego krążenia krwi (przeciążenie ciśnieniowe i/lub objętościowe), jedynym sposobem leczenia dziecka jest przeszczepienie serca. Takiej sytuacji można uniknąć, wykonując operację naprawczą stosunkowo wcześnie, przed wystąpieniem nieodwracalnych zmian. Przeszczepianie serca w populacji dziecięcej powinno być zarezerwowane tylko dla dzieci z pierwotnym uszkodzeniem serca na skutek zaburzeń metabolicznych lub procesów zapalnych.

Piśmiennictwo

1. Malec E. (red.): *Dziecko z wadą serca. Poradnik dla rodziców*. Fundacja im. Diny Radziwiłłowej, Warszawa 2008.
2. Malec E.: Wrodzone wady serca. W: Grochowski J. (red.): *Wybrane zagadnienia z chirurgii dziecięcej*. Wydawnictwo Fundacji „O Zdrowie Dziecka", Kraków 1999.
3. Muscari M.E.: *Pediatria i pielęgniarstwo pediatryczne*. Czelej, Lublin 2005.

26 WRODZONA PRZEPUKLINA PRZEPONOWA

Grzegorz Lis, Krystyna Twarduś

Informacje ogólne

Wrodzona przepuklina przeponowa (*congenital diaphragmatic hernia*) powstaje w wyniku zaburzeń rozwojowych przepony do 10. tygodnia życia płodowego. Etiologia wady jest nieznana, zwraca się jednak uwagę na związek między występowaniem wady a przyjmowaniem niektórych leków przez ciężarną (m.in. stosowanych w leczeniu padaczki). Cechuje się brakiem ciągłości przepony, a przedostająca się do klatki piersiowej część narządów jamy brzusznej uciska miąższ płucny, doprowadzając do zaburzenia jego rozwoju (hipoplazji). Zmiany hipoplastyczne płuc powstają już w okresie wewnątrzmacicznym i są znacząco wyrażone po stronie przepukliny, ale występują również po stronie przeciwnej wskutek uciśnięcia płuca przez przesunięte śródpiersie. Wada występuje u jednego na 2000–2500 żywo urodzonych noworodków. Czynnikami decydującymi o przeżyciu dziecka są: stopień hipoplazji płuc, nasilenie zaburzeń sercowo-naczyniowych (nadciśnienie płucne), jak również współwystępowanie innych anomalii. U 25–60% dzieci są obecne: wrodzone wady serca, wodonercze, agenezja nerek, atrezja jelit, sekwestracja zewnątrzpłatowa, wodogłowie, wady cewy nerwowej; u 10%–30% występują aberracje chromosomalne.

Wada w 85% przypadków występuje po stronie lewej, w 10% po stronie prawej, a w 5% obustronnie. Wyróżnia się trzy podstawowe typy wady: przepuklinę typu Bochdaleka (tylno-boczna), przepuklinę typu Morgagniego (przednio-środkowa) i przepuklinę rozworu przełyku. Przepuklina przeponowa jest wadą obarczoną wysoką śmiertelnością (75–80%) z powodu hipoplazji płuc lub ciężkiego nadciśnienia płucnego.

Obraz kliniczny

Objawy kliniczne zależą od wielkości przepukliny i od stanu płuc.

U **noworodków i niemowląt** występują:
→ ostra niewydolność oddechowa w pierwszych minutach i godzinach życia, ale również w późniejszym okresie;
→ niesymetryczne ruchy klatki piersiowej z wyraźnie słabszym unoszeniem klatki po stronie wady;
→ ściszenie/zniesienie szmerów oddechowych po stronie wady, z przesunięciem tonów serca w kierunku przeciwnym; mogą być słyszalne szmery jelitowe; odgłos opukowy jest stłumiony lub bębenkowy;
→ zapadnięte powłoki brzuszne i „pełna" klatka piersiowa (w stopniu zależnym od zakresu przemieszczenia narządów jamy brzusznej do klatki piersiowej).

U **dzieci i osób dorosłych** (rozpoznanie sporadycznie ustalane w tym wieku):
→ dominują objawy ze strony przewodu pokarmowego (ekwiwalenty niedrożności) bez objawów lub z minimalnymi objawami hipoplazji płuca;
→ słyszalna jest perystaltyka jelit w obrębie klatki piersiowej (przy przemieszczeniu tej części przewodu pokarmowego).

Rozpoznanie

Diagnostyka prenatalna: badanie USG pozwala na ustalenie rozpoznania w II trymestrze ciąży (u około połowy dzieci z tą wadą), często ze współwystępującym wielowodziem.

Diagnostyka postnatalna: rozpoznanie jest ustalane na podstawie objawów klinicznych oraz wyników badań obrazowych.

Badania radiologiczne: radiogram klatki piersiowej potwierdza obecność wady przy obecności rysunku powietrznego jelit w obrębie klatki piersiowej i przesunięciu śródpiersia na stronę przeciwną. W różnicowaniu pomóc mogą sekwencyjne zdjęcia radiologiczne wykonane po doustnym podaniu kontrastu i stwierdzenie jego obecności nad przeponą.

Badanie USG klatki piersiowej: zobrazowanie narządów jamy brzusznej powyżej przepony pozwala na rozpoznanie wady.

W **diagnostyce różnicowej** powinno uwzględniać się obecność:
→ wrodzonych zmian torbielowatych i/lub litych, rozwojowo wywodzących się z klatki piersiowej (wrodzona gruczolakowatość torbielowata płuc, sekwestracja płuca, duplikacja przewodu pokarmowego, torbiel bronchogenna, guzy neurogenne, potworniaki);

→ odmy opłucnowej (rozdęte, poszerzone pętle jelitowe mogą naśladować obecność odmy).

Leczenie

U noworodków z rozległymi, ciężkimi przypadkami wady intubacja i mechaniczna wentylacja są konieczne w pierwszych godzinach po urodzeniu. W razie prenatalnego rozpoznania wady wentylacja za pomocą maski nie powinna być podejmowana, aby zmniejszyć lub ograniczyć upowietrzenie żołądka oraz jelit, przez co nie będą one zwiększać ucisku na miąższ płucny. W postępowaniu istotne jest bezzwłoczne założenie zgłębnika nosowo-żołądkowego celem dekompresji przewodu pokarmowego.

Niewydolność oddechowa powinna być leczona z zapewnieniem mechanicznej wentylacji o niskich nastawach ciśnień respiratora. W ostatnim okresie coraz częściej stosuje się wentylację oscylacyjną wysokich częstotliwości (HFOV – high frequency oscillatory ventilation) w celu zapewnienia lepszej wymiany gazowej w obrębie hipoplastycznych płuc z jednoczesnym ograniczeniem szkód ciśnieniowych oraz odległych powikłań występujących w trakcie wentylacji konwencjonalnej. W wybranych przypadkach w razie niepowodzenia HFOV w leczeniu dzieci z tą wadą stosuje się system ECMO (extracorporeal membrane oxygenation). Pozwala on na ograniczenie śmiertelności noworodków z tą wadą, chociaż wiąże się z ryzykiem wystąpienia wielu ciężkich powikłań.

Należy jednak podkreślić, że nadal brak jest w pełni skutecznego leczenia nadciśnienia płucnego.

Leczenie chirurgiczne

W przeciwieństwie do wcześniejszej strategii, obecnie leczenie chirurgiczne korekcji wady jest odraczane do czasu stabilizacji stanu ogólnego noworodka. Podejmowane jest ono na ogół po kilkunastu godzinach (a nawet dniach) od poprawy wydolności układu krążenia (normalizacji ciśnienia płucnego w ocenie echokardiograficznej) oraz zapewnienia sprawnej wymiany gazowej. Postępowanie chirurgiczne polega na przemieszczeniu zawartości worka przepuklinowego do jamy brzusznej i odtworzeniu ciągłości przepony (niejednokrotnie z zastosowaniem łat z tworzyw sztucznych).

Jeśli zabieg chirurgiczny jest wykonywany poza okresem noworodkowym i przy mniejszym nasileniu zaburzeń układu sercowo-oddechowego, ryzyko powikłań i niepowodzeń jest znacząco mniejsze.

Leczenie prenatalne

Ograniczenie hipoplazji płuc jest celem postępowania interwencyjnego w okresie prenatalnym. Przejściowa endoskopowa balonowa okluzja tchawicy/oskrzela głównego płodu stosowana w II trymestrze ciąży pozwala na ograniczenie destrukcyjnego wpływu zawartości przepukliny na miąższ płucny. Płyn płucny zgromadzony obwodowo do założonego balonu poprawia rozwój płuc w niekorzystnych warunkach występujących w tej wadzie. Balon powodujący okluzję dróg oddechowych musi być prenatalnie usunięty przed porodem dziecka, aby zapewnić właściwą wentylację postnatalnie.

Tego rodzaju postępowanie prenatalne jest stosowane od kilku lat w wybranych ośrodkach na świecie, chociaż wynik leczniczy (śmiertelność, chorobowość tych dzieci) przy tego rodzaju wewnątrzmacicznej interwencji budzi nadal wiele kontrowersji.

Powikłania

Powikłania obejmują:
→ nadciśnienie płucne;
→ odmę opłucnową po stronie przeciwnej;
→ powikłania związane z leczeniem niedorozwoju płuc: zespół zaburzeń oddychania (RDS);
→ powikłania związane z wentylacją z wysoką częstotliwością: zapalenie tchawicy, dysplazja oskrzelowo-płucna, krwawienia dokomorowe;
→ zespół ciasnoty śródbrzusznej po zabiegu operacyjnym (trzewia zostają umieszczone w stosunkowo małej dla ich przesztrzeni jamy brzusznej);
→ niewydolność nerek;
→ refluks żołądkowo-przełykowy spowodowany relaksacją rozworu przełyku;
→ powikłania stosowania ECMO: krwawienie śródczaszkowe, powikłania krwotoczne, niewydolność nerek, drgawki, zaburzenia elektrolitowe.

Pielęgniarskie aspekty opieki nad dzieckiem z przepukliną przeponową

Zadania diagnostyczne i leczniczo-pielęgnacyjne

Okres przedoperacyjny

Noworodki z przepukliną przeponową źle znoszą transport powietrzny wskutek dodatkowego ucisku płuc i śródpiersia przez poszerzające się przy zmniejszonym ciśnieniu zewnętrznym, wypełnione powietrzem jelita (transport noworodka powinien odbywać się drogą lądową). Głównym celem postępowania w okresie przedoperacyjnym jest uzyskanie optymalnej stabilizacji układu oddechowego i krążeniowego, co wyraża się poprawą stanu klinicznego noworodka. Czas trwania leczenia zachowawczego przed zabiegiem operacyjnym zależy od stanu klinicznego noworodka – leczenie może trwać od kilku do kilkudziesięciu godzin, a nawet dni.

Interwencje pielęgniarskie:
→ intubacja i hiperwentylacja (60–90 oddechów/minutę i więcej, oddychanie 100% tlenem, najmniejsze ciśnienie wdechowe przy dużej liczbie oddechów); wykonanie toalety drzewa oskrzelowego i górnych dróg oddechowych w razie wskazań;
→ monitorowanie prowadzonego oddechu kontrolowanego za pomocą respiratora o wysokiej częstotliwości; kontrola pracy respiratora;
→ założenie i utrzymanie zgłębnika dożołądkowego w celu dekompresji przewodu pokarmowego (stale odsysanie żołądka ma na celu usunięcie już połkniętego powietrza i zmniejszenie rozdęcia pętli jelitowych znajdujących się w klatce piersiowej i dalszego ucisku na płuco); monitorowanie i dokumentowanie w karcie bilansu płynów ilości i jakości treści zalegającej w żołądku;
→ stałe monitorowanie funkcji układu krążenia i oddechowego (częstotliwość i charakter tętna, gazometria – SaO_2, wyniki badania echokardiologicznego); monitorowanie ciśnienia tętniczego metodą inwazyjną (linia tętnicza);
→ udział w leczeniu farmakologicznym zgodnie z indywidualną kartą zleceń (aminy katecholowe w przypadku hipotensji i niewydolności krążenia, leki obniżające ciśnienie tętnicy płucnej i opór w naczyniach płucnych, profilaktyka i leczenie zakażeń, w przypadku anemizacji: przetaczanie KKCZ, osocza, albumin);
→ nawadnianie i odżywianie pozajelitowe zgodnie z indywidualną kartą zleceń; pielęgnacja wkłuć naczyniowych zgodnie z procedurą;
→ zapewnienie komfortu cieplnego (transport w cieplarce, na oddziale ułożenie dziecka w inkubatorze); monitorowanie temperatury ciała wewnętrznej i zewnętrznej – interpretowanie i dokumentowanie wyniku;
→ pobranie materiału do badań biochemicznych (równowaga kwasowo-zasadowa, glikemia, jonogram, morfologia krwi, koagulogram, grupa krwi i czynnik Rh, badanie ogólne i bakteriologiczne moczu, badanie bakteriologiczne wydzieliny z dróg oddechowych, krwi i kału);
→ założenie cewnika do pęcherza moczowego i monitorowanie diurezy; dokumentowanie ilości oddanego moczu w karcie płynów;
→ prowadzenie i ocena karty bilansu płynów;
→ w przypadku wspomagania leczenia za pomocą ECMO (pozaustrojowe utlenowanie krwi) – kontrolowanie pracy systemu;

→ obserwacja dziecka w kierunku rozwoju przetrwałego krążenia płodowego z przeciekiem prawo-lewym przez przewód Botalla (pomiar różnicy saturacji przed odejściem i poniżej odejścia przewodu Botalla), ewentualnie także z przeciekiem na poziomie przedsionka (USG serca); EKG; badanie fizykalne (obecność szmeru);

→ udzielenie wsparcia rodzicom dziecka w trudnej sytuacji (okazanie empatii i zrozumienia, wyjaśnianie zagadnień związanych z pielęgnowaniem dziecka, udzielanie wskazówek w zakresie postępowania pielęgnacyjno-leczniczego zgodnie z kompetencjami pielęgniarskimi).

Okres pooperacyjny

→ Kontrolowanie pracy respiratora; wspomaganie oddychania przez stosowanie oddechu kontrolowanego (oddech zastępczy z respiratora jest wskazany u wszystkich noworodków, u których w okresie przedoperacyjnym występowały objawy niewydolności oddechowej, istotne utrzymanie pH > 7,40, $PaCO_2$ w granicach 30–40 mm Hg, saturacji O_2 przed odejściem przewodu Botalla > 90% – przezskórny pomiar saturacji na lewej kończynie górnej lub kończynach dolnych); po ekstubacji obserwacja częstotliwości i charakteru oddechów; obserwacja w kierunku objawów niewydolności oddechowej (operacyjne odprowadzenie trzewi z klatki piersiowej nie usuwa przyczyny niewydolności oddechowej u pacjentów z wrodzoną przepukliną przeponową, a zabieg operacyjny może zwiększyć ryzyko wystąpienia nadciśnienia płucnego).

→ Monitorowanie przyrządowe pracy serca (wykres EKG oraz pomiar częstotliwości i charakteru tętna obwodowego); monitorowanie ciśnienia tętniczego krwi (inwazyjny pomiar na prawej tętnicy promieniowej) i wysycenia hemoglobiny tlenem (SaO_2 – przezskórny pomiar saturacji na prawej kończynie górnej, prawym uchu); interpretowanie i dokumentowanie wyników w karcie obserwacyjnej).

→ Monitorowanie diurezy (początkowo co godzinę, następnie stosownie do stanu klinicznego dziecka); dokumentowanie diurezy w karcie płynów; obserwacja w kierunku objawów niewydolności nerek.

→ Udział w badaniach diagnostycznych – pobieranie krwi do badań laboratoryjnych (morfologia, równowaga kwasowo-zasadowa [krew tętnicza], poziom glikemii co 1–2 godziny w okresie bezpośrednio po operacji, mocznik, kreatynina zgodnie ze zleceniem).

→ Utrzymanie zgłębnika nosowo-żołądkowego w celu odbarczania przewodu pokarmowego do czasu powrotu perystaltyki jelitowej; obserwacja ilości i jakości zalegania żołądkowego; dokumentowanie w karcie płynów objętości i charakteru treści zalegającej w żołądku; obserwacja perystaltyki jelitowej – osłuchiwanie jamy brzusznej, badanie fizykalne.

- → Nawadnianie dożylne; wyrównywanie zaburzeń elektrolitowych i kwasowo-zasadowych; żywienie pozajelitowe zgodnie z indywidualną kartą zleceń; prowadzenie i ocena bilansu płynów.
- → Pielęgnowanie drenażu klatki piersiowej w przypadku założenia (patrz rozdział 27: „Odma opłucnowa").
- → Kontrolowanie stanu opatrunku; ocena procesu gojenia się rany pooperacyjnej; asystowanie przy zmianie lub zmiana opatrunku zgodnie z procedurą i zleceniem.
- → Obserwacja dziecka w kierunku objawów powikłań pooperacyjnych; szybkie zgłaszanie lekarzowi niepokojących objawów.
- → Udzielanie wsparcia psychicznego (wykazanie zrozumienia i empatii) i informacji rodzicom dziecka na temat czynności pielęgnacyjno-leczniczych zgodnie z kompetencjami pielęgniarskimi.

Piśmiennictwo

1. Deprest J., Jani J., Van Schoubroeck D. i wsp.: *Current consequences of prenatal diagnosis of congenital diaphragmatic hernia.* J. Pediatr. Surg., 2006, 41: 423–430.
2. Gosche J.R., Islam S., Boulanger S.C.: *Congenital diaphragmatic hernia: searching for answers.* Am. J. Surg., 2005, 190: 324–332.
3. Lis G.: *Wybrane wady wrodzone układu oddechowego u dzieci.* Klin. Pediatr., 2010, 18 (4): 409–415.
4. Logan J.W., Rice H.E., Goldberg R.N., Cotten C.M.: *Congenital diaphragmatic hernia: a systematic review and summary of best-evidence practice strategies.* J. Perinatol., 2007, 27: 535–549.
5. Muratore C.S., Wilson J.M.: *Congenital diaphragmatic hernia: where are we and where do we go from here?* Semin. Perinatol., 2000, 24: 418–428.
6. Reiss I., Tibboel D.: *Can we improve outcome of congenital diaphragmatic hernia?* Pediatr. Surg. Int., 2009, 25: 733–743

27

ODMA OPŁUCNOWA
Grzegorz Lis, Krystyna Twarduś

Informacje ogólne

Odma opłucnowa jest definiowana jako obecność powietrza w jamie opłucnej.

Ze względu na **przyczynę powstania** wyróżnia się:
1. Odmę samoistną (brak udziału czynnika zewnętrznego w powstaniu odmy) z wyróżnieniem:
   - odmy samoistnej pierwotnej (wcześniej nie była odnotowywana patologia w obrębie miąższu płucnego i dróg oddechowych);
   - odmy samoistnej wtórnej (powikłanie wcześniej występujących chorób miąższu płucnego lub dróg oddechowych).
2. Odmę urazową (obecny czynnik zewnętrzny; powstaje na skutek urazu mechanicznego).
3. Odmę jatrogenną (obecny czynnik zewnętrzny; stanowi powikłanie działań diagnostycznych lub terapeutycznych).

Ze względu na **patomechanizm** wyróżnia się:
1. Odmę otwartą (występuje stała komunikacja jamy opłucnej z atmosferą przy braku ciągłości opłucnej ściennej, np. obecny jest otwór w klatce piersiowej, lub opłucnej trzewnej, np. pęknięcie oskrzela).
2. Odmę zamkniętą (nastąpiło jednorazowe przedostanie się powietrza do jamy opłucnej).
3. Odmę prężną (następuje stopniowe dopełnianie się ilości powietrza do jamy opłucnej na skutek mechanizmu wentylowego tworzącego się w miejscu braku szczelności jamy opłucnowej. W czasie każdego wdechu następuje zwiększanie się ilości powietrza, co zwiększa ciśnienie w jamie opłucnowej, a wytworzony „wentyl" nie pozwala na wydostawanie się powietrza w czasie wydechu).

Do najczęstszych przyczyn odmy opłucnowej samoistnej wtórnej u dzieci należą: infekcyjne stany zapalne płuc i oskrzeli, mukowiscydoza i astma; do rzadszych przyczyn należą: wady wrodzone płuc, oskrzeli i opłucnej oraz choroby nowotworowe.

Odma samoistna pierwotna jest rzadkim stanem u dzieci, występującym raczej u młodzieży, z większą częstością u chłopców. Na ogół powstaje w wyniku pęknięcia pęcherza rozedmowego zlokalizowanego podopłucnowo, przy nagłej zmianie ciśnienia wewnątrz klatki piersiowej, np. podczas intensywnego kaszlu lub wysiłku fizycznego, ale często bez wyraźnego czynnika sprawczego. Wrodzone zaburzenia jakości tkanki łącznej, obserwowane np. w zespole Marfana, mogą być czynnikami usposabiającymi.

W odmie urazowej czynnikami sprawczymi mogą być urazy ostre penetrujące z zewnątrz lub tępe urazy mechaniczne ściany klatki piersiowej. W tych ostatnich stanach nagły wzrost ciśnienia wewnątrz klatki piersiowej powoduje pęknięcie oskrzela lub pęcherzy/pęcherzyków płucnych z przedostaniem się powietrza do jamy opłucnej.

Odma jatrogenna stanowi powikłanie wykonywania nakłucia opłucnej, biopsji płuca, cewnikowania dużych naczyń, stosowania mechanicznej wentylacji i zabiegów torakochirurgicznych.

Obraz kliniczny

Chorzy skarżą się na ból w klatce piersiowej i uczucie duszności, które na ogół ustępują w ciągu 24 godzin, nawet przy utrzymującej się odmie. Objawy przedmiotowe zależą od rozmiaru odmy. Jej narastająca objętość może powodować tachykardię i nasilanie się objawów duszności. Duża odma charakteryzuje się bębenkowym odgłosem opukowym, osłabieniem drżenia głosowego oraz zmniejszeniem głośności szmerów oddechowych nad obecnym w jamie opłucnej powietrzem. Odma prężna należy do stanów nagłych, z szybko narastającymi objawami duszności, tachykardii, hipotensji i sinicy. Narastające ciśnienie w jamie opłucnej powoduje ucisk na serce i duże naczynia, z przesunięciem ich na stronę przeciwną i jednoczesnym uciskiem płuca strony przeciwnej, co doprowadza do niewydolności oddechowej i krążenia.

Rozpoznanie

Wywiad: jednostronny ból w klatce piersiowej, obecność chorób będących czynnikiem ryzyka oraz nieswoiste objawy w badaniu fizykalnym nasuwają podejrzenie odmy opłucnowej.

Badanie radiologiczne: radiogram klatki piersiowej, tomografia komputerowa klatki piersiowej, wykazujące obecność powietrza w jamie opłucnej, potwierdza rozpoznanie.

Wskazania do drenażu opłucnej w trybie pilnym: krwawienie do jamy opłucnej, odma prężna, odma otwarta, odma krwotoczna, odma obustronna, odma i ropniak po pneumonektomii.

Leczenie

Odma prężna oraz odma obustronna lub jednostronna o dużej objętości wymagają natychmiastowego **nakłucia jamy opłucnej** i zmniejszenia ilości znajdującego się tam powietrza (drenaż ma na celu odwrócenie zaburzeń powrotu żylnego do serca i wentylacji płuc, które stanowią przyczyny odmy prężnej). W tych naglących stanach stosowana jest nawet kaniula do żył obwodowych o dużej średnicy, do czasu założenia efektywnego **drenażu jamy opłucnej**. Drenaż ten na ogół jest realizowany przez nakłucie IV, V lub VI przestrzeni międzyżebrowej w linii pachowej przedniej po stronie odmy i wprowadzenie cewnika o adekwatnej średnicy i podłączenie go do systemu ssącego zapewniającego ujemne ciśnienie rzędu −10 cm słupa wody. Obecne przestrzenie wodne w systemie ssącym pozwalają na obserwację efektywności drenażu (stopniowe ustępowanie „bąbelkowania" przy opróżnianiu odmy lub stałe „bąbelkowanie" przy jej dopełnianiu się i w konsekwencji braku rozprężenia się płuca). Pozycja drenu i efektywność drenażu jest kontrolowana za pomocą badań obrazowych klatki piersiowej. Nieustąpienie odmy samoistnej w ciągu 4–7 dni jest wskazaniem do wykonania bardziej zaawansowanych procedur chirurgicznych – torakotomii lub wideotorakoskopii – w celu identyfikacji miejsca przecieku powietrza do jamy opłucnej (na ogół są to pęcherze rozedmowe wymagające usunięcia). W przypadku nawrotów wykonywana jest chirurgiczna lub chemiczna pleurodeza (stworzenie warunków do zarośnięcia się jamy opłucnej). Odma samoistna wtórna wymaga również intensywnego leczenia choroby, która doprowadziła do jej powstania.

Pierwszorazowy incydent odmy samoistnej pierwotnej małych rozmiarów na ogół leczony jest zachowawczo, bez interwencji chirurgicznej (bez drenażu). Według niektórych autorów bierna tlenoterapia przyśpiesza samoistne wchłanianie się powietrza z jamy opłucnej. Następne incydenty odmy samoistnej pierwotnej (drugi po danej stronie lub pierwszy po stronie przeciwnej), jak również duży przeciek powietrza (stałe dochodzenie powietrza do jamy opłucnej) stanowią wskazanie do chirurgicznego zaopatrzenia.

Powikłania

Powikłania obejmują:
→ krwawienie z naczyń zaopatrujących ścianę klatki piersiowej i powierzchnię płuca;
→ wtórne zakażenie jamy opłucnej (rzadko);
→ zatrzymanie krążenia (rzadko).

Odma samoistna wtórna jest niekorzystnym czynnikiem prognostycznym dotyczącym choroby, w przebiegu której wystąpiła (np. u chorego z mukowiscydozą wskazuje na znaczącą destrukcję oskrzeli i miąższu płucnego).

Pielęgniarskie aspekty opieki nad dzieckiem z odmą opłucnową

Zadania diagnostyczne i leczniczo-pielęgnacyjne

→ Przygotowanie psychiczne dziecka do inwazyjnego zabiegu; niwelowanie stresu, niepokoju u dziecka przez obecność rodziców przy dziecku; wyjaśnianie stosowanych metod leczenia i zabiegów pielęgnacyjnych (stosownie do stanu i możliwości percepcji dziecka i kompetencji pielęgniarskich).
→ Przygotowanie zestawu do wykonania drenażu i asystowanie przy wykonywaniu zabiegu (zastosowanie znieczulenia przed założeniem drenażu stosownie z wytycznymi dotyczącymi znieczulania do założenia drenażu).
→ Monitorowanie stanu dziecka po założeniu drenażu; kontrola czynności życiowych (pomiary tętna, oddechu, ciśnienia tętniczego krwi co 15 minut w pierwszej godzinie, a następnie co 2–3 godziny stosownie do ogólnego stanu dziecka); obserwacja dziecka w kierunku objawów duszności; dokumentowanie wyników obserwacji.
→ Ocena występowania bólu po założeniu drenażu według przyjętej skali do oceny bólu (drenaż opłucnej jako procedura inwazyjna może powodować dyskomfort, ograniczenie aktywności i dolegliwości bólowe; ból może wpływać na zmniejszenie głębokości oddychania, co zmniejsza wentylację płuc, na zmniejszenie rozprężenia płuca, co ogranicza utlenowanie krwi, i ograniczenie odruchu kaszlu, co sprzyja zaleganiu wydzieliny w drogach oddechowych); podawanie leków przeciwbólowych zgodnie ze zleceniem (postępowanie przeciwbólowe jest integralną częścią postępowania terapeutycznego w drenażu opłucnej); ocena reakcji dziecka na zastosowane leczenie przeciwbólowe.
→ Kontrolowanie pozycji drenu i miejsca jego wprowadzenia do klatki piersiowej co najmniej raz na 4 godziny (gdy skóra wokół drenu jest zaczerwieniona, z obrzękiem, wydostawanie się mętnej wydzieliny może wskazywać na zakażenie, wskazane jest wtedy pobranie treści do ba-

dań bakteriologicznych); raz na godzinę obserwacja drenów, czy nie są załamane lub skręcone (upośledzona sprawność drenowania); kontrola zawartości drenów (czy występuje treść ropna, krwista).

→ Obserwacja funkcjonowania drenażu (zmiana poziomu wody w systemie ssącym zgodna z akcją oddechową wskazuje na zmianę ciśnień w jamie opłucnej w trakcie oddychania dziecka – istotne jest monitorowanie drenażu co godzinę; brak zmiany poziomu wody wskazuje na upośledzenie drożności drenażu lub całkowite rozprężenie płuca; „bąbelkowanie" występuje do czasu usunięcia powietrza z jamy opłucnej; przy „bąbelkowaniu" drenaż nie powinien być usuwany; dren w klatki piersiowej utrzymuje się jeszcze jedną dobę po ustaniu drenowania powietrza/ustaniu „bąbelkowania").

→ Kontrola ujemnego ciśnienia i sprawności drenażu (pozycja drenu i efektywność drenażu jest kontrolowana za pomocą obrazowych badań klatki piersiowej).

→ Klemowanie założonego drenu – tylko przy zmianie systemu ssącego (związanej z jego przepełnieniem lub niesprawnością); nie należy klemować drenu w czasie transportu dziecka.

→ Monitorowanie temperatury ciała; interpretowanie i dokumentowanie wyniku (drenaż – ciało obce w klatce piersiowej może być potencjalnie źródłem zakażenia).

→ Udzielenie wsparcia dziecku i rodzicom w trudnej sytuacji (okazanie empatii i zrozumienia, wyjaśnianie zagadnień związanych z postępowaniem diagnostyczno-leczniczym, udzielanie informacji na temat postępowania pielęgnacyjno-leczniczego u dziecka.

Piśmiennictwo

1. Crawford D.: *Care and nursing management of a child with a chest drain.* Nurs. Child Young People, 2011, 23: 27–34.
2. Dotson K., Johnson L.H.: *Pediatric spontaneous pneumothorax.* Pediatr. Emerg. Care, 2012, 28: 715–720.
3. Laituri C.A., Valusek P.A., Rivard D.C. i wsp.: *The utility of computed tomography in the management of patients with spontaneous pneumothorax.* J. Pediatr. Surg., 2001,46: 1523–1525.
4. Seguier-Lipszyc E., Elizur A., Klin B. i wsp.: *Management of primary spontaneous pneumothorax in children.* Clin. Pediatr. (Phila.), 2011, 50: 797–802.
5. Robinson P.D., Cooper P., Ranganathan S.C.: *Evidence-based management of paediatric primary spontaneous pneumothorax.* Paediatr. Respir. Rev., 2009, 10: 110–117.
6. Wojsyk-Banaszak I., Schoeneich N., Jończyk-Potoczna K. i wsp.: *Analiza częstości występowania i obrazu klinicznego odmy jamy opłucnej u dzieci.* Pol. Merkur. Lek., 2011, 31: 335–339.

28

OPIEKA NAD DZIECKIEM PO ZABIEGU USUNIĘCIA MIGDAŁKÓW PODNIEBIENNYCH

Mieczysława Perek

Informacje ogólne

Migdałki podniebienne są skupiskiem tkanki limfatycznej złożonej z komórek zaangażowanych w niszczenie drobnoustrojów chorobotwórczych.

Migdałki podniebienne leżą obustronnie między łukami podniebienno-językowymi a podniebienno-gardłowymi. Mają owalny kształt. Powierzchnię migdałka pokrywa błona śluzowa z licznymi drobnymi zagłębieniami, które prowadzą do wnętrza migdałka. Przyczyny przerostu migdałków podniebiennych nie są dokładnie poznane. Pod uwagę bierze się zarówno przerost fizjologiczny (migdałki biorą aktywny udział w produkcji przeciwciał), jak i nawracające ostre infekcje gardła. Przerost migdałków podniebiennych przebiega na ogół z przerostem migdałka gardłowego.

U dzieci do 10. roku życia najczęstsze wskazanie do zabiegu stanowi przerost migdałków, natomiast u nastolatków – na ogół towarzyszące stany zapalne, takie jak nawracające anginy i ropnie okołomigdałkowe.

Obraz kliniczny

Przerost migdałków podniebiennych powoduje zaburzenia drożności dróg oddechowych w obrębie gardła środkowego. Występuje zespół obturacyjnych bezdechów w czasie snu (oceniany u dzieci na podstawie stopnia niedotlenienia organizmu), zaburzenia mowy (mowa „kluskowata") i trudności z połykaniem pokarmów, zwłaszcza stałych. Szczególnie niebezpieczny jest zespół obturacyjnych bezdechów charakteryzujący się głośnym chrapaniem, niespokojnym snem (częste zmiany pozycji, przyjmowanie pozycji z wyprostowaną, wyciągniętą szyją, otwartymi ustami i wysuniętą żuchwą), zaburzeniami rozwoju (niedobór masy ciała i wzrostu) wynikającymi z wysiłku oddechowego, trudnościami w nauce z powodu przewlekłego niedotlenienia, problemami z koncentracją, zaburzeniami zachowania i porannymi bólami głowy.

Rozpoznanie

Rozpoznanie ustala się na podstawie obrazu klinicznego i badania laryngologicznego (stwierdza się duże migdałki o kryptowatej powierzchni, często stykające się w linii środkowej). W sytuacji gdy do przerostu dołączy się stan zapalny, migdałki stają się twarde. Rozmiar migdałków jest oceniany w odniesieniu do poprzecznego wymiaru gardła środkowego. Jako małe określa się migdałki „mieszczące się" w łukach podniebiennych. Migdałki średnie zajmują mniej niż połowę odległości między języczkiem podniebiennym a łukami. Migdałki duże zajmują przeszło połowę tej odległości. Bezwzględna wielkość migdałków nie jest jednak wskazaniem do zabiegu. Decydują objawy kliniczne. W przypadku trudności diagnostycznych wykonuje się boczne zdjęcie rentgenowskie nosogardła.

Leczenie

Przerost migdałków podniebiennych powodujący zespół obturacyjnych bezdechów w czasie snu jest bezwzględnym wskazaniem do zabiegu operacyjnego. Zaburzenia połykania i mowy są wskazaniami względnymi. W przypadku przerostu migdałków stosuje się zabieg tonsillotomii, czyli częściowego usunięcia migdałków (przycina się wystającą spoza łuków podniebiennych część migdałka). Alternatywą metody klasycznej jest zniszczenie części tkanki migdałków przy użyciu krioterapii lub lasera. Innym rodzajem zabiegu jest tonsillektomia, czyli całkowite wyłuszczenie tkanki migdałka wraz z torebką. Wskazaniami do tonsillektomii są nawracające ropnie okołomigdałkowe oraz podejrzenie rozrostu nowotworowego.

W miejscu po usuniętym migdałku powstaje szybko gojąca się rana, która zwykle nie wymaga żadnego zaopatrzenia chirurgicznego (nie zakłada się szwów). Krwawienie podczas zabiegu jest na ogół krótkotrwałe i ustępuje samoistnie. W rzadkich przypadkach silnego krwawienia zakłada się specjalny opatrunek uciskowy na ranę po usuniętym migdałku.

Powikłania

Powikłania obejmują:
→ krwotok występujący już w czasie operacji (pierwotny) lub krwotok późny;

- → przedłużające się i nawracające krwawienia z loży migdałków;
- → uszkodzenie struktur anatomicznych leżących w pobliżu migdałków (łuki podniebienne, przestrzeń przygardłowa).

Pielęgniarskie aspekty opieki nad dzieckiem po zabiegu usunięcia migdałków podniebiennych

Zadania diagnostyczne i leczniczo-pielęgnacyjne

Okres przedoperacyjny

- → Pobranie materiału do badań laboratoryjnych w przeddzień zabiegu lub sprawdzenie aktualnych wyników badań, które dziecko miało wykonane ambulatoryjnie (morfologia krwi, grupa krwi i czynnik Rh, elektrolity, układ krzepnięcia, gazometria, badanie ogólne moczu).
- → Sprawdzenie przeciwwskazań do zabiegu (objawy wskazujące na nieżyt górnych dróg oddechowych, stan zapalny gardła, zmiany na skórze).
- → Skontrolowanie stanu uzębienia, upewnienie się, że dziecko nie ma chwiejących zębów oraz próchnicy (przed zabiegiem chore zęby powinny być wyleczone).
- → Założenie obwodowego wkłucia dożylnego; zabezpieczenie, utrzymanie drożności i pielęgnacja kaniuli obwodowej zgodnie z procedurą.
- → Pomiary parametrów życiowych oraz masy ciała i wzrostu; udokumentowanie wyników pomiarów w karcie gorączkowej.
- → Udzielenie informacji dotyczących zabiegu operacyjnego i postępowania po zabiegu w ramach kompetencji pielęgniarskich; okazanie rodzicom i dziecku życzliwości i wsparcia w celu zmniejszenia ich niepokoju i lęku.
- → Omówienie z rodzicami zasad współpracy dotyczącej opieki nad dzieckiem po zabiegu operacyjnym (zaspokajanie potrzeb fizjologicznych, obserwacja w kierunku powikłań, organizowanie czasu wolnego).
- → Poinformowanie o konieczności pozostania na czczo (ostatni płyn dziecko może wypić 6 godzin przed operacją); umieszczenie w widocznym miejscu na stoliku nocnym i łóżku napisu „nic doustnie".
- → Sprawdzenie danych personalnych dziecka z historią choroby i kartą indywidualnych zleceń lekarskich oraz zgody na zabieg operacyjny.
- → Wykonanie kąpieli ciała i ubranie dziecka w czystą bieliznę; zabezpieczenie ozdób, biżuterii (spinek do włosów, kolczyków); ewentualnie zmycie lakieru z paznokci.
- → Poinformowanie o konieczności oddania moczu i podanie zleconych leków premedykacyjnych (spowodują uspokojenie dziecka i osuszenie z wydzieliny dróg oddechowych); dopilnowanie, aby po premedykacji

dziecko przebywało w łóżku pod opieką rodziców aż do czasu przewiezienia na blok operacyjny.

→ Przygotowanie na sali łóżka dla dziecka z dostępem do tlenu; przygotowanie ssaka, aparatu Ambu, monitora, ligniny.

Okres pooperacyjny

→ Ułożenie dziecka w pozycji bezpiecznej na boku w celu zapewnienia drożności dróg oddechowych; należy zwrócić uwagę na ułożenie głowy, która powinna być niżej niż klatka piersiowa co ułatwi spływanie krwi oraz ułożenie języka (nie może zatykać dróg oddechowych); po odzyskaniu pełnej świadomości i przy prawidłowych wartościach ciśnienia tętniczego krwi można podłożyć dziecku pod głowę poduszkę.

→ Obserwacja w kierunku krwawienia wczesnego (przez okres 2 godzin po operacji); w razie potrzeby odsysanie z jamy ustnej gromadzącej się krwi (unikać ssania z gardła).

→ Pomiary parametrów życiowych (tętno, oddechy i ciśnienie tętnicze krwi co 15–30 minut, później po ustabilizowaniu się stanu co 1–3 godziny); pomiary temperatury ciała co 4 godziny przez pierwszą dobę po zabiegu; interpretowanie i dokumentowanie wyników pomiarów w karcie obserwacyjnej.

→ Obserwacja dziecka pod kątem niepokoju, nadmiernego połykania śliny, zmiany zabarwienia skóry, przyspieszenia częstości tętna, sposobu i charakteru oddychania (objawy te mogą wskazywać na krwotok z łoży migdałków).

→ Przygotowanie i podawanie zleconych płynów infuzyjnych (drogą dożylną przez pierwsze 3–4 godziny po zabiegu) i leków, np. antybiotyku.

→ Obserwacja i pielęgnacja wkłucia obwodowego zgodnie z procedurą.

→ Ocena natężenia bólu pooperacyjnego; podawanie zleconych leków przeciwbólowych; ocena skuteczności terapii bólu.

→ Poinformowanie dziecka/rodziców o konieczności pozostania na ścisłej diecie przez okres 3–4 godzin po zabiegu (po tym czasie można podawać niewielkie ilości chłodnej niegazowanej wody, a następnie dietę płynną – galaretki, jogurt, serki homogenizowane, lody, chłodne napoje); pokarmy stałe podaje się dopiero następnego dnia po operacji; powinny być miękkie, zmiksowane; nie należy podawać napojów i pokarmów gorących, kwaśnych, pikantnych.

→ Poinformowanie dziecka/rodziców, że zęby można umyć dopiero wieczorem w dniu zabiegu; wyjaśnienie, że do tego czasu można wykonać toaletę jamy ustnej za pomocą płynów do pielęgnacji jamy ustnej; nie zaleca się w dniu zabiegu płukania jamy ustnej.

→ Zapewnienie dziecku spokoju oraz warunków do wypoczynku i snu.

Zadania edukacyjne

→ Poinformowanie rodziców o konieczności zgłoszenia się z dzieckiem na kontrolne badanie lekarskie w wyznaczonym terminie.

→ Pouczenie rodziców o konieczności podawania większych ilości chłodnych płynów do picia oraz przestrzegania zaleconej diety (pokarmy miękkie, nie kwaśne i nie gorące), aby nie podrażniać gardła, czego skutkiem może być ból, a nawet krwawienie.

→ Poinformowanie o potrzebie zapewnienia optymalnych warunków do wypoczynku i snu, zachęcanie dziecka do spokojnej zabawy oraz unikania nadmiernej aktywności ruchowej.

→ Poinformowanie rodziców o konieczności obserwacji dziecka; wyjaśnienie, że w początkowym okresie po zabiegu w ślinie oraz w wydzielinie z nosa może pojawić się śladowa ilość krwi i że może wystąpić umiarkowany ból gardła, co nie powinno stanowić podstawy do niepokoju; wyjaśnienie, że w razie wystąpienia takich objawów, jak wysoka gorączka, ból gardła nieustępujący po lekach przeciwbólowych i zwiększone krwawienie, należy skontaktować się lekarzem.

→ Pouczenie o konieczności przestrzegania higieny jamy ustnej; w późniejszym okresie dozwolone jest, jeśli dziecko potrafi, płukanie gardła po posiłkach i przed snem, np. 3% wodą utlenioną lub roztworem Tantum Verde.

→ Uświadomienie rodzicom, że dziecko w okresie 6 miesięcy po operacji może być bardziej podatne na infekcje i w tym czasie należy unikać dużych zbiorowisk dzieci, szczególnie w okresie nasilonej zapadalności na infekcje dróg oddechowych; przekazanie informacji, że w okresie rekonwalescencji dziecka wskazane jest leczenie klimatyczne – pobyt w górach lub nad morzem.

Piśmiennictwo

1. Durko M., Godycki-Ćwirko M., Kosiek K., Latkowski B.: *Choroby uszu, nosa, jamy ustnej, gardła i krtani*. Wydawnictwo Lekarskie PZWL, Warszawa 2008.
2. Janczewski G. (red.): *Otorynolaryngologia praktyczna. Podręcznik dla studentów i lekarzy*. Via Medica, Gdańsk 2005.
3. Mrówka-Kata K., Namysłowski G., Mazur-Zielińska H. i wsp.: *Wskazania do usunięcia migdałków podniebiennych*. Forum Med. Rodz., 2009, 3(2): 124–128.
4. Waśniewska E., Nowak K.: *Przewlekłe zapalenie migdałków podniebiennych i przerost migdałka gardłowego*. Przew. Lek., 2002, 5(10): 124–129.

CZĘŚĆ IV

OPIEKA NAD DZIECKIEM W WYBRANYCH CHOROBACH UKŁADU MOCZOWO-PŁCIOWEGO

ODPŁYW PĘCHERZOWO--MOCZOWODOWY

Mieczysława Perek

29

Informacje ogólne

Odpływ pęcherzowo-moczowodowy (OPM) jest to cofanie się moczu z pęcherza moczowego do górnych dróg moczowych (moczowodu i układu kielichowo-miedniczkowego nerki). OPM jest czynnikiem ryzyka zakażenia układu moczowego (ZUM) i odmiedniczkowego zapalenia nerek. Powikłaniem OPM i ZUM może być uszkodzenie miąższu nerki, nerkopochodne nadciśnienie tętnicze, a w skrajnych przypadkach upośledzenie funkcji i rozwój przewlekłej niewydolności nerek.

Pod względem etiologicznym wyróżnia się odpływ pęcherzowo-moczowodowy pierwotny i wtórny. Odpływ pęcherzowo-moczowodowy pierwotny jest skutkiem nieprawidłowej budowy połączenia moczowodowo-pęcherzowego. Jego główną przyczyną jest skrócenie wewnątrzpęcherzowego podśluzówkowego odcinka moczowodu. Odpływ wtórny może wystąpić w wyniku pojawienia się przeszkody podpęcherzowej (np. zastawki cewki tylnej, zwężenia cewki), obecności wysokich ciśnień w pęcherzu (np. pęcherz neurogenny), czynnej infekcji lub wadliwej budowy trójkąta pęcherza moczowego.

Częstość występowania odpływu pęcherzowo-moczowodowego szacuje się według różnych źródeł na 1–18,5% w populacji dziecięcej oraz 30–50% w populacji dzieci z nawracającymi zakażeniami dróg moczowych. Największe ryzyko wystąpienia odpływu pęcherzowo-moczowodowego występuje u noworodków i młodszych dzieci. Pięciokrotnie większe prawdopodobieństwo zachorowania występuje u dziewczynek niż u chłopców.

Obraz kliniczny

Pierwszym objawem odpływu pęcherzowo-moczowodowego najczęściej jest zakażenie układu moczowego, zazwyczaj nawracające (dopóki nie dołą-

179

czy się zakażenie, odpływ może pozostać bezobjawowy). Czasami odpływ powoduje objawy dyzuryczne – częstomocz, moczenie się dzienne i nocne, parcia naglące, popuszczanie moczu, mikcję przerywaną i niekiedy bolesną. Charakterystycznym objawem odpływu dużego stopnia jest objaw „mikcja po mikcji" lub „moczenie się po mikcji" z powodu szybkiego ponownego wypełniania się pęcherza moczem spływającym z szerokich moczowodów oraz układów kielichowo-miedniczkowych.

Podczas badania przedmiotowego można stwierdzić bolesność w okolicy lędźwiowej i dodatni objaw Goldflama, niekiedy wyczuwalny guz w okolicy lędźwiowej lub nad spojeniem łonowym. Dzieci z odpływem pęcherzowo- moczowodowym cechuje gorszy rozwój fizyczny (niedowaga i niedobór wzrostu).

Rozpoznanie

Odpływ pęcherzowo-moczowodowy rozpoznaje się na podstawie **cysto-uretrografii mikcyjnej** – badanie to pozwala wykryć i ocenić nasilenie odpływu (skala 5-stopniowa), a także ocenić pęcherz i cewkę moczową, z możliwością rozpoznania wady przeszkodowej. Cystouretrografię mikcyjną wykonuje się także w celu monitorowania przebiegu i skuteczności leczenia.

Badaniem wspomagającym jest **USG jamy brzusznej**. W każdym przypadku stwierdzenia obecności odpływu wymagana jest precyzyjna ocena stanu górnych dróg moczowych na podstawie badań czynnościowych, takich jak scyntygrafia nerek i/lub urografia. W celu wykluczenia zaburzeń czynnościowych pęcherza i cewki moczowej wykonuje się badanie urodynamiczne.

Leczenie

Wybór sposobu leczenia odpływu pęcherzowo-moczowodowego zależy od jego nasilenia i przebiegu klinicznego. W odpływie mniej nasilonym (I, II i III stopień) stosuje się leczenie zachowawcze, bazując na zjawisku samoistnego ustępowania odpływu wraz z dojrzewaniem struktur odpowiedzialnych za prawidłową czynność połączenia moczowodowo-pęcherzowego. Leczenie to polega na zapobieganiu nawrotom infekcji układu moczowego przez stałe, długotrwałe stosowanie leków przeciwbakteryjnych z okresową kontrolą moczu (badanie ogólne oraz bakteriologiczne) i oceną czynności nerek.

Leczenie chirurgiczne stosowane jest w odpływie IV i V stopnia. Za koniecznością zastosowania takiej metody leczenia przemawia obecność blizn w nerkach wykazanych w badaniu scyntygraficznym, nasilenie odpływu mimo podjęcia leczenia zachowawczego lub nieskuteczność takiego leczenia. Zabieg operacyjny polega na reimplantacji moczowodu (umieszczenie dystalnego odcinka moczowodu w wytworzonym, odpowiednio długim, tunelu podśluzówkowym w pęcherzu, co pozwala na uzyskanie prawidłowej czynności połączenia moczowodowo-pęcherzowego) lub na endoskopowym ostrzykiwaniu ujść moczowodów kopolimerem kwasu hialuronowego i dekstranomeru (Deflux).

W odpływach wtórnych stosuje się leczenie przyczynowe, w zależności od tła choroby (przecięcie zastawek cewki tylnej, farmakoterapia modyfikująca czynność pęcherza i zwieraczy, regularne cewnikowanie pęcherza [pęcherz neurogenny], leczenie przeciwzapalne).

Powikłania

W wyniku zabiegu reimplantacji moczowodu mogą wystąpić następujące powikłania:
→ zwężenie połączenia pęcherzowo-moczowodowego;
→ przetrwanie odpływu pęcherzowo-moczowodowego (przez 1–3 lata może się utrzymywać resztkowy odpływ, który często ustępuje samoistnie) lub wzbudzenie odpływu po stronie nieoperowanej;
→ przerwanie ciągłości przewodu pokarmowego;
→ dysfunkcja pęcherza moczowego na skutek uszkodzenia unerwienia ściany pęcherza.

Do odległych, niepożądanych skutków przeszczepiania moczowodów zalicza się:
→ postępujące wodonercze;
→ nadciśnienie tętnicze;
→ niewydolność nerek;
→ większe ryzyko samoistnego poronienia i porodu przedwczesnego.

Kobiety, które przebyły operację antyrefluksową, wymagają dokładniejszego monitorowania przebiegu ciąży.

Powikłaniem po endoskopowym ostrzykiwaniu ujść moczowodów może być zwężenie ujścia pęcherzowego moczowodu powodujące zastój moczu, migracja wstrzykniętej substancji oraz nadmierna reakcja tkankowa na podaną substancję.

Pielęgniarskie aspekty opieki nad dzieckiem z odpływem pęcherzowo-moczowodowym

Zadania diagnostyczne i leczniczo-pielęgnacyjne

Okres przedoperacyjny

→ Nawiązanie kontaktu z dzieckiem/rodzicami; udzielanie im stałego wsparcia psychicznego, przejawianie empatii, serdeczności i pozytywnego zainteresowania; wyjaśnienie dziecku/rodzicom celu, wartości i oczekiwanych efektów planowanych zabiegów.

→ Przygotowanie dziecka do badań oraz asystowanie przy wykonywaniu badań obrazowych (ultrasonografii jamy brzusznej, cystouretrografii mikcyjnej, scyntygrafii nerek, urografii) oraz badań urodynamicznych w przypadku podejrzenia neurogennej dysfunkcji pęcherza moczowego.

→ Pomiary podstawowych parametrów życiowych oraz masy ciała i wzrostu; interpretacja i dokumentowanie w karcie gorączkowej i obserwacyjnej.

→ Założenie obwodowego wkłucia dożylnego; pobranie krwi do badań laboratoryjnych (morfologia, elektrolity, równowaga kwasowo-zasadowa, mocznik, kreatynina, kwas moczowy, CRP) oraz moczu do badania ogólnego i bakteriologicznego zgodnie ze zleceniem.

→ Dostarczenie dziecku/rodzicom informacji na temat postępowania w okresie pooperacyjnym (np. nauczenie funkcjonowania z założonymi drenami podczas wykonywania czynności dnia codziennego).

→ Nauczenie dziecka gimnastyki oddechowej, efektywnego kaszlu i odkrztuszania oraz zmiany pozycji i siadania w łóżku, a także wykonywania ćwiczeń kończynami.

→ Przygotowanie do zabiegu operacyjnego zgodnie z procedurami (patrz rozdział 3: „Przygotowanie dziecka do zabiegu operacyjnego").

Okres pooperacyjny

→ Pomiary podstawowych parametrów życiowych (tętno, ciśnienie tętnicze krwi, oddechy, temperatura co 15–30 minut we wczesnym okresie po zabiegu, później co 1–3 godziny w zależności od stanu dziecka i zleceń lekarskich); interpretowanie i dokumentowanie pomiarów.

→ Obserwacja dziecka pod kątem powikłań pooperacyjnych wynikających z wykonanego zabiegu operacyjnego w znieczuleniu ogólnym; podejmowanie działań leczniczo-pielęgnacyjnych zgodnie z kartą zleceń pooperacyjnych.

→ Dokonywanie oceny stanu nawodnienia organizmu (elastyczność skóry, wilgotność śluzówek, ciśnienie tętnicze krwi, diureza, napływ kapilarny, obecność obrzęków).

→ Przygotowanie i podawanie zgodnie ze zleceniem płynów i elektrolitów drogą dożylną w celu pokrycia zapotrzebowania dobowego dziecka i wyrównania ewentualnych zaburzeń wodno-elektrolitowych.

→ Obserwacja stanu opatrunku oraz ilości i zabarwienia wydzieliny w zbiornikach z drenów okołopęcherzowych, ewentualnie z cewnika moczowodowego (drenu szynującego moczowód); dokumentowanie wyników obserwacji i pomiarów.

→ Utrzymywanie drożności zewnętrznego drenażu moczu (zabezpieczenie przed zagięciem, uciśnięciem, umieszczenie zbiornika na mocz poniżej poziomu pęcherza) oraz płukanie drenu zgodnie ze zleceniem i ustaloną procedurą.

→ Przygotowanie zestawu i asystowanie przy zmianie opatrunku, ewentualnej wymianie cewnika i usuwaniu drenów (zazwyczaj w 1.–2. dobie usuwa się dreny z rany operacyjnej [okołopęcherzowe]; cewnik z moczowodu, jeśli jest założony, usuwa się po 3–5 dniach, cewnik z pęcherza moczowego po około 10 dniach).

→ Obserwacja makroskopowa moczu (szczególnie zabarwienia, które jest wykładnikiem ilości krwi); kontrolowanie diurezy godzinowej (w pierwszej dobie), a później diurezy dobowej, z uwzględnieniem wszystkich odprowadzeń moczu.

→ Prowadzenie i ocena bilansu płynów z uwzględnieniem podaży płynów różnymi drogami oraz moczu uzyskanego ze wszystkich odprowadzeń, a także strat nieuniknionych, np. przez skórę i płuca.

→ Poinformowanie o konieczności przestrzegania ścisłej diety do czasu powrotu perystaltyki przewodu pokarmowego, a następnie stosowania się do zaleceń dietetycznych.

→ Doustne podawanie większych ilości płynów niegazowanych i wyjaśnienie dziecku/rodzicom celu zwiększenia ich podaży (wypłukiwanie z pęcherza tworzących się po operacji skrzepów).

→ Udział w niwelowaniu bólu pooperacyjnego; obserwacja charakteru i natężenia bólu; ułożenie w pozycji zmniejszającej napięcie rany pooperacyjnej; podanie leku przeciwbólowego zgodnie ze zleceniem; ocena skuteczności zastosowanej terapii przeciwbólowej; wykonywanie zabiegów pielęgnacyjnych po podaniu środków przeciwbólowych.

→ Obserwacja dziecka w kierunku objawów zakażenia układu moczowego.

→ Pielęgnacja ujścia zewnętrznego cewki moczowej; podawanie leków przeciwbakteryjnych i antybiotyków zgodnie ze zleceniem.

→ Pobieranie materiału do badań kontrolnych (morfologia krwi, elektrolity, równowaga kwasowo-zasadowa, mocznik, kreatynina, kwas moczowy, glukoza, badanie ogólne i bakteriologiczne moczu); asystowanie przy wykonywaniu ewentualnych kontrolnych badań obrazowych zgodnie ze zleceniem.

→ Pielęgnowanie założonego wkłucia obwodowego zgodnie z procedurą.

- → Motywowanie starszego dziecka do głębokiego oddychania; oklepywanie klatki piersiowej; wczesne uruchamianie; zmiana pozycji ciała w celu zapobiegania powikłaniom pooperacyjnym.
- → Zaspokajanie potrzeb dnia codziennego lub pomoc w ich zaspokajaniu w zależności od samopoczucia i wydolności fizycznej; pozyskanie do współpracy rodziców/opiekunów dziecka.
- → Zaspokajanie potrzeb psychoemocjonalnych, a zwłaszcza potrzeby bezpieczeństwa (umożliwienie rodzicom pobytu z dzieckiem, udzielanie psychicznego wsparcia podczas wykonywania zabiegów leczniczo-pielęgnacyjnych); organizowanie czasu wolnego (zabawa, nauka).

Zadania edukacyjne

- → Poinformowanie o konieczności wykonywania badania bakteriologicznego moczu zgodnie ze zleceniem, a także po każdej chorobie infekcyjnej, np. anginie, zapaleniu płuc.
- → Motywowanie dziecka/rodziców do przestrzegania zaleceń dotyczących trybu życia i badań kontrolnych (renoscyntygrafia po 2 miesiącach, cystouretrografia mikcyjna po upływie co najmniej 6 miesięcy od leczenia zabiegowego) i przyjmowania leków (chemioterapeutyki profilaktycznie); uwrażliwienie na potrzebę regularnego pomiaru ciśnienia tętniczego krwi.
- → Poinformowanie dziecka/rodziców o konieczności obserwacji mikcji (objętość moczu, barwa, zapach, parcia naglące, popuszczanie moczu).
- → Uczenie dziecka samokontroli zdrowotnej – przestrzegania higieny osobistej, diety, rozpoznawania objawów chorobowych (ból brzucha, pieczenie przy oddawaniu moczu), samodzielnego mierzenia temperatury, zażywania zleconych leków, regularnego oddawania moczu (nieprzetrzymywania moczu).
- → Uświadomienie rodzicom konieczności pozostawania dziecka pod opieką specjalistów (nefrologa, urologa), ponieważ konsekwencją nieleczonego odpływu pęcherzowo-moczowodowego jest przewlekły stan zapalny nerki oraz stopniowy zanik i włóknienie jej miąższu. Obustronnie zaawansowany odpływ może prowadzić do niewydolności przewlekłej nerek i konieczności wdrożenia leczenia nerkozastępczego.

Piśmiennictwo

1. Apoznański W.: Odpływ pęcherzowo-moczowodowy. W: Czernik J. (red.): *Chirurgia dziecięca*. Akademia Medyczna we Wrocławiu, Wrocław 2008.
2. Czernik J. (red.): *Powikłania w chirurgii dziecięcej*. Wydawnictwo Lekarskie PZWL, Warszawa 2009.

3. Urbanowicz W.: Rozpoznawanie wad i chorób układu moczowego. W: Grochowski J. (red.): *Wybrane zagadnienia z chirurgii dziecięcej.* Wydawnictwo Fundacji „O Zdrowie Dziecka", Kraków 1999.

4. Skobejko-Włodarska L.: *Odpływy pęcherzowo-moczowodowe – współczesne poglądy i leczenie.* Nowa Pediatr., 2004, 3(37).

5. Wagner A.A. (red.): *Chirurgia dziecięca. Poradnik dla lekarzy pierwszego kontaktu.* Wydawnictwo Lekarskie PZWL, Warszawa 2003.

30 WODONERCZE
Mieczysława Perek

Informacje ogólne

Wodonercze jest to poszerzenie układu kielichowo-miedniczkowego spowodowane utrudnionym pasażem moczu z miedniczki do moczowodu w wyniku przeszkody anatomicznej (niedorozwój moczowodu, przerost warstwy mięśniowej, przerost tkanki łącznej), wysokim odejściem moczowodu od miedniczki, uciskiem z zewnątrz (naczynie dodatkowe, guz, stan zapalny, krwiak, zrosty pozapalne), lub funkcjonalnej (nieprawidłowe przechodzenie fal perystaltycznych z miedniczki na moczowód wskutek nieprawidłowej struktury mięśniowej tej okolicy). Istnienie przeszkody upośledzającej odpływ moczu z miedniczki zwiększa ciśnienie śródmiedniczkowe i prowadzi do jej dysfunkcji, a w konsekwencji do włóknienia oraz stopniowego zaniku miąższu nerki i upośledzenia jej funkcji. Często dołącza się zakażenie, które przyspiesza proces destrukcyjny. W skrajnych przypadkach, w następstwie zakażenia wodonercza, powstaje roponercze.

Wodonercze należy do najczęstszych wad wrodzonych u dzieci. Częstość występowania wynosi 1 : 1000 urodzeń. W kilku procentach wodonercze występuje obustronnie.

Obraz kliniczny

Symptomatologia wodonercza jest bardzo zróżnicowana. Wodonercze często przebiega bezobjawowo lub skąpoobjawowo. Objawy choroby, np. objawy zaburzeń przewodu pokarmowego (biegunka, wzdęcia, brak apetytu, ból brzucha), są na ogół niecharakterystyczne i zlokalizowane poza układem moczowym. U noworodków obserwuje się brak łaknienia, wymioty, wzdęcia brzucha, czasem gorączkę, a także żółtaczkę. U dzieci starszych nieco częściej występują infekcje układu moczowego, wyczuwalny guz przy pal-

pacji jamy brzusznej, bóle brzucha oraz okolicy lędźwiowej z towarzyszącymi wymiotami i parciem na mocz.

Klasyczny zespół objawów, który występuje rzadko, obejmuje: ból, wyczuwalny guz, hematurię, nudności, wymioty i nadciśnienie.

Rozpoznanie

Badania laboratoryjne: morfologia krwi (może wystąpić niedokrwistość),
badanie ogólne i bakteriologiczne moczu (występuje ropomocz, krwinkomocz, bakteriomocz), stężenie mocznika, kreatyniny, kwasu moczowego,
elektrolitów (obserwuje się zwiększone stężenia w skrajnych przypadkach).

Badanie ultrasonograficzne jamy brzusznej: na podstawie badania
można rozpoznać poszerzenie układu kielichowo-miedniczkowego, a także
ustalić stopień jego zaawansowania.

Cystouretrografia mikcyjna (CUM): badanie wykonuje się, aby wykluczyć odpływ pęcherzowo-moczowodowy, który może współistnieć.

Urografia dożylna (URO) oraz **scyntygrafia dynamiczna** z tzw. próbą
diuretyczną: zaleganie kontrastu po 15–20 minutach od podania furosemidu
świadczy o obecności przeszkody. Celem tych badań jest określenie poziomu przeszkody oraz ustalenie jej czynnościowych następstw.

W okresie wczesnodziecięcym wodonercze jest zwykle wykrywane
przypadkowo w czasie rutynowego badania USG jamy brzusznej lub też
USG wykonywanego z powodu wykrytego w badaniu lekarskim guza w jamie brzusznej.

Leczenie

Leczenie operacyjne polega na wycięciu zwężonego odcinka i wykonaniu zespolenia miedniczki z moczowodem. W chwili obecnej najbardziej
popularną techniką jest klasyczna plastyka miedniczkowo-moczowodo-
wa sposobem Hynesa–Andersona, jednak coraz częściej znajdują zastosowanie techniki małoinwazyjne (wideochirurgia, retroperitoneoskopia).
W ostatnich latach bardzo zmniejszyła się liczba operacji wodonercza,
szczególnie tego wykrytego w okresie noworodkowym. Wynika to z obserwacji, że zdecydowana większość przypadków wodonercza wykrytego
w okresie ciąży lub bezpośrednio po urodzeniu ustępuje samoistnie w ciągu
kilkuletniej obserwacji, w czasie której nie stwierdza się pogorszenia czynności nerki. Stan nerek i ewolucję wodonercza monitoruje się za pomocą
kolejnych badań ultrasonograficznych i scyntygraficznych. Jeśli funkcja wodonerczowej nerki w kontrolnych badaniach izotopowych obniża się poniżej
40% i utrzymuje się wyraźne poszerzenie miedniczki, są wskazania do le-

czenia operacyjnego. W przypadku masywnego wodonercza stwierdzonego w okresie noworodkowym wykonuje się odbarczenie wodonerczowej nerki drogą przezskórnej nefrostomii.

Kontrolne badanie izotopowe (najczęściej wykonywane po 3 miesiącach) pozwala określić stopień uszkodzenia nerki i rodzaj postępowania chirurgicznego (czynność nerki poniżej 20% – są wskazania do nefrektomii, czynność nerki powyżej 20% – wykonuje się plastykę połączenia miedniczkowo-moczowodowego).

Powikłania

Powikłania **wczesne** obejmują:
→ krwawienie do operowanej miedniczki nerkowej lub do przestrzeni okołonerkowej;
→ przeciek moczu przez ranę;
→ zakażenie układu moczowego.
Powikłania **późne** obejmują:
→ nawrót zwężenia w operowanym połączeniu miedniczkowo-moczowodowym;
→ wtórną kamicę nerkową;
→ nawracające zakażenia dróg moczowych.

Pielęgniarskie aspekty opieki nad dzieckiem z wodonerczem

Zadania diagnostyczne i leczniczo-pielęgnacyjne

Okres przedoperacyjny

→ Przygotowanie dziecka oraz asystowanie przy wykonywaniu badań obrazowych w celu rozpoznania wady (ultrasonografia jamy brzusznej, cystouretrografia mikcyjna, scyntygrafia nerek, urografia).
→ Przygotowanie dziecka i pobranie krwi do badań laboratoryjnych (morfologia krwi, elektrolity, mocznik, kreatynina, kwas moczowy, CRP) oraz moczu (badanie ogólne i bakteriologiczne).
→ Prowadzenie i ocena bilansu wodnego.
→ Pomiary podstawowych parametrów życiowych; dokumentowanie pomiarów w karcie obserwacji; szczególnie należy monitorować ciśnienie tętnicze krwi, które może być podwyższone, co świadczy o upośledzeniu funkcji nerek.

→ Przygotowanie psychiczne i fizyczne pacjenta do zabiegu operacyjnego (patrz rozdział 3: „Przygotowanie dziecka do zabiegu operacyjnego") lub założenia przezskórnej nefrostomii w zależności od stopnia zaawansowania wodonercza i oceny czynności nerki.

Okres po zabiegu pieloplastyki

→ Ocena stanu dziecka bezpośrednio po przywiezieniu z sali pooperacyjnej (przytomność – kontakt werbalny z dzieckiem); ocena drożności układu oddechowego (liczba, rodzaj oddechów, zaleganie wydzieliny w drogach oddechowych); ocena stanu układu krążenia (częstotliwość, rytm, napięcie tętna, ciśnienie tętnicze krwi, zabarwienie skóry).

→ Zapewnienie dziecku poczucia bezpieczeństwa psychicznego (zachęcanie i motywowanie rodziców/opiekunów do pozostania z dzieckiem przez cały okres okołooperacyjny, aby zminimalizować stres dziecka).

→ Pomiary parametrów życiowych (co 15–30 minut, a następnie, po ustabilizowaniu się stanu dziecka co 1–3 godziny; w kolejnych dobach najczęściej 3–4 razy w ciągu doby); interpretowanie i dokumentowanie wyników pomiaru w karcie obserwacji; pomiary temperatury ciała (co 2 godziny lub w razie potrzeby, jeśli obserwuje się objawy gorączki).

→ Zapobieganie powikłaniom pooperacyjnym (niwelowanie nudności, wymiotów, motywowanie do gimnastyki oddechowej, wykonywania ćwiczeń kończynami, zmiany pozycji).

→ Ocena stanu nawodnienia oraz podawanie drogą dożylną zgodnie ze zleceniem płynów infuzyjnych; pielęgnowanie wkłucia obwodowego zgodnie z procedurą.

→ Prowadzenie bilansu płynów (dokładne rejestrowanie przyjętych i wydalonych płynów z uwzględnieniem objętości moczu ze wszystkich układów odprowadzających); dokumentowanie pomiarów w karcie bilansu płynów.

Dziecko po zabiegu pieloplastyki oprócz cewnika w pęcherzu moczowym może także mieć założony drenaż układu kielichowo-miedniczkowego (zewnętrzny – nefrostomię lub wewnętrzny – cewniczek podwójnie zagięty).

Pielęgnując dziecko, należy pamiętać o: stosowaniu zamkniętego układu drenującego, dokonywaniu oceny objętości i zabarwienia moczu odprowadzanego z poszczególnych układów i dokumentowaniu wyników pomiarów i obserwacji, utrzymywaniu w czystości okolicy zewnętrznego ujścia cewki moczowej oraz wykonywaniu toalety zewnętrznych części cewnika zgodnie z obowiązującymi na oddziale procedurami, dbanie o to, aby zbiornik na mocz zawsze znajdował się poniżej poziomu pęcherza, przestrzeganie zasad aseptyki i antyseptyki przy otwieraniu układu odprowadzającego mocz (wymiana worka, opróżnianie, pobieranie moczu do badań), zabezpieczeniu drożności cewnika moczowego oraz drenu nefrostomijnego przez prawidłowe umocowanie i zabezpieczenie przed zagięciem, skręceniem. Zatkanie cewnika lub drenu, np. zagęszczonym osadem z moczu lub skrzepem krwi, wymaga doustnego podawania większych ilości płynów, a także przepłukiwania cewnika roztworem soli fizjologicznej zgodnie z obowiązującą procedurą.

→ Kontrola stanu opatrunku na ranie operacyjnej (krwawienie, wyciek moczu); asystowanie przy zmianie opatrunku z zachowaniem zasad aseptyki i antyseptyki; obserwacja rany operacyjnej w kierunku objawów stanu zapalnego.

→ Obserwacja i cena ilości i zabarwienia wydzieliny odprowadzanej przez dreny z rany operacyjnej; kontrola drożności drenów, ewentualnie płukanie cewnika zgodnie ze zleceniem.

→ Podawanie leków przeciwbólowych zgodnie z indywidualną kartą zleceń; prowadzenie obserwacji skuteczności zastosowanego leczenia przeciwbólowego z wykorzystaniem skal do oceny natężenia bólu; wykonywanie zabiegów pielęgnacyjnych po podaniu leków przeciwbólowych; zastosowanie niefarmakologicznych metod podnoszenia progu bólowego.

→ Zastosowanie ścisłej diety do czasu powrotu perystaltyki przewodu pokarmowego (przez 3–4 godziny), a następnie rozszerzanie diety (dieta płynna, często w ograniczonej objętości); w trzeciej dobie po zabiegu dieta niskotłuszczowa i lekkostrawna (mięso oraz wszystkie warzywa i owoce gotowane); zastosowanie działań pielęgniarskich poprawiających apetyt (estetyczne podawanie posiłków, uwzględnienie ulubionych potraw).

→ Ochrona operowanego miejscaw celu uzyskania dobrego gojenia się rany; zachowanie ostrożności podczas zmiany pozycji w łóżku; delikatna pielęgnacja, szczególnie w okolicy miejsca operowanego; ostrożna zmiana pozycji dziecka; zadbanie o to, aby nie siadało w pierwszych dobach po zabiegu i aby regularnie oddawało stolec.

→ Udział w kontrolnych badaniach diagnostycznych – pobranie do badań krwi (morfologia, elektrolity, mocznik, kreatynina, kwas moczowy) oraz moczu (badanie ogólne i bakteriologiczne; mocz do badania bakteriologicznego należy pobrać bez rozłączania systemu drenującego).

→ Zapobieganie zakażeniu rany operacyjnej i układu moczowego; zadbanie o higienę osobistą dziecka i jego najbliższego otoczenia we współpracy z rodzicami; obserwowanie dziecka w kierunku objawów zakażenia układu moczowego (pieczenie, ból, tkliwość okolicy nadłonowej, wzrost temperatury ciała); ocena zabarwienia, klarowności i zapachu moczu; zapewnienie dziecku zwiększonej podaży płynów, aby nie doszło do zastoju moczu, oraz uwzględnianie w diecie płynów i pokarmów obniżających pH moczu.

→ Obserwacja dziecka w czasie zamykania drenażu zewnętrznego (nefrotomii, jeśli była założona) w kierunku występowania bólu i niepokoju; obserwacja stanu opatrunku na ranie (możliwy przeciek moczu przez ranę); nefrostomia zgodnie ze zleceniem jest stopniowo zamykana przez okres kilku dni, codziennie wydłużając czas zamknięcia. Jeśli nie występują objawy niepokojące ostatecznie jest usuwana około 14 dnia.

Zadania edukacyjne

→ Uświadomienie rodzicom/dziecku konieczności regularnych kontroli ambulatoryjnych. W standardowej obserwacji pooperacyjnej USG nerek wykonywane jest miesiąc po zabiegu, a następnie co 3–4 miesiące. Po 6–12 miesiącach po zabiegu wykonywane jest badanie czynnościowe: urografia lub renoscyntygrafia dynamiczna w celu oceny rzeczywistego efektu operacyjnego (zmniejszenie/ustąpienie wodonercza i poprawa odpływu moczu z miedniczki).

→ Poinformowanie rodziców o konieczności wykonywania kontrolnych badań moczu (ogólnego, bakteriologicznego) zgodnie ze zleceniem oraz systematycznego pomiaru ciśnienia tętniczego krwi.

→ Motywowanie starszego dziecka/rodziców do systematycznej obserwacji w kierunku objawów, które mogą świadczyć o późnych powikłaniach pooperacyjnych, np. zakażenia układu moczowego.

Piśmiennictwo

1. Apoznański W.: Leczenie chirurgiczne wad wrodzonych układu moczowo- płciowego u noworodków i niemowląt. Wodonercze. W: Czernik J. (red.): *Powikłania w chirurgii dziecięcej.* Wydawnictwo Lekarskie PZWL, Warszawa 2009.
2. Apoznański W.: Wodonercze. W: Czernik J. (red.): *Chirurgia dziecięca.* Akademia Medyczna we Wrocławiu, Wrocław 2008.
3. Estrada C.R.: *Prenatal hydronephrosis: early evaluation.* Curr. Opin. Urol., 2008, 4(18): 401–403.
4. Onen A.: *Treatment and outcome of prenatally detected newborn hydronephrosis.* J. Pediat. Urol., 2007, 6(3): 469–476.
5. Wagner A.A. (red.): *Chirurgia dziecięca. Poradnik dla lekarzy pierwszego kontaktu.* Wydawnictwo Lekarskie PZWL, Warszawa 2003.

ZASTAWKI CEWKI TYLNEJ

Michał Wolnicki, Mieczysława Perek

Informacje ogólne

Zastawki cewki tylnej (ZCT) są ciężką wadą przeszkodową układu moczowego. Stwierdzane są z częstością 1 : 8000–25 000 żywych urodzeń i stanowią 10% uropatii zastoinowych układu moczowego stwierdzanych wewnątrzmacicznie. U chłopców z ZCT w okolicy wzgórka nasiennego są zlokalizowane żagielki – membrany różnej wielkości i kształtu przylegające do ściany cewki części błoniastej i hamujące przepływ moczu przez tę część cewki moczowej.

W praktyce zastawki dzieli się na **dwie grupy**:
1. Przerośnięte parzyste fałdy błony śluzowej, układające się między wzgórkiem nasiennym a przednią ścianą cewki moczowej (tworzą one balonowate uwypuklenia, które w trakcie mikcji przypominają jaskółcze gniazda).
2. Postać przesłonową w postaci błony łącznotkankowej z otworem w części centralnej.

Obraz kliniczny

Obraz kliniczny i przebieg choroby zależą od tego, w jakim okresie życia płodowego ujawnia się przeszkoda. Jeśli wada powstaje we wczesnym życiu płodowym, występuje hipodysplazja nerek, co może być przyczyną zmniejszenia ilości płynu owodniowego i hipoplazji płuc płodu. Objawy obserwowane u chłopców z ZCT są zróżnicowane i uzależnione od stopnia wady i wieku oraz wtórnych zaburzeń narządowych. U dzieci z najcięższym stopniem przeszkody objawy występują w pierwszych dniach życia. Są to: zatrzymanie moczu, oddawanie moczu cienkim, słabym, przerywanym, kroplowym strumieniem z widocznym wysiłkiem i parciem. Przy palpacji jamy brzusznej stwierdza się twardy, powiększony pęcherz moczowy. Występują także objawy zakażenia układu moczowego: gorączka, nudności, wymioty, brak łaknienia, ubytek masy ciała i odwodnienie. W ciężkich przypadkach dochodzi do azotemii, zaburzeń elektrolitowych (hiponatremia, hiperkaliemia), odwodnienia, kwasicy, posocznicy i postępującej niewydolności nerek.

Rozpoznanie

Diagnostyka obejmuje badania obrazowe zarówno prenatalne, jak i postnatalne oraz laboratoryjne i czynnościowe badania nerek wykonywane po urodzeniu dziecka.

→ **Badanie ultrasonograficzne.** Objawy wskazujące na ZCT w USG prenatalnym to: obustronne poszerzenie układu kielichowo-miedniczkowego (UKM) i moczowodów, powiększony pęcherz, poszerzona tylna cewka moczowa i ścieńczona ściana pęcherza. Charakterystyczny dla tej wady w badaniu USG jest objaw „dziurki do klucza" – rozciągnięty pęcherz i poszerzona tylna cewka moczowa.

→ **Cystouretrografia mikcyjna** stanowi metodę z wyboru w diagnozowaniu ZCT. Badanie to pozwala na ocenę budowy i funkcji pęcherza moczowego, szyi pęcherza i cewki moczowej. Do rozpoznania ZCT konieczna jest faza mikcji pozwalająca na zobrazowanie cewki moczowej.

→ **Scyntygrafia nerek** jest istotnym uzupełnieniem diagnostyki ZCT i pozwala na ocenę stanu i rozmiaru uszkodzenia nerek.

→ **Badania laboratoryjne:** mocznik, kreatynina, jonogram, morfologia, równowaga kwasowo-zasadowa, badanie ogólne i bakteriologiczne moczu.

→ **Badania urodynamiczne** pozwalają na ocenę przepływu cewkowego i czynności pęcherza moczowego. Są badaniem diagnostycznym wykonywanym zarówno przed rozpoczęciem leczenia, jak i monitorującym funkcję dolnych dróg moczowych w trakcie prowadzonej terapii.

Leczenie

Celem leczenia jest poprawa ogólnego stanu dziecka, wyrównanie zaburzeń wodno-elektrolitowych i kwasowo-zasadowych, opanowanie zakażenia i zapewnienie prawidłowego odpływu moczu przez wprowadzenie cewnika przez cewkę do pęcherza lub nadłonowe nakłucie pęcherza. Po wyrównaniu stanu ogólnego wykonuje się przezcewkową resekcję zastawek (TUR – transurethral resection) tzw. zimnym nożem o haczykowatym kształcie, który tnie podczas jego wycofywania, oraz stosuje się leczenie przeciwbakteryjne i ocenia odpływ moczu. Innym postępowaniem u pacjentów z ZCT, np. tych, u których z powodu wąskiej cewki moczowej nie ma możliwości wykonania TUR, jest wytworzenie nadłonowej przetoki moczowodowo--skórnej z nakłucia lub operacyjnie. Jeśli konieczne jest zastosowanie czasowego odprowadzenia moczu, wytwarza się przetoki moczowodowo-skórne: przetokę moczowodowo-skórną Sobera, przy poszerzeniu moczowodu poniżej 1 cm i niewielkim skręceniu, lub przetokę pierścieniową Williama, przy znacznym skręceniu i wydłużeniu moczowodu, który jest poszerzony o ponad 1 cm.

Następstwa zastawki cewki tylnej

Wrodzona obstrukcja cewki moczowej wpływa na cały układ moczowy powyżej miejsca zwężenia. Przeszkoda ta powoduje poszerzenie i wydłużenie tylnej cewki, niecałkowite opróżnianie pęcherza moczowego, przerost ściany pęcherza i występowanie wtórnych odpływów pęcherzowo-moczowodowych z poszerzeniem górnych dróg układu moczowego na skutek przerostu mięśnia wypieracza i osłabienia ujścia moczowodowego.

W obrębie pęcherza moczowego dochodzi do hipertrofii i hiperplazji mięśnia wypieracza z przerostem tkanki łącznej. Wysokie ciśnienie mikcji doprowadza do ścieńczenia ściany cewki sterczowej. Szyja pęcherza jest sztywna i przerosła. Dochodzi do uszkodzenia nerek – odwracalnej lub nieodwracalnej dysplazji nerek. Pęcherz zastawkowy jest to termin wprowadzony przez Mitchella opisujący przewlekły proces chorobowy u pacjentów z ZCT, u których mimo resekcji zastawki występuje śródścienna dysfunkcja pęcherza i pogorszenie funkcji górnych dróg moczowych.

Pielęgnacyjne aspekty opieki nad dzieckiem z zastawką cewki tylnej

Zadania diagnostyczne i leczniczo-pielęgnacyjne

Okres przedoperacyjny

→ Udział w postnatalnej diagnostyce wady – pobranie do badań krwi i moczu zgodnie ze zleceniem; przygotowanie dziecka do badań obrazowych.
→ Pomiary parametrów życiowych (ciśnienie tętnicze krwi, tętno, oddech, temperatura ciała w ustalonych odstępach czasu); interpretacja i dokumentowanie wyników w karcie obserwacyjnej.

→ Pomiary saturacji krwi włośniczkowej i udział w tlenoterapii biernej na zlecenie w razie wskazań.

→ Wykonanie wkłucia do żyły obwodowej; zapobieganie powikłaniom przez zabezpieczenie i pielęgnację wkłucia zgodnie z procedurą.

→ Pobieranie krwi do badań biochemicznych i moczu do badania ogólnego i bakteriologicznego w celu monitorowania skuteczności leczenia azotemii i zakażenia (urosepsa) zgodnie ze zleceniem.

→ Przygotowanie i podanie (w przypadku ciężkiej postaci wady) płynów wodno-elektrolitowych oraz leków zgodnie ze zleceniem w celu wyrównania zaburzeń wodno-elektrolitowych, kwasowo-zasadowych, oddechowo-krążeniowych i niwelowania zakażenia (antybiotyki o szerokim spektrum działania i małej neurotoksyczności); ocena skuteczności zastosowanego leczenia oraz reakcji dziecka na zastosowaną terapię.

→ Przygotowanie zestawu i asystowanie przy cewnikowaniu pęcherza moczowego w celu odprowadzenia zalegającego w pęcherzu moczu i zapewnienia dalszego prawidłowego odpływu z pęcherza; pielęgnacja cewnika zgodnie z procedurą.

→ Przygotowanie fizyczne do zabiegu (patrz rozdział 3: „Przygotowanie dziecka do zabiegu operacyjnego").

→ Omówienie z rodzicami ich udziału w pielęgnacji dziecka po zabiegu operacyjnym; udzielanie odpowiedzi na pytania; wyjaśnianie wątpliwości w ramach kompetencji pielęgniarskich.

→ Udzielenie wsparcia psychologicznego rodzicom dziecka; prezentowanie postawy życzliwości i empatii.

Dziecko z zastawką cewki tylnej może mieć wykonany zabieg endoskopowy – przezcewkową resekcję zastawki – lub w razie niemożności usunięcia zastawki – zabieg operacyjny wytworzenia przetoki pęcherzowo-skórnej. W przypadku dużego poszerzenia górnych dróg moczowych i wysokiego stężenia kreatyniny może być zastosowane leczenie etapowe, tj. jednoczesne z resekcją zastawki wytworzenie nadpęcherzowego odprowadzenia moczu przez przetokę moczowodową-skórną Sobera lub Williamsa.

Okres pooperacyjny

Opieka pooperacyjna po przezcewkowej resekcji zastawki cewki tylnej obejmuje:

→ obserwację dziecka pod kątem powikłań pooperacyjnych będących następstwem działania leków anestezjologicznych (nudności, wymioty, ból głowy, duszność, niedrożność porażenna jelit, retencja moczu); w przypadku wystąpienia zaburzeń podejmowanie działań pielęgnacyjno-leczniczych zgodnie ze zleceniem;

→ pomiar parametrów życiowych; interpretowanie i dokumentowanie w karcie obserwacyjnej;

- prowadzenie i ocenę bilansu płynów;
- utrzymywanie drożności cewnika moczowego (cewnik po resekcji pozostawia się na okres 24–48 godzin w celu zabezpieczenia przed wystąpieniem krwawienia oraz przed odruchowym wstrzymaniem oddawania moczu); makroskopowa obserwacja wydalanego moczu pod kątem krwawienia; pielęgnowanie dziecka z założonym cewnikiem zgodnie z procedurą;
- obserwowanie mikcji (po usunięciu cewnika z pęcherza moczowego); zwrócenie uwagi na udział tłoczni brzusznej przy oddawaniu moczu, szerokość i ciągłość strumienia oraz dolegliwości bólowe;
- pobieranie do kontrolnych badań laboratoryjnych krwi (morfologia krwi, równowaga kwasowo-zasadowa, mocznik, kreatynina, kwas moczowy, elektrolity) i moczu (badanie ogólne i bakteriologiczne zgodnie z indywidualną kartą zleceń);
- podawanie zgodnie ze zleceniem antybiotyków, leków przeciwbakteryjnych, leków usprawniających funkcję pęcherza moczowego (blokery receptora α, leki antycholinergiczne);
- obserwacja dziecka w kierunku objawów dysurycznych, nietrzymania moczu, parć naglących, nocnego moczenia, poliurii, polidypsji, nykturii.

Zadania diagnostyczne i leczniczo-pielęgnacyjne w przypadku wykonania u dziecka nadpęcherzowego odprowadzenia moczu przez przetokę moczowodowo-skórną – patrz rozdział 35: „Przetoka moczowodowo-skórna (urostomia)".

Zadania edukacyjne

- Uświadomienie starszemu dziecku/rodzicom konieczności wieloletniej kontroli urologicznej i nefrologicznej ze względu na możliwość wystąpienia w późniejszym czasie zaburzeń funkcjonowania układu moczowego.
- Uświadomienie rodzicom konieczności wykonywania badań kontrolnych: krwi (elektrolity, morfologia, mocznik, kreatynina, kwas moczowy, równowaga kwasowo-zasadowa, parathormon, fosfataza alkaliczna), moczu (badanie ogólne i bakteriologiczne), USG jamy brzusznej, cystografii mikcyjnej oraz badań urodynamicznych w przypadku dysfunkcji pęcherza moczowego objawiającej się nietrzymaniem moczu, moczeniem nocnym i/lub dziennym zgodnie ze zleceniem.
- Motywowanie dziecka/rodziców do systematycznego zażywania zleconych leków (np. odkażających drogi moczowe, antycholinergicznych).
- Uświadomienie rodzicom konieczności systematycznego pomiaru i dokumentowania ciśnienia tętniczego krwi.
- Nauczenie oraz uświadomienie dziecku/rodzicom konieczności obserwacji w pod kątem objawów, które mogą świadczyć o postępującej

utracie czynności nerek (zahamowanie wzrostu, bóle kostne, osłabienie, sucha, woskowo-bladoszara skóra, nudności, brak apetytu, skłonność do siniaków, objawy niedożywienia).

Piśmiennictwo

1. Glassberg K.I.: *The valve bladder syndrome: 20 years later.* J. Urol., 2001, 166: 1406.
2. Kaliciński P. (red.): *Chirurgia noworodka.* Invest-Druk, Warszawa 2004.
3. Mitchell M.E.: *Persistent uretheral dilation following valve resection.* Dialogues Pediatr. Urol., 1982, 5: 8.
4. Urbanowicz W., Chmaj G., Kasica R.: *Przetoka pęcherzowo-skórna jako wstępne postępowanie w leczeniu zastawek cewki tylnej u noworodków i niemowląt.* Przegl. Chir. Dziec., 2008, 3(3–4): 111–116.
5. Szymkiewicz Cz.: Zastawka cewki tylnej. W: Czernik J. (red.). *Chirurgia dziecięca.* Wydawnictwo Lekarskie PZWL, Warszawa 2005.

32 ZESPÓŁ WYNICOWANIA I WIERZCHNIACTWA

Janusz Sulisławski, Mieczysława Perek

Informacje ogólne

Zespół wynicowania i wierzchniactwa jest złożoną wadą wrodzoną układu moczowo-płciowego obejmującą swym zasięgiem także deformacje końcowego odcinka przewodu pokarmowego oraz szkieletu kostnego obręczy miedniczej. Zespół ten może mieć różne postacie kliniczne, najłagodniejszą jest wierzchniactwo, pośrednią wynicowanie pęcherza moczowego, a najcięższą wynicowanie steku. Ze względu na rozległość omawianego tematu niniejszy rozdział dotyczy najczęstszej postaci, czyli wynicowania pęcherza moczowego.

Częstość występowania wady wynosi od 1 : 10 000 do 1 : 50 000 żywo urodzonych noworodków; wada częściej występuje u chłopców. Nie udowodniono genetycznego uwarunkowania zespołu, ale obserwuje się rodzinne jego występowanie. Według jednej z teorii wada pojawia się w wyniku nieprawidłowego rozwoju błony stekowej między 4. a 10. tygodniem życia płodowego.

Obraz kliniczny

Wynicowanie pęcherza moczowego jest wadą złożoną, obejmującą wiele narządów. W każdym przypadku wynicowania pęcherza występuje rozstęp spojenia łonowego o różnej wielkości, z rotacją zewnętrzną kości biodrowych i przemieszczeniem panewek stawów biodrowych. Nieprawidłowe ustawienie stawów biodrowych może być przyczyną występowania tzw. chodu kaczkowatego. Rozsunięte i zrotowane kości łonowe powodują rozsunięcie mięśni prostych brzucha na boki i utworzenie trójkątnego ubytku w przedniej ścianie brzucha. Ubytek wypełniony jest wrośniętą weń tylną ścianą pęcherza, która zrośnięta jest z powłokami brzusznymi.

W szczycie trójkątnego ubytku mięśniowo-powięziowego, tuż ponad ścianą pęcherza, znajduje się pępowina. Ponieważ brak jest typowego pierścienia pępkowego, istnieją warunki do powstania przepukliny sznura pępowinowego. Z powodu nieprawidłowości mięśni brzucha może dojść do patologicznego rozwoju kanałów pachwinowych i powstania przepuklin pachwinowych oraz wnętrostwa. Błona śluzowa wynicowanego pęcherza u noworodków zwykle jest gładka, lśniąca i różowa z dużą skłonnością do krwawienia; czasem stwierdza się ogniska ektopowej śluzówki jelita grubego, a najczęściej – hamartomatyczne polipy. Ujścia moczowodów są umiejscowione na uwypuklonej śluzówce i dość szerokie, z widocznym stałym, kroplowym wyciekiem moczu. Górne drogi moczowe są najczęściej prawidłowe.

Wada wynicowania pęcherza dotyczy także okolicy odbytu i odbytnicy. Nieprawidłowy rozwój miednicy pociąga za sobą zaburzony rozwój krocza, które jest skrócone i szerokie, a odbyt przemieszczony ku przodowi i czasem zwężony. Nieprawidłowy rozwój przepony miednicznej powoduje zaburzenia funkcji mięśni dźwigaczy odbytu, co wraz z przemieszczeniem odbytnicy i odbytu może skutkować zaburzeniami trzymania stolca.

Nieprawidłowa budowa zewnętrznych narządów płciowych jest jednym z najistotniejszych elementów wady, szczególnie u chłopców. Prącie jest krótkie, szerokie i zagięte ku górze. Zawsze występuje wierzchniactwo (grzbietowe otwarcie cewki moczowej). Jądra, najądrza i przewody płciowe wewnętrzne zwykle są prawidłowo rozwinięte. U dziewczynek cewka jest krótka, otwarta, z niewidoczną granicą przejścia w śluzówkę pęcherza. Łechtaczka jest rozdwojona, wargi sromowe słabo rozwinięte, pochwa krótka, ujście zwężone i przesunięte ku przodowi. Macica, jajowody i jajniki są prawidłowe, sporadycznie obserwuje się zdwojenie macicy.

Rozpoznanie

Ultrasonografia prenatalna: wadę sugeruje brak wypełniającego się moczem pęcherza moczowego, niski przyczep pępowiny, rozstęp spojenia łonowego, małe prącie oraz masa w dolnej części przedniej ściany jamy brzusznej.

Badanie przedmiotowe noworodka z oceną stanu ogólnego oraz miejscowego.

Badania biochemiczne: równowaga kwasowo-zasadowa, stężenie mocznika i kreatyniny w surowicy krwi oraz badanie bakteriologiczne moczu.

Badanie ultrasonograficzne jamy brzusznej wykonywane w celu oceny górnej części układu moczowego oraz wstępnego rozpoznania ewentualnych wad towarzyszących. W razie podejrzenia nieprawidłowości w górnej części układu moczowego niezbędne jest wykonanie scyntygrafii nerek w celu oceny ich funkcji.

Leczenie

Stosuje się leczenie operacyjne, którego celem jest odtworzenie sprawnego pęcherza moczowego, zdolnego do gromadzenia, trzymania i wydalania moczu, oraz czynnościowa rekonstrukcja zewnętrznych narządów płciowych z dobrym efektem kosmetycznym. Pod koniec lat 70. XX wieku został opracowany schemat leczenia operacyjnego, który obowiązuje do dzisiaj i ma charakter etapowy:

→ **I etap leczenia:** pierwotne zamknięcie pęcherza moczowego wraz z cewką tylną wewnątrz obręczy miednicznej. Zbliżenie kości spojenia łonowego oraz odtworzenie wszystkich warstw powłok brzusznych. Zamknięcie wynicowanego pęcherza może być przeprowadzone bez osteotomii kości miednicy u noworodka w pierwszych trzech dobach życia, jeśli rozstęp spojenia łonowego nie przekracza 5 cm. Jeśli zabieg operacyjny jest wykonywany później lub jeśli rozstęp kości spojenia łonowego wynosi powyżej 5 cm, wymagana jest osteotomia kości miednicy. Po jej wykonaniu konieczne jest unieruchomienie dziecka przez okres 6 tygodni w opatrunku gipsowym. Po 3 tygodniach opatrunek gipsowy można zastąpić opaską elastyczną zakładaną na kończyny dolne, które powinny pozostawać w pozycji zgięcia w stawach biodrowych i kolanowych.
→ **II etap leczenia:** rekonstrukcja cewki moczowej i prącia w 2. roku życia.
→ **III etap leczenia:** plastyka szyi pęcherza moczowego z przeszczepieniem moczowodów w wieku 4–5 lat.

Powyższy schemat leczenia może ulegać zmianom w zależności od warunków anatomicznych. Ponadto u części dzieci w okresie późniejszym niezbędne jest przeprowadzenie operacji powiększenia pojemności pęcherza moczowego.

Powikłania

W **pierwszym etapie leczenia** najpoważniejszym powikłaniem jest częściowe lub całkowite rozejście się rany operacyjnej. Skutkiem tego powikłania jest powrót do stanu sprzed operacji lub wypadanie pęcherza moczowego. Powikłaniami występującymi **w późniejszym okresie leczenia** są: zwężenie wytworzonej cewki moczowej lub powstawanie przetok cewki moczowej po jej rekonstrukcji. Częstym powikłaniem są nawracające zakażenia układu moczowego, a także kamica pęcherza moczowego.

Pielęgniarskie aspekty opieki nad noworodkiem po zabiegu pierwotnego zamknięcia pęcherza moczowego

Zadania diagnostyczne i leczniczo-pielęgnacyjne

Okres przedoperacyjny

→ Nawiązanie pozytywnego kontaktu z rodzicami; udzielanie stałego wsparcia psychicznego; przejawianie empatii i serdeczności; omówienie zasad współpracy po zabiegu operacyjnym.

→ Umożliwienie rodzicom stałej obecności na oddziale oraz uwrażliwienie ich na przestrzeganie zaleceń obowiązujących w trakcie leczenia dziecka.

→ Pomiary parametrów życiowych (ciśnienie tętnicze krwi, tętno, oddechy, temperatura ciała) w celu monitorowania stanu dziecka; dokumentowanie pomiarów.

→ Monitorowanie stopnia utlenowania organizmu za pomocą pulsoksymetru; ewentualne podanie tlenu na zlecenie w przypadku obniżonej saturacji.

→ Założenie obwodowego wkłucia naczyniowego; pielęgnacja według procedury oraz dokumentowanie w karcie pielęgnacji i obserwacji wkłuć.

→ Pobranie do badań krwi zgodnie ze zleceniem (morfologia krwi, elektrolity, równowaga kwasowo-zasadowa, transaminazy, mocznik, kreatynina, glukoza, grupa krwi i czynnik Rh, układ krzepnięcia) oraz pobranie moczu (badanie ogólne i bakteriologiczne).

→ Udział w wykonywaniu obrazowych badań diagnostycznych (w razie wskazań).

→ Ocena stanu nawodnienia (napływ kapilarny, ciśnienie tętnicze krwi, wilgotność błon śluzowych, elastyczność skóry, diureza).

→ Przygotowanie i podanie zgodnie ze zleceniem we wlewie kroplowym płynów infuzyjnych i elektrolitów w celu pokrycia dobowego zapotrzebowania oraz wyrównania ewentualnych zaburzeń wodno-elektrolitowych i kwasowo-zasadowych.

→ Udział w farmakoterapii zgodnie ze zleceniem (np. antybiotykoterapia profilaktyczna).

→ Przygotowanie fizyczne do zabiegu operacyjnego (patrz rozdział 3: „Przygotowanie dziecka do zabiegu operacyjnego").

Okres pooperacyjny

→ Pomiary parametrów życiowych (ciśnienie tętnicze krwi, tętno, oddech, saturacja, temperatura ciała co 15–30 minut przez pierwsze 2 godziny, po ustabilizowaniu się stanu dziecka 2–3 razy w ciągu dnia); dokumentowanie wyników pomiarów w karcie obserwacyjnej.

→ Obserwacja pod kątem powikłań pooperacyjnych ze strony układu krążenia i układu oddechowego, wynikających z wykonania zabiegu operacyjnego w znieczuleniu ogólnym; w przypadku wystąpienia zaburzeń pooperacyjnych podejmowanie działań leczniczo-pielęgnacyjnych zgodnie z kartą zleceń.

→ Obserwacja pod kątem powikłań z powodu założonego opatrunku gipsowego (opatrunek gipsowy w przypadku wykonania u dziecka osteotomii jest zakładany na 6 tygodni w celu unieruchomienia i utrzymywania kończyn dolnych w pozycji zgięcia w stawach biodrowych i kolanowych; po 3 tygodniach opatrunek gipsowy może być zastąpiony opaską elastyczną). Należy zwrócić uwagę, czy opatrunek nie jest założony zbyt ciasno, czy nie uciska szczególnie brzucha i pleców dziecka, oraz zabezpieczyć opatrunek przed zabrudzeniem stolcem.

→ Przygotowanie i podawanie we wlewie dożylnym płynów infuzyjnych zgodnie ze zleceniem; ocena stanu nawodnienia.

→ Prowadzenie i ocena bilansu płynów.

→ Udział w farmakoterapii w zależności od wskazań (podawanie antybiotyków, przetaczanie preparatów krwi, tlenoterapia) i zgodnie z indywidualną kartą zleceń.

→ Podawanie analgetyków drogą dożylną zgodnie ze zleceniem; ocena skuteczności terapii (u noworodków niepokój psychoruchowy, zaostrzone rysy twarzy, wzrost częstotliwości tętna i ciśnienia mogą sugerować dolegliwości bólowe).

→ Obserwacja stanu opatrunku w kierunku przesiąkania krwi lub moczu.

→ Asystowanie przy zmianie opatrunku; obserwacja rany w kierunku cech infekcji (zaczerwienienie, obrzęk, wyciek wydzieliny, przeciek moczu) oraz postępów w gojeniu.

→ Kontrola drożności założonego drenażu; obserwacja ilości i zabarwienia spływającej wydzieliny oraz moczu; dokumentowanie w karcie bilansu płynów; pielęgnacja cewników i drenów zgodnie z procedurą.

→ Pobieranie materiału (krwi i moczu) do kontrolnych badań laboratoryjnych.

→ Delikatne i ostrożne wykonywanie czynności pielęgnacyjnych (ból i nadmiar bodźców dotykowych powodują niepokój u noworodka).

→ Zachęcanie rodziców do współpracy w pielęgnacji dziecka; wskazanie źródeł informacji o chorobie oraz grup wsparcia, np. rodzin dzieci z taką samą wadą.

Zadania edukacyjne

→ Poinformowanie rodziców (w ramach kompetencji pielęgniarskich) o następnych etapach operacji, których celem będzie odtworzenie struktur anatomicznych i umożliwienie odprowadzenia oraz trzymania moczu, a także doprowadzenie do rekonstrukcji narządów płciowych z dobrym efektem kosmetycznym i funkcjonalnym.

→ Udzielanie rodzicom na każdym etapie terapii wsparcia psychicznego i informacyjnego; umożliwienie kontaktu z lekarzem, psychologiem i rodzicami dzieci, których leczenie zakończyło się pomyślnie.

Przygotowując rodziców do sprawowania **opieki nad dzieckiem w warunkach domowych,** należy:

→ uwrażliwić ich na konieczność regularnego zgłaszania się w wyznaczonych terminach na okresowe badania kontrolne, których celem jest ocena stanu klinicznego i funkcjonowania przetoki pęcherzowo-skórnej oraz wykonanie badań potrzebnych do następnych etapów operacji, np. badania w celu określenia pojemności zrekonstruowanego pęcherza moczowego i obecności odpływów pęcherzowo-moczowodowych;

→ nauczyć ich pielęgnowania dziecka z przetoką pęcherzowo-skórną; poinformować o konieczności starannej toalety przetoki, ochrony przed urazem mechanicznym, częstej zmiany pieluchomajtek oraz obserwacji pod kątem objawów stanu zapalnego przetoki i jej drożności;

→ poinformować ich o konieczności obserwacji dziecka pod kątem objawów zakażenia układu moczowego (podwyższona temperatura ciała, brak apetytu, wymioty, przykry zapach moczu);

→ wyjaśnić im celowość przyjmowania zleconych leków, np. przeciwbakteryjnych, oraz wykonywania badań kontrolnych moczu w celu wczesnego wykrycia zakażenia układu moczowego;

→ dostarczyć im informacje na temat: profilaktyki zakażeń układu oddechowego, moczowego i pokarmowego, wykonywania obowiązkowych i zalecanych szczepień ochronnych oraz prawidłowego odżywiania dziecka w celu utrzymania dobrego stanu zdrowia i rozwoju, co ma istotne znaczenie dla planowania następnych etapów operacji.

Aspekty psychospołeczne

Wynicowanie pęcherza moczowego jest wadą trudną do leczenia i determinującą jakość całego życia dziecka. Operacje leczące wynicowanie pęcherza są skomplikowane i nie zawsze kończą się pełnym sukcesem. U dziecka mimo wykonania wielu zabiegów rekonstrukcyjnych może wystąpić problem z nietrzymaniem moczu lub z jego zaleganiem w pęcherzu. Wielokrotne zabiegi operacyjne mogą być przyczyną zwężeń cewki moczowej, co może skutkować występowaniem zakażeń układu moczowego, a także męskiej niepłodności.

Częste pobyty w szpitalu, operacje, bolesne badania diagnostyczne, inna niż u rówieśników budowa narządów płciowych zewnętrznych (obecność dużych zniekształceń prącia), niezgrabny, szeroki „kaczkowaty" chód dziecka, problemy z trzymaniem moczu oraz lęki w życiu dorosłym przed podjęciem współżycia seksualnego mogą stanowić podłoże poważnych zaburzeń emocjonalnych.

Piśmiennictwo

1. Baka-Ostrowska M.: *Współczesne zasady postępowania w przypadku noworodków z wynicowaniem pęcherza moczowego.* Stand. Med., 2010, 7: 942–945.
2. Kaliciński P.: *Chirurgia noworodka.* Invest-Druk, Warszawa 2004, s. 459–467.
3. Urbanowicz W.: Zespół wynicowania pęcherza moczowego. W: Czernik J. (red.): *Powikłania w chirurgii dziecięcej.* Wydawnictwo Lekarskie PZWL, Warszawa 2009, s. 421–429.
4. Urbanowicz W.: Rozpoznawanie wad i chorób układu moczowego. W: Grochowski J. (red.): *Wybrane zagadnienia z chirurgii dziecięcej.* Wydawnictwo Fundacji „O Zdrowie Dziecka", Kraków 1999.

33

SPODZIECTWO
Mieczysława Perek

Informacje ogólne

Spodziectwo jest jedną z częstszych wad rozwojowych układu moczowo-
-płciowego u chłopców. Szacuje się, że wada ta występuje u 1 : 250–300
żywo urodzonych noworodków płci męskiej. Wada polega na niedorozwoju
obwodowego odcinka cewki moczowej. Ujście cewki moczowej zamiast na
szczycie żołędzi znajduje się na dolnej powierzchni żołędzi, prącia lub też
w kącie prąciowo-mosznowym, w obrębie moszny bądź na kroczu. Przyczyna wady nie jest ostatecznie poznana, postuluje się udział czynników: genetycznych (rodzinne występowanie wady), endokrynnych (nieprawidłowe
wydzielanie lub synteza hormonów biorących udział w rozwoju zewnętrznych narządów płciowych) i środowiskowych (estrogeny lub fitoestrogeny
występujące w roślinach spożywczych, np. soi, i w niektórych grzybach,
które mogą wywołać wtórne zaburzenia hormonalne).

Podział spodziectwa jest oparty na umiejscowieniu ujścia cewki moczowej. Wyróżniamy:
→ spodziectwo żołędziowe (ujście cewki moczowej znajduje się pomiędzy
   szczytem żołędzi a rowkiem zażołędnym, prącie jest dobrze rozwinięte,
   żołądź przygięta brzusznie);
→ spodziectwo prąciowe (ujście cewki znajduje się między rowkiem zażołędnym a kątem prąciowo-mosznowym; w przeważającej większości przypadków prącie jest zgięte brzusznie, co sprawia wrażenie niedorozwoju narządu);
→ spodziectwo prąciowo-mosznowe (ujście cewki znajduje się w kącie prąciowo-mosznowym lub niżej; prącie jest przygięte brzusznie i niekiedy
   niedorozwinięte; moszna nie jest rozszczepiona);
→ spodziectwo kroczowe (ujście cewki moczowej znajduje się w fałdach
   rozszczepionej moszny, prącie niedorozwinięte, zagięte i wtopione w fałdy rozszczepionej moszny);

→ tzw. spodziectwo bez spodziectwa (ujście cewki moczowej jest umiejscowione prawidłowo ale prącie jest przygięte brzusznie).

W większości przypadków spodziectwa wada jest niewielka i ma postać spodziectwa żołędziowego. W skrajnych postaciach spodziectwa wygląd narządów moczowo-płciowych podobny jest do wyglądu narządów żeńskich o znacznym stopniu wirylizacji. Często współistnieje wnętrostwo, przepukliny pachwinowe oraz inne wady rozwojowe układu moczowego oraz wady serca.

Obraz kliniczny

Rozpoznanie spodziectwa jest możliwe po urodzeniu na podstawie wyglądu prącia. Napletek jest rozdwojony (przykrywa żołądź, lecz jej nie otacza), charakterystyczny jest nadmiar napletka na stronie grzbietowej prącia, przy jednoczesnym braku napletka na dolnej (spodniej) powierzchni prącia. W miejscu brakującego odcinka cewki znajduje się zagłębienie, a prącie w tym odcinku jest haczykowato przygięte w kierunku krocza. Jest to spowodowane przerostem pasm łącznotkankowych, tzw. struną (*chorda*), umiejscowioną między skórą prącia a osłonką ciał jamistych i biegnącą od nieprawidłowo zlokalizowanego ujścia cewki moczowej do rowka zażołędnego. Ujście zewnętrzne cewki moczowej jest zwężone, a żołądź spłaszczona z powodu braku wędzidełka napletka; niekiedy występuje skręcenie żołędzi bądź trzonu prącia wzdłuż jego osi długiej pod kątem 30–45°.

Rozpoznanie

Wadę rozpoznaje się na podstawie **wyglądu prącia** (patrz „Informacje ogólne"). W ciężkich postaciach, gdy istnieje podejrzenie obecności wad towarzyszących spodziectwu, należy wykonać: **badania genetyczne** (oznaczenie kariotypu w celu wyboru właściwej płci metrykalnej dziecka i ustalenia właściwego kierunku leczenia), **badania endokrynologiczne**, **badania obrazowe** i **endoskopowe** (USG, tomografia komputerowa jamy brzusznej, badanie endoskopowe cewki, pęcherza, urografia, renoscyntygrafia).

Leczenie

Leczenie spodziectwa polega na wykonaniu **zabiegu operacyjnego**. Najkorzystniejszym okresem dla przeprowadzenia leczenia operacyjnego jest wiek ok. 2. roku życia. Ważne jest zakończenie leczenia przed wykształceniem się u dziecka świadomości odrębności płci, wyrażającej się m.in. w sposobie oddawania moczu.

Celem leczenia operacyjnego jest wydłużenie i wyprostowanie skróconego i zagiętego prącia, odtworzenie ciągłości cewki moczowej na całej długości prącia aż do szczytu żołędzi, zapewnienie prawidłowej szerokości ujściu zewnętrznemu cewki, nadanie prąciu prawidłowego, nieodbiegającego od normy wyglądu i plastyka żołędzi.

W zależności od stopnia zaawansowania spodziectwa leczenie operacyjne może być jedno- lub wieloetapowe. **Pierwszy etap leczenia** obejmuje: wyprostowanie prącia, pogłębienie rowka żołędnego oraz plastykę napletka (przeniesienie skóry z grzbietowej części napletka na stronę brzuszną), ewentualne poszerzenie ujścia cewki moczowej. **Drugi etap leczenia**, wykonywany po upływie 4–6 miesięcy, polega na wykonaniu rekonstrukcji cewki moczowej (wytworzenie dystalnej części cewki i wyprowadzenie jej na szczyt żołędzi oraz plastyka żołędzi). Dla dziecka najbardziej korzystne jest leczenie operacyjne jednoetapowe, podczas którego w czasie jednego zabiegu zostanie wyprostowane prącie i zrekonstruowany brakujący odcinek cewki moczowej. Leczenie najcięższych postaci wady najczęściej jest dwuetapowe, czasami wieloetapowe.

Przed podjęciem decyzji o sposobie leczenia konieczne jest określenie stopnia ciężkości wady oraz rozpoznanie wad towarzyszących, np. przepukliny pachwinowej, wnętrostwa. Leczenie wad towarzyszących spodziectwu jest konieczne zarówno dla dalszego rozwoju dziecka, jak i dobrego funkcjonowania układu moczowo-płciowego. Odkładanie w czasie leczenia np. niezstąpionych jąder może przyczynić się do zaburzeń w rozwoju komórek rozrodczych i do zmniejszenia produkcji powstającego w jądrach testosteronu, który niezbędny jest do wzrostu prącia i dla zdrowia zarówno dziecka, jak i mężczyzny.

Powikłania

Powikłania **wczesne** obejmują:
→ krwawienie;
→ zakażenie rany operacyjnej;
→ obrzęk;
→ zwężenie ujścia cewki moczowej;
→ rozejście się brzegów rany operacyjnej;
→ nieprzyjęcie się wolnego lub uszypułowanego płata;
→ zapalenie pęcherza moczowego.

Powikłania **późne** obejmują:
→ przetoki cewkowo-skórne;
→ zwężenie nowo wytworzonej cewki moczowej i ujścia zewnętrznego;

- uchyłki w obrębie nowo wytworzonej cewki moczowej;
- kamicę cewkową;
- przetrwałe przygięcie brzuszne prącia;
- przewlekły proces zapalny ujścia cewki z włóknieniem i postępującym zwężeniem;
- nieprawidłowy wygląd prącia (zdeformowana żołądź).

Pielęgniarskie aspekty opieki nad dzieckiem ze spodziectwem

Zadania diagnostyczne i leczniczo-pielęgnacyjne

Okres przedoperacyjny

Zabieg operacyjny z powodu spodziectwa jest zabiegiem planowym, wykonywanym w znieczuleniu ogólnym. U dziecka z tą wadą, jeśli są wskazania, przed przyjęciem do szpitala przeprowadza się pełną diagnostykę urologiczną i genetyczną. Na oddziale pobierany jest materiał do podstawowych badań krwi (morfologia krwi, elektrolity, grupa krwi i czynnik Rh) oraz moczu (badanie ogólne i bakteriologiczne). Dziecko otrzymuje także profilaktycznie antybiotyk zgodnie ze zleceniem. W okresie przedoperacyjnym pacjent jest przygotowywany pod względem psychicznym i fizycznym zgodnie z procedurą (patrz rozdział 3: „Przygotowanie dziecka do zabiegu operacyjnego"). Udziela się także wsparcia informacyjnego i psychologicznego rodzicom/opiekunom dziecka.

Okres pooperacyjny

Okres pooperacyjny po zabiegu spodziectwa jest jednym z najtrudniejszych przeżyć dla dziecka. Wielodniowe utrzymywanie cewnika, czasem objawy jego nietolerancji, źle znoszone przez dziecko opatrunki na wrażliwej okolicy oraz kalibracje cewki to przeżycia, które mogą pozostać w pamięci dziecka na wiele lat, szczególnie jeśli zabieg operacyjny jest wykonywany u starszych dzieci. Do zadań pielęgniarki w opiece nad dzieckiem po zabiegu operacyjnym z powodu spodziectwa należy:

- ocena stanu dziecka bezpośrednio po przywiezieniu z sali pooperacyjnej – ocenia się: przytomność (kontakt werbalny z dzieckiem), drożność układu oddechowego (liczba i rodzaj oddechów, zaleganie wydzieliny w drogach oddechowych), stan układu krążenia (tętno i jego cechy, ciśnienie tętnicze krwi, zabarwienie skóry; pomiarów parametrów życiowych dokonuje się co 15–30 minut, a następnie, po ustabilizowaniu się stanu dziecka, co 1–3 godziny); interpretowanie i dokumentowanie wyników w karcie obserwacji;

- → zapewnienie poczucia bezpieczeństwa psychicznego (częsta obecność przy dziecku, zapewnienie ciszy, spokoju, warunków do snu i wypoczynku);
- → delikatne i sprawne wykonywanie zabiegów pielęgnacyjnych po podaniu leków przeciwbólowych; łagodzenie niepokoju i lęku oraz zachęcanie i motywowanie rodziców/opiekunów do pozostania z dzieckiem przez cały okres okołooperacyjny, aby zminimalizować stres dziecka;
- → kontynuowanie nawadniania dożylnego płynami infuzyjnymi według indywidualnej karty zleceń (uzupełnianie dobowego zapotrzebowania na wodę i elektrolity, obserwacja i ocena stanu nawodnienia organizmu);
- → prowadzenie i ocena bilansu płynów;
- → udział w terapii bólu pooperacyjnego (ułożenie dziecka w pozycji zmniejszającej ból, podawanie leków przeciwbólowych zgodnie z indywidualną kartą zleceń); obserwacja skuteczności zastosowanego leczenia przeciwbólowego;
- → zapobieganie powikłaniom ze strony przewodu pokarmowego (nudności, wymioty, czkawka); podejmowanie interwencji w razie ich wystąpienia zgodnie ze zleceniem;
- → zastosowanie ścisłej diety do czasu powrotu perystaltyki przewodu pokarmowego (po 3–4 godzinach); rozszerzanie diety (początkowo dieta płynna, często w ograniczonej objętości); w trzeciej dobie po zabiegu stosuje się dietę lekkostrawną i niskotłuszczową;
- → zadbanie o łagodny, bez napinania tłoczni brzusznej akt defekacji przez podanie łagodnych środków przeczyszczających, np. czopka glicerynowego, lub wykonanie enemy; dzieci po zabiegu operacyjnym z powodu spodziectwa muszą unikać gwałtownego parcia na stolec, grozi to bowiem rozejściem się brzegów rany operacyjnej lub powstaniem przetok cewkowo-skórnych;
- → ochrona operowanego miejsca i stworzenie warunków do dobrego gojenia rany przez: delikatną pielęgnację okolicy rany operacyjnej, umieszczenie kołdry na specjalnej metalowej ramie, tak aby nie urażała operowanego miejsca, ostrożną zmianę pozycji, niedotykanie okolicy operowanej i cewnika moczowego; poinformowanie dziecka/rodziców o konieczności unikania siadania w pierwszych dobach po zabiegu oraz pozostania w łóżku (niektórzy autorzy zalecają, aby dziecko pozostało w łóżku do czasu pierwszego oddania moczu nowo wytworzoną cewką moczową); dla dobrego gojenia rany ważne jest także, aby dziecko nie wykonywało gwałtownych ruchów, unikało kaszlu, kichania i intensywnego śmiechu; w przypadku gdy dziecko jest niespokojne lub przejawia nadmierną aktywność, podaje się na zlecenie leki uspokajające;

→ kontrolowanie stanu opatrunku na ranie operacyjnej – czy jest suchy, czy przesiąknięty krwią lub moczem (pojawienie się przecieku obok cewnika świadczy o jego zatkaniu; wyjątkiem jest przeciek w trakcie oddawania stolca, który nie jest objawem niepokojącym). Po zabiegu operacyjnym stosowany jest okrężny opatrunek uciskowy w hiperkorekcji w celu profilaktyki krwawienia oraz obrzęku; opatrunek najczęściej jest zmieniany w 3. dobie po zabiegu (jeśli wcześniej nie ma wskazań);

→ asystowanie przy zmianie opatrunku z zachowaniem zasad aseptyki i antyseptyki; obserwacja rany operacyjnej w kierunku objawów stanu zapalnego; zmiany opatrunków po operacji spodziectwa ogranicza się do minimum, aby zapobiec ewentualnym urazom nowo wytworzonej cewki i dalszym powikłaniom, np. rozejściu się brzegów rany operacyjnej;

→ podawanie zgodnie ze zleceniem antybiotyku (profilaktycznie lub leczniczo w przypadku dodatnich wyników badań mikrobiologicznych);

→ zapobieganie zakażeniu rany pooperacyjnej i układu moczowego (dziecko operowane z powodu spodziectwa ma założony do pęcherza moczowego cewnik, którego obecność może stymulować lub podtrzymywać stan zapalny w cewce) przez: utrzymanie drożności cewnika (prawidłowe umocowanie i zabezpieczenie przed zagięciem, skręceniem), podawanie dziecku zwiększonej ilości płynów, aby nie doszło do zastoju moczu, oraz uwzględnianie w diecie płynów i pokarmów obniżających pH moczu, przepłukiwanie cewnika roztworem soli fizjologicznej zgodnie ze zleceniem i przyjętą na oddziale z procedurą w przypadku jego zatkania, np. zagęszczonym osadem z moczu, stosowanie zamkniętego drenażu moczu, obserwowanie pod kątem cech nietolerancji cewnika (często ok. 3. doby po zabiegu pojawiają się bóle przy oddawaniu stolca i w nocy), codzienne mycie zewnętrznej części cewnika oraz okolic narządów płciowych, zwracanie uwagi na to, aby worek z moczem był poniżej poziomu pęcherza, przestrzeganie zasad aseptyki przy otwieraniu układu zamkniętego (zmiana worka, opróżnianie, pobieranie moczu do badań), obserwację w kierunku objawów zakażenia układu moczowego (pieczenie, ból, tkliwość okolicy nadłonowej, parcie na mocz, wzrost temperatury ciała), obserwacja makroskopowa moczu (zabarwienie, zapach), pobieranie moczu do badania ogólnego i bakteriologicznego. Cewnik w pęcherzu po zabiegu operacyjnym utrzymuje się z reguły przez okres 7–10 dni; po jego usunięciu dziecko może mieć trudności z oddaniem moczu nowo wytworzoną cewką, zachowując bowiem w pamięci bolesne zabiegi, może wstrzymywać oddanie moczu w obawie przed bólem. Podejmuje się wówczas działania prowokujące oddanie moczu, np. stosuje nasiadówki w ciepłej wodzie lub podaje leki rozkurczowe;

→ pielęgnowanie obwodowego wkłucia dożylnego;

→ zadbanie o higienę osobistą dziecka i jego najbliższego otoczenia we współpracy z rodzicami dziecka; zaspokajanie potrzeb dnia codziennego; organizowanie spokojnych zajęć i zabaw.

Zadania edukacyjne

Okres przedoperacyjny

→ Przekazanie rodzicom/opiekunom informacji dotyczących pielęgnowania dziecka po zabiegu operacyjnym: obserwacji dziecka, wykonywania zabiegów higienicznych, stosowania profilaktyki przeciwodparzeniowej i przeciwodleżynowej, fizjoterapii układu oddechowego (oklepywanie klatki piersiowej, wykonywania przez dziecko aktywnych ćwiczeń oddechowych – pogłębione oddechy, nadmuchiwanie baloników, wydech do butelki z wodą), organizowania spokojnej zabawy w łóżku, np. oglądanie bajek, czytanie.

Okres pooperacyjny

→ Przekazanie informacji rodzicom odnośnie do pielęgnowania i obserwacji dziecka w warunkach domowych: utrzymywania higieny ciała, a szczególnie okolicy narządów płciowych, postępowania w przypadku utrzymującego się obrzęku narządu płciowego (kąpiele prącia w chłodnych naparach garbników, np. z kory dębu, miejscowe stosowanie maści antybiotykowej zgodnie ze zleceniem), obserwacji w kierunku zaburzeń w oddawaniu moczu (nieprawidłowy kierunek wypływania moczu, wąski i ostro bijący strumień moczu, rozpryskiwanie się moczu podczas mikcji, „wykapywanie" moczu po mikcji, silne parcie na mocz), które mogą świadczyć o powikłaniach, np. zwężeniu cewki moczowej.
→ Poinformowanie o konieczności wykonywania badań kontrolnych oraz diagnostycznych w przypadku zaburzeń mikcji w celu poznania ich przyczyn. Badanie kontrolne powinno odbyć się miesiąc po operacji, a następnie po 3 miesiącach, po pół roku, a później raz w roku aż do dorosłości. Badania pozwolą zapobiec powikłaniom i poważnym następstwom wady, a w przyszłości także problemom psychologicznym wynikającym z nieudanych zabiegów wytwórczych.
→ Poinformowanie o możliwości uzyskania pomocy i wsparcia psychologicznego, szczególnie w okresie dorastania (przedstawienie perspektywy leczenia wydłużającego prącie, psychoterapii kształtującej prawidłowy obraz siebie samego).

Aspekty psychospołeczne

Obciążenie wadą spodziectwa ma niewątpliwie wpływ na dalszy psycho-społeczny rozwój pacjentów. Nieprawidłowości anatomiczne związane z wadą nie tylko są powodem zaburzeń związanych z oddawaniem moczu, ale mogą stać się dla chłopca przyczyną zaburzonych kontaktów z rówieśni-kami, poczucia mniejszej wartości, braku samoakceptacji, a nawet depresji. W okresie dojrzewania coraz większego znaczenia nabierają także sprawy związane z seksualnością. U mężczyzn po operacjach z powodu spodziec-twa mogą występować zaburzenia seksualne. Należy podkreślić, że wcze-śnie i prawidłowo leczone spodziectwo nie ma negatywnego wpływu na sprawność seksualną i psychikę dorosłych mężczyzn.

Piśmiennictwo

1. Chłódek M.: Spodziectwo. W: Czernik J. (red.): *Powikłania w chirurgii dziecię-cej.* Wydawnictwo Lekarskie PZWL, Warszawa 2009.
2. Jurewicz J., Hanke W.: *Zawodowa i środowiskowa ekspozycja na pestycydy a ry-zyko wystąpienia wad wrodzonych – przegląd badań epidemiologicznych.* Probl. Hig. Epidemiol., 2008, 89(30): 302–309.
3. Perek M.: Opieka nad dzieckiem po zabiegu operacyjnym z powodu wady ukła-du moczowego. Spodziectwo. W: Czupryna A., Wilczek-Rużyczka E. (red.): *Wy-brane zagadnienia pielęgniarstwa specjalistycznego.* Wolters Kluwer, Warszawa 2010.
4. Ryśkiewicz R., Gawrych E.: *Odległa ocena leczenia spodziectwa.* Ann. Acad. Med. Stetin., 2008, 54(2): 70–76.
5. Urbanowicz W.: Spodziectwo. W: Czernik J. (red.): *Chirurgia dziecięca.* Wydaw-nictwo Lekarskie PZWL, Warszawa 2005.

34

SKRĘT JĄDRA I PRZYCZEPKÓW JĄDRA

Mieczysława Perek

Informacje ogólne

Obrót jądra wokół długiej osi powrózka nasiennego, czyli skręt jądra, jest najczęstszym stanem urologicznym występującym u dzieci. Prowadzi do zaburzeń w przepływie krwi i jej zastoju, a w konsekwencji do niedokrwienia jądra, co może, przy braku odpowiedniego leczenia, skutkować jego utratą oraz niepłodnością. Występuje u 1 na 160 chłopców do 25. roku życia. Większość skrętów jader występuje w okresie okołopokwitaniowym, ok. 10% w okresie noworodkowym. Czynnikami sprzyjającymi są wady i nieprawidłowości anatomiczne, które powodują nadmierną ruchomość jąder. Należą do nich: nieprawidłowy przyczep jądrowodów, wady przebiegu mięśnia dźwigacza jądra oraz nieprawidłowy przyczep osłonki pochwowej, co powoduje wysokie ułożenie jądra w worku mosznowym. Skłonność do skrętu występuje także w przypadku wnętrostwa (niezstąpienia jąder).

Każda nagle występująca choroba moszny wymaga wykluczenia skrętu jądra. W zależności od anatomicznej budowy wyróżniane są **dwa główne typy skrętu jądra**:

→ 1. Skręt wewnątrzosłonkowy – najczęstszy typ skrętu, który może zdarzyć się w każdym okresie życia, najczęściej jednak występuje w okresie dojrzewania.

→ 2. Skręt zewnątrzosłonkowy – występuje głównie u noworodków (chociaż może występować w okresie płodowym – ale jest to niezmiernie rzadkie zjawisko).

Obraz kliniczny

Do zasadniczych objawów skrętu jądra należą: ból jądra o różnym nasileniu, obrzęk moszny, zaczerwienienie i nadmierne ucieplenie jej skóry. Gorączka, nudności i wymioty nie są objawami stałymi, często jednak dołączają do objawów zasadniczych, podobnie jak wykrywane w badaniach laboratoryjnych leukocytoza i wskaźniki ostrej fazy. Zapaleniu jądra mogą towarzyszyć także inne objawy, takie jak objaw Phrena (zmniejszenie bólu jądra po uniesieniu w czasie badania chorej połowy moszny), objaw Gera (punktowe wciągnięcie skóry moszny po stronie chorej), objaw Brunzela (pogrubienie powrózka nasiennego i podciągnięcie jądra), objaw Tenckhoffa (trzeszczenie skóry moszny podczas ucisku).

Skręt jadra o 360° powoduje u starszych chłopców burzliwe i szybko narastające objawy kliniczne, natomiast skręt o 180° powoduje lekkie, narastające i ciągnące bóle, do których dorastający chłopcy niechętnie się przyznają. Czasami po kilku nawrotach podobnych dolegliwości dochodzi do pełnego skrętu. Jeśli jądro znajduje się wewnątrz jamy brzusznej lub w kanale pachwinowym, mogą dominować objawy charakterystyczne dla „ostrego brzucha". Objawy u noworodka nie są burzliwe i nasilają się powoli. W mosznie stwierdza się nieboiesną, twardą, guzowatą masę, która nie prześwieca przy transluminacji. Skóra moszny najpierw jest niezmieniona, z czasem staje się napięta i zaczerwieniona.

W przypadku skrętu przyczepów jądra główną dolegliwością jest ból w górnej części jądra oraz niewielkie twarde zgrubienie. Może on pojawić się po wysiłkach fizycznych, jak również niezależnie od aktywności. Skóra na mosznie może być nieco zaczerwieniona i obrzęknięta.

Rozpoznanie

Postępowanie diagnostyczne oprócz **wywiadu**, **badania fizykalnego** obejmuje również **badania laboratoryjne**, **obrazowe** i **histopatologiczne**. Spośród nowoczesnych metod obrazowych stosuje się: USG z power Doppler, tomografię komputerową, rezonans magnetyczny, scyntygrafię i termografię powierzchniową. Najbardziej dostępne, oprócz badania fizykalnego, jest badanie ultrasonograficzne. Ultrasonografia wysokiej rozdzielczości w skojarzeniu z techniką dopplerowską jest nieinwazyjną metodą obrazowania zawartości moszny, która pozwala na szybkie i dokładne uwidocznienie zawartości worka mosznowego oraz ocenę morfologii znajdujących się w nim struktur. Badanie wykonuje się w pozycji leżącej po delikatnym uniesieniu i podparciu worka mosznowego. W wątpliwych przypadkach należy wykonać badanie moczu w celu wykluczenia zakażenia (zapalenie najądrza). Należy jednak pamiętać, że u 25%

chorych ze skrętem jądra występuje ropomocz, a ok. 20% chorych zapalenie najądrza przebiega bez ropomoczu.

W **diagnostyce różnicowej** należy uwzględnić: krwiak pourazowy, zapalenie jądra, uwięźniętą przepuklinę pachwinową i nowotwór jądra. Skręt przyczepów jądra rozpoznaje się na podstawie objawów i wyniku badania klinicznego, które są charakterystyczne.

Leczenie

Skręt jądra wymaga natychmiastowej interwencji. Leczenie polega na operacyjnym otwarciu worka mosznowego, odkręceniu jądra oraz udrożnieniu zaciśniętych naczyń krwionośnych powrózka nasiennego i wykonaniu obustronnej orchidopeksji (umocowania jąder szwami w mosznie).

W trakcie zabiegu po odkręceniu gonady zwykle pobiera się z niej wycinek do badania histopatologicznego. Tylko w ewidentnych przypadkach całkowitej martwicy jądro jest usuwane. Zawsze obowiązuje fiksacja jądra zdrowego (a często już jedynego), którego budowa anatomiczna może również usposabiać do skrętu.

Każde opóźnienie leczenia prowadzi do nasilenia niedokrwienia i w rezultacie do martwicy jądra. Nieodwracalna martwica gonady następuje po ok. 4 godzinach, dlatego ważne jest, aby zabieg był wykonany przed upływem tego czasu. Ręczne zewnętrzne odprowadzenie skrętu jądra może opóźnić wystąpienie martwicy, ale zawsze należy wykonać zabieg operacyjny. Próbę zewnętrznego odprowadzenia skrętu jądra można podjąć wyłącznie po podaniu leku przeciwbólowego.

W przypadku skrętu przyczepów jądra, gdy bolesność i przebarwienie jest wyraźne, może być zastosowane leczenie zachowawcze. Po kilku dniach przyczepek ulega martwicy, a bolesność i obrzęk się cofają. Mimo możliwości stosowania leczenia zachowawczego skrętu przyczepków jądra, uważa się, że wskazane jest leczenie chirurgiczne, które pozwoli na dokładną ocenę jądra.

Powikłania

Powikłania obejmują:
→ zmiany zanikowe jądra – w ok. $^2/_3$ zachowanych jąder może wystąpić atrofia jądra w ciągu pierwszych 2–3 lat po odkręceniu;
→ ostra infekcja jąder i moszny spowodowana ograniczeniem prawidłowego przepływu krwi podczas zadzierzgnięcia jądra;
→ upośledzenie płodności (nieprawidłowy skład nasienia) lub niepłodność.

Pielęgniarskie aspekty opieki nad dzieckiem ze skrętem jądra i przyczepków jądra

Zadania diagnostyczne i leczniczo-pielęgnacyjne

Okres przedoperacyjny

→ Nawiązanie kontaktu z dzieckiem/rodzicami; udzielanie informacji dotyczących zabiegu; wyjaśnianie konieczności leczenia operacyjnego w ramach kompetencji pielęgniarskich oraz omówienie z rodzicami zasad współpracy po zabiegu operacyjnym.

→ Niwelowanie lęków i niepokoju przez okazywanie zrozumienia, empatii i życzliwości.

→ Przygotowanie dziecka do badań oraz asystowanie przy ich wykonywaniu.

→ Pomiary parametrów życiowych oraz masy ciała i wzrostu; dokumentowanie wyników pomiarów w karcie gorączkowej.

→ Wykonanie kaniulacji żyły powierzchownej; pobranie krwi do badań laboratoryjnych.

→ Udział w farmakoterapii zgodnie ze zleceniem (terapia bólu, antybiotykoterapia profilaktyczna, podawanie płynów infuzyjnych i elektrolitów).

→ Przygotowanie fizyczne do zabiegu operacyjnego (patrz rozdział 3: „Przygotowanie dziecka do zabiegu operacyjnego").

Okres pooperacyjny

→ Ułożenie dziecka w pozycji półwysokiej, minimalizującej ból rany operacyjnej.

→ Pomiary, interpretowanie i dokumentowanie podstawowych parametrów życiowych (tętno, ciśnienie tętnicze krwi, oddechy; pomiary należy wykonywać co 15–30 minut we wczesnym okresie po zabiegu, później, po ustabilizowaniu się stanu dziecka, co 1–3 godziny lub w zależności od wskazań; pomiar i dokumentowanie temperatury ciała we wczesnym okresie po operacji co 2 godziny lub w razie potrzeby).

→ Ocena natężenia bólu; podawanie leków przeciwbólowych zgodnie ze zleceniem; ocena skuteczności leczenia przeciwbólowego.

→ Obserwacja pod kątem powikłań pooperacyjnych będących następstwem działania leków anestezjologicznych (nudności, wymioty, ból głowy, duszność, niedrożność porażenna jelit, retencja moczu); podejmowanie interwencji pielęgniarskich w zależności od wskazań i zgodnie ze zleceniem.

→ Kontynuowanie nawadniania drogą dożylną płynami infuzyjnymi; ocena stanu nawodnienia.

→ Prowadzenie i ocena bilansu płynów.

→ Zastosowanie ścisłej diety do czasu powrotu perystaltyki przewodu pokarmowego (po 3–4 godzinach); rozszerzanie diety (początkowo dieta płynna, często w ograniczonej objętości); w trzeciej dobie po zabiegu – dieta lekkostrawna i niskotłuszczowa.

→ Kontrola oddania moczu; w przypadku braku mikcji po upływie 8–12 godzin stosuje się działania prowokujące z zapewnieniem intymności dziecka; jeśli prowokacja nie daje efektu, podaje się dziecku na zlecenie leki spazmolityczne lub wykonuje cewnikowanie pęcherza moczowego.

→ Obserwacja opatrunku na ranie operacyjnej oraz drożności założonych do jamy moszny drenów; kontrola ilości i zabarwienia treści gromadzącej się w zbiorniku.

→ Asystowanie przy zmianie opatrunku; obserwowanie rany operacyjnej pod kątem zakażenia (obrzęk, bolesność, zaczerwienienie, ropna wydzielina).

→ Zapewnienie pomocy w zaspokajaniu potrzeb fizjologicznych; udział w zapobieganiu powikłaniom ze strony układu oddechowego (nacieranie i oklepywanie klatki piersiowej, zachęcanie dziecka do wykonywania głębokich oddechów, wietrzenie sali); organizowanie czasu wolnego.

Zadania edukacyjne

Przygotowanie dziecka/rodzica do samoopieki w warunkach domowych obejmuje:

→ poinformowanie o konieczności wykonania kontrolnego badania USG z dopplerowską oceną przepływów w jądrze (prawidłowy przepływ świadczy o powodzeniu operacji);

→ poinformowanie o konieczności: utrzymywania rany w czystości i kąpieli pod prysznicem, zabezpieczenia jałowym opatrunkiem, delikatnej pielęgnacji okolicy narządów płciowych, noszenia po operacji luźnej bielizny osobistej;

→ poinformowanie o konieczności unikania ćwiczeń i nadmiernej aktywności ruchowej we wczesnym okresie po operacji i zwolnienia z lekcji wychowania fizycznego na okres kilku miesięcy.

Aspekty psychospołeczne

Wady i choroby moszny w bardzo istotny sposób wpływają na jakość życia. Początkowe objawy zespołu ostrej moszny są często lekceważone (chłopcy wstydzą się zgłaszać dolegliwości związane z narządami płciowymi) i często rozpoznawane za późno, aby można było uratować jądro. Rozwinięcie się niedokrwienia tkanki jądrowej w wyniku skrętu może skutkować zmniejszeniem płodności lub niepłodnością w wieku prokreacyjnym oraz zmianami patologicznymi w przeciwległym jądrze. Zaburzenia te są spowodowane najprawdopodobniej odczynem autoimmunologicznym, którego źródłem jest uszkodzone jądro (wzrost miana przeciwciał przeciwplemnikowych), dlatego jądro, które uległo skręceniu, powinno być usunięte. Posiadanie jednego jadra może mieć niekorzystny wpływ na psychikę (poczucie mniejszej wartości, brak samoakceptacji, depresja). Aby temu przeciwdziałać, obecnie istnieje możliwość wszczepienia protezy jądra (zabieg można wykonać w wieku ok. 15 lat).

Piśmiennictwo

1. Apoznański W.: Ostra moszna. W: Czernik J. (red.): *Chirurgia dziecięca*. Akademia Medyczna we Wrocławiu, Wrocław 2008.
2. Grochowski J. (red.): *Wybrane zagadnienia z chirurgii dziecięcej*. Wydawnictwo Fundacji „O Zdrowie Dziecka", Kraków 1999.
3. Krakós M., Niedzielski J.: *Ostra moszna – wciąż aktualny problem kliniczny*. Chir. Pol., 2006, 8(3): 191–197.
4. Wagner A.A. (red.): *Chirurgia dziecięca*. Wydawnictwo Lekarskie PZWL, Warszawa 2003.
5. Radomska K., Majewska A., Jankowski Z., Niedzielski J.: *Zespół ostrej moszny u dzieci. Leczenie zachowawcze czy operacyjne?* Urol. Pol., 1999, 52: 3.

PRZETOKA MOCZOWO-SKÓRNA (UROSTOMIA)

Mieczysława Perek

35

Informacje ogólne

Urostomia jest to rodzaj przetoki moczowo-skórnej, wykonanej w obrębie układu moczowego. Celem jej wytworzenia jest odprowadzenie moczu przez połączenie nerki, moczowodu lub pęcherza moczowego ze skórą bezpośrednio lub przy użyciu „wstawki" jelitowej. Sposób odprowadzenia moczu zależy od zasadniczej jednostki chorobowej, zaawansowania choroby, stopnia upośledzenia czynności filtracyjnej nerek i uszkodzenia górnych dróg moczowych oraz stanu psychicznego i wieku pacjenta.

Przyczyną wytworzenia urostomii jest utrudnienie odpływu moczu z nerki spowodowane najczęściej: wadami wrodzonymi pęcherza i dróg moczowych, kamicą nerkową lub moczowodową, nowotworami złośliwymi narządów miednicy mniejszej (najczęściej pęcherza), niektórymi postaciami dysfunkcji neurogennej pęcherza moczowego, urazami, powikłaniami pooperacyjnymi i/lub po radioterapii.

Rodzaje urostomii:

→ 1. Przetoka pęcherzowo-skórna (cystostomia). Odprowadzenie moczu uzyskuje się dzięki wprowadzeniu do pęcherza moczowego cewnika drogą operacyjną lub przy użyciu zestawu punkcyjnego. Może mieć charakter tymczasowy lub definitywny. Cystostomię wykonuje się u dzieci ze zwężeniami cewki lub zastawką cewki tylnej, po urazach rdzenia kręgowego oraz w obrębie miednicy, z pęcherzem neurogennym, a także u dzieci z przepukliną rdzeniową.

→ 2. Przetoka miedniczkowo-moczowodowo-skórna (*pelvio-uretero-cutaneostomia*), wykonywana metodą Sobera lub Williamsa. Wskazaniem do wytworzenia przetoki jest poszerzenie górnych dróg moczowych z towarzyszącym zakażeniem układu moczowego i upośledzeniem funkcji nerek w wyniku obecności przeszkody w dolnym odcinku moczowodu, np. zastawki cewki tylnej lub odpływu pęcherzowo-moczowodowego. Przetoki likwiduje się po opanowaniu zakażenia i zmniejszeniu się poszerzenia moczowodów i układu kielichowo-miedniczkowego oraz poprawie funkcji nerek. Zaletą tego sposobu odprowadzenia moczu jest też zachowanie przepływu moczu przez moczowód do pęcherza.

→ 3. Przetoka moczowodowo-jelitowo-skórna (*ureteroileocutaneostomia*), wykonana drogą operacyjną metodą Brickera. Polega na rekonstrukcji dróg moczowych z użyciem jelita jako „wstawki" łączącej moczowody ze skórą. Jest to rodzaj przetoki zbliżony do stomii kałowej, gdyż na skórze znajduje się kikut jelita. Wyłoniona w ten sposób stomia nie ma zakończeń nerwów czuciowych, co pozwala na swobodne jej dotykanie i ułatwia późniejszą pielęgnację. Obecnie jest to najpopularniejsza metoda nadpęcherzowego odprowadzenia moczu.

→ 4. Przetoka nerkowo-skórna (nefrostomia). Polega na odprowadzeniu moczu bezpośrednio z nerki przez wprowadzony do niej cewnik drogą operacyjną lub przy użyciu zestawu punkcyjnego. Nefrostomia najczęściej jest wykonywana z powodu zablokowania odpływu moczu z nerki lub moczowodu. Ten rodzaj przetoki wymaga okresowej wymiany cewnika co 4–6 tygodni.

Urostomię najczęściej zabezpiecza się dwuczęściowym systemem stomijnym (woreczek + płytka). Wszystkie rodzaje worków urostomijnych są zaopatrzone w zawór odpływowy zapobiegający cofaniu się moczu, co zmniejsza ryzyko infekcji i problemów skórnych. Specjalna rurka odprowadzająca umożliwia podłączenie na noc do systemu zbiorczego (cewnik Foleya + worek) i dzięki temu zapobiega przepełnianiu się worka i zakażeniu wstępującemu.

Powikłania

Powiklania **wczesne** obejmują:
→ obrzęk;
→ krwawienie ze stomii;
→ przetokę jelitową;
→ przetokę moczową;
→ martwicę stomii;
→ niedrożność mechaniczną i porażenną jelit.

Powikłania **późne** obejmują:
→ przepuklinę okołostomijną;
→ zwężenie pierścienia skórnego wokół stomii;
→ wypadanie stomii;
→ kamienie nerkowe;

- → zwężenie miejsca zespolenia moczowodów z pętlą jelitową;
- → zmiany zapalne skóry.

Pielęgniarskie aspekty opieki nad dzieckiem z urostomią

Zadania diagnostyczne i leczniczo-pielęgnacyjne

Okres przedoperacyjny

- → Nawiązanie kontaktu z dzieckiem i jego rodziną; ocena obaw, lęków, nastawienia do zabiegu operacyjnego, oczekiwań wobec leczenia oraz możliwości przystosowania do nowej sytuacji oraz przygotowania do samoopieki.
- → Niwelowanie lęków i niepokoju przez okazywanie zrozumienia, empatii, życzliwości i otoczenie pacjenta profesjonalną opieką.
- → Przedstawienie dziecku i rodzinie programu opieki pielęgniarskiej po zabiegu wyłonienia urostomii.
- → Zapewnienie choremu dziecku/rodzicom warunków, czasu i miejsca do indywidualnej rozmowy z lekarzem, pielęgniarką stomijną, psychologiem, anestezjologiem.
- → Pobranie materiału do badań laboratoryjnych na zlecenie (morfologia krwi, równowaga kwasowo-zasadowa, elektrolity, mocznik, kreatynina, glukoza, grupa krwi i czynnik Rh, badanie ogólne i bakteriologiczne moczu).
- → Przygotowanie dziecka do badań i udział w ewentualnych badaniach obrazowych zgodnie ze zleceniem (USG jamy brzusznej, ewentualnie cystografia mikcyjna, renoscyntygrafia dynamiczna, tomografia komputerowa, urografia).
- → Pomiary parametrów życiowych (tętno, ciśnienie tętnicze krwi, oddech, saturacja, temperatura ciała, masa ciała i wzrost); dokumentowanie wyników pomiarów.
- → Udział w wyborze miejsca przyszłej urostomii zgodnie z obowiązującymi zasadami (wyznaczenie miejsca na skórze powłok brzusznych w pozycji leżącej, siedzącej i w pochyleniu na boki po dokładnej ocenie powłok skórnych; uwzględnienie podczas wyboru możliwości psychofizycznych dziecka w zakresie pielęgnacji).
- → Nauczenie efektywnego odkrztuszania wydzieliny i kaszlu (poinformowanie o asekuracji miejsca cięcia operacyjnego przez ucisk dłonią) oraz poprawnego wykonywania ćwiczeń oddechowych i gimnastyki usprawniającej w celu profilaktyki powikłań pooperacyjnych.

→ Podanie drogą dożylną antybiotyku (prewencja zakażeń) na zlecenie po uprzednim założeniu obwodowego dostępu naczyniowego; pielęgnowanie dostępu zgodnie z procedurą.
→ Przygotowanie fizyczne dziecka do zabiegu operacyjnego (patrz rozdział 3: „Przygotowanie dziecka do zabiegu operacyjnego").

Okres wczesnopooperacyjny

→ Przyjęcie dziecka na oddział i sprawdzenie dokumentacji medycznej dziecka wraz z zaleceniami chirurga i anestezjologa; kontrola stanu świadomości (ocena stopnia wybudzenia, możliwości porozumienia się z dzieckiem i jego reakcji na bodźce zewnętrzne).
→ Wygodne i bezpieczne ułożenie dziecka – w pierwszych godzinach po operacji w pozycji półwysokiej (lepsza wentylacja płuc, mniejsze napięcie powłok brzusznych, zabezpieczenie przed zachłyśnięciem się przy ewentualnych wymiotach).
→ Pomiary parametrów życiowych (ciśnienie tętnicze krwi, tętno, oddechy, saturacja, temperatura ciała; przez pierwsze dwie godziny pomiar co 15–30 minut, a następnie co 1–3 godziny, w zależności od przebiegu operacji, stanu ogólnego pacjenta i zleceń lekarskich; w kolejnych dobach najczęściej 3–4 razy w ciągu doby; interpretowanie i dokumentowanie wyników.
→ Prowadzenie i ocena bilansu płynów; ocena kliniczna stanu nawodnienia.
→ Udział w farmakoterapii (podawanie na zlecenie płynów infuzyjnych, elektrolitów, antybiotyków, leków antybakteryjnych i przeciwbólowych).
→ Kontrolowanie drożności i funkcjonowania cewnika moczowego oraz założonych drenów; ocena ilości i zabarwienia moczu oraz wydzieliny w drenach i zbiornikach.
→ Obserwacja stanu opatrunku na ranie operacyjnej; asystowanie przy zmianie opatrunku; ocena rany pooperacyjnej pod kątem powikłań.

Późny okres pooperacyjny

→ Obserwacja funkcjonowania urostomii (ilość i charakter wydalonego moczu) oraz ocena jej żywotności (kolor, kształt, wielkość, wydzielina, ilość śluzu). Śluzówka stomii powinna być czerwona lub różowa, z obrzękiem fizjologicznym, wilgotna. W przypadku stwierdzenia niepokojących objawów np. ciemnego zabarwienia, fakt ten należy natychmiast zgłosić lekarzowi.
→ Ocena reakcji dziecka na urostomię; aktywne reagowanie na skargi i prośby dziecka; poinformowanie dziecka/rodziców o konieczności zgłaszania członkom zespołu terapeutycznego informacji o zaobserwowanych objawach somatycznych oraz zachowaniu dziecka i reakcji na zastosowane leczenie farmakologiczne.

→ Przygotowanie sprzętu urostomijnego i założenie go zgodnie z procedurą (u małych dzieci zabezpiecza się przetokę moczową jałowym gazikiem z maścią silikonową oraz zawija w pieluszkę, u starszych dzieci dobiera się odpowiedni sprzęt urostomijny).

→ Zapobieganie powikłaniom pooperacyjnym (wczesna aktywizacja ruchowa dziecka, pomoc w zmianie pozycji ciała, sadzanie, prowadzenie ćwiczeń oddechowych, oklepywanie klatki piersiowej, ewentualnie wykonywanie inhalacji i pomoc w odkrztuszaniu wydzieliny z drzewa oskrzelowego; w kolejnych dobach motywowanie dziecka do kontynuowania gimnastyki oddechowej i stopniowego intensyfikowania rehabilitacji ruchowej).

→ Zaspokojenie potrzeby czystości osobistej i czystości otoczenia (pomoc przy zabiegach higienicznych lub ich wykonywanie w zależności od stopnia sprawności ruchowej, stanu ogólnego i samopoczucia dziecka).

Zadania edukacyjne

Przygotowanie dziecka i rodziców do sprawowania samoopieki w warunkach domowych obejmuje:

→ ocenę wiedzy dziecka/rodziców na temat urostomii, reakcji dziecka na stomię, rozumienia jej następstw oraz możliwości pielęgnacji;

→ przedstawienie dziecku możliwości prowadzenia aktywnego/normalnego codziennego życia (nauka w szkole, kontakty z rówieśnikami, uczestnictwo w spotkaniach towarzyskich, wycieczki, uprawianie sportów, kąpiel w basenie itp.);

→ wyjaśnienie dziecku/rodzicom mechanizmu funkcjonowania przetoki oraz ewentualnych zagrożeń i powikłań (zakażenie, krwawienie, zatkanie);

→ umożliwienie kontaktu z pacjentami, którzy od dłuższego czasu funkcjonują z urostomią i mają do niej pozytywny stosunek;

→ zapoznanie z podstawowym sprzętem urostomijnym i nauczenie doboru sprzętu urostomijnego (rozmiar, typ, wymiana worków, spuszczanie moczu, zabezpieczenie przed odklejeniem, „maskowanie" worka);

→ nauczenie zakładania sprzętu urostomijnego (demonstracja czynności: dokładne umycie i osuszenie skóry wokół urostomii; wybranie worka o odpowiednim rozmiarze; zabezpieczenie ujścia urostomii przed podciekaniem moczu na skórę jałowym gazikiem; zdjęcie folii ochronnej z przylepca płytki; upewnienie się, że skóra wokół urostomii jest sucha, i delikatne umieszczenie płytki na skórze; upewnienie się, że płytka dobrze przylega do skóry, zwłaszcza w okolicy blizn, fałd i zagłębień; przytrzymanie przez chwilę płytki, tak aby pod wpływem temperatury ciała uzyskała szczelne połączenie ze skórą. Przy sprzęcie dwuczęściowym nałożenie obręczy worka na kryzę pierścienia na płytce, zaczynając od dołu; przesunięcie palcami po obwodzie połączenia, aby sprawdzić, czy obręcz worka połączyła się z kryzą; jeśli system ma dodatkowe zapięcie, trzeba je zapiąć w odpowiedni sposób, aby zapewnić całkowitą szczelność);

→ pomoc podczas samodzielnego zakładania sprzętu urostomijnego; nauczenie samocewnikowania (skład zestawu, schemat postępowania, zasady aseptyki);

→ nauczenie pielęgnacji urostomii i postępowania w razie odparzenia skóry, a także oceny funkcjonowania stomii (kolor, kształt, wielkość) oraz rozpoznania ewentualnych powikłań (krwawienia, zmiany skórne, wciągnięcia, zwężenia, przepukliny, wypadanie stomii);

→ poinformowanie i uświadomienie dziecku/rodzicom konieczności przestrzegania zasad szczególnej higieny w pielęgnacji przetoki ze względu na kontakt moczu, a w przypadku operacji Brickera także śluzu jelitowego, ze skórą;

→ przedstawienie i zademonstrowanie dostępnych środków ułatwiających właściwą pielęgnację (zmywacza, nasączonych chusteczek, kremu ochronnego i tzw. drugiej skóry); w przypadku wklęsłych urostomii, obecności fałdów skórnych czy blizn pooperacyjnych poinformowanie o możliwości stosowania środków ułatwiających przyleganie przylepca do skóry (pasta uszczelniająca, pierścień uszczelniający, płytka ochronna, dodatkowa płytka i pasek podtrzymujący);

→ wyjaśnienie konieczności wykonywania zgodnie z zaleceniem okresowego badania moczu (zawsze z nowo założonego woreczka lub bezpośrednio z cewnika) i krwi oraz przeprowadzania konsultacji specjalistycznych;

→ poinformowanie o konieczności noszenia ze sobą zapasowego zestawu urostomijnego i środków pielęgnacyjnych (poprawia to poczucie bezpieczeństwa chorego);

→ poinformowanie o konieczności okresowego wymieniania (lub natychmiastowego, gdy wystąpi niedrożność) cewnika zgodnie z procedurą i zaleceniami;

→ uświadomienie celowości przyjmowania zgodnie ze zleceniem leków odkażających drogi moczowe oraz większej objętości płynów (zagęszczony mocz zwiększa ryzyko powstania kamieni moczowych i sprzyja niedrożności cewnika), a także kontrolowania zabarwienia i wyglądu moczu z uwzględnieniem ilości wypijanych płynów, spożywanych pokarmów oraz leków, które zmieniają barwę moczu;

→ nauczenie prowadzenia i oceny bilansu płynów w celu monitorowania funkcjonowania urostomii i pracy nerek;

→ motywowanie do wykonywania ćwiczeń wzmacniających mięśnie brzucha oraz unikania nadmiernego wysiłku fizycznego;

→ motywowanie do przestrzegania zaleconej diety (powinna być urozmaicona, z ograniczeniem spożycia szczawianów [zielonych warzyw] i czerwonego mięsa); kontrolowanie podaży wapnia w diecie w celu zmniejszenia ryzyka powstania kamicy moczowej;

→ poinformowanie o zasadach refundacji sprzętu oraz zapoznanie z możliwościami uzyskania pomocy po opuszczeniu szpitala (grupy wsparcia, pielęgniarki konsultantki) oraz utrzymywania stałego kontaktu z pielęgniarką stomijną i lekarzem prowadzącym.

Aspekty psychospołeczne

Urostomia jest dla dziecka problemem nie tylko natury medycznej, ale i psychologicznej. Po operacji wyłonienia stomii moczowej obraz własnego ciała nagle zostaje zmieniony. Dziecko cierpi, ponieważ czuje się tak, jakby jego ciało zostało okaleczone. Przyklejony na brzuchu worek stomijny jest czymś obcym, nieznanym, a jednocześnie czymś, co będzie towarzyszyło dziecku przez długie lata i z czym musi się pogodzić. Wyłonienie urostomii, szczególnie w okresie dorastania, może powodować izolację, odwrócenie się od bliskich, zamknięcie się ze swoim problemem. Młodzież często broni dostępu do siebie, jest nieufna i unika kontaktów. Jest nadmiernie drażliwa, przeczulona, odczuwa lęk przed ewentualnym odrzuceniem. Towarzyszy temu brak wiary w życzliwość czy bezinteresowność innych. To wszystko prowadzi do frustracji i nasila negatywne przeżycia psychiczne. Młody człowiek, będący u progu dorosłego życia, może uznać stomię za barierę w realizacji celów życiowych. Często ma zaniżoną samoocenę, depresyjne myśli i zaburzony system wartości oraz wątpi w sens celów, do których dążył przed operacją. W opiece psychologicznej nad nastolatkiem z urostomią najważniejsze jest przełamanie izolacji i zapewnienie poczucia bezpieczeństwa, a także motywowanie do „pogodzenia się ze stomią", dzięki której mimo wszystko możliwe jest dalsze życie i realizacja marzeń oraz pragnień. Ważna jest też świadomość pacjenta, że nikt obcy nie musi wiedzieć o jego stomii, jeśli sam nie będzie chciał o tym powiedzieć.

Piśmiennictwo

1. Kapała W.: *Pielęgniarstwo w chirurgii*. Czelej, Lublin 2006.
2. Kwiatkowska J.: Standard opieki pielęgniarskiej nad dzieckiem z przetoką moczową. W: Rakowska-Róziewicz D. (red.): *Wybrane standardy i procedury w pielęgniarstwie pediatrycznym*. Czelej, Lublin 2001.
3. Kózka M.: *Wybrane standardy opieki pielęgniarskiej*. Instytut Pielęgniarstwa, Kraków 1997.
4. Maranda R.: *Urostomia (przetoka moczowo-skórna). Poradnik dla pielęgniarek i pacjentów*. Tuszynek 2000.
5. Pikor K., Łowiński J.: *Urostomia – przetoka moczowo-skórna*. Przegl. Urol., 2007, 8: 6946.
6. Walewska E. (red.): *Podstawy pielęgniarstwa chirurgicznego*. Wydawnictwo Lekarskie PZWL, Warszawa 2006.

CZĘŚĆ V

OPIEKA NAD DZIECKIEM W WYBRANYCH CHOROBACH UKŁADU KOSTNO-STAWOWEGO

ROZWOJOWA DYSPLAZJA I ROZWOJOWE ZWICHNIĘCIE STAWU BIODROWEGO

36

Jerzy Sułko, Grażyna Cepuch

Informacje ogólne

Wada ta występuje u ok. 4% w populacji polskiej. Jest to stopniowo postępująca wada, w której struktury tworzące staw biodrowy rozwijają się nieprawidłowo. Dawna nazwa – wrodzona dysplazja/zwichnięcie stawu biodrowego – już nie jest i nie powinna być używana. Obecnie stosuje się określenie „rozwojowa dysplazja/zwichnięcie stawu biodrowego". Ta nazwa odnosi się zarówno do wspomnianej wyżej definicji, jak i obserwacji klinicznych wskazujących, że u wielu dzieci dochodzi do samoistnej przebudowy nie do końca wyleczonej dysplazji stawu biodrowego co najmniej do 3. roku życia. Dotyczy to także sytuacji, w których prawidłowe stawy biodrowe, na skutek różnych czynników, mogą rozwijać się nieprawidłowo i powstaje dysplazja. Etiologia wady jest wieloczynnikowa, ale wydaje się, że dominujące są czynniki genetyczne (większa częstość występowania rodzinnego) oraz wewnątrzmaciczne, spowodowane nieprawidłowym ułożeniem płodu, a konkretnie kończyn/y dolnej. Czynniki ryzyka to: występowanie wady w rodzinie ($^1/_3$ chorych) i wcześniactwo. Częściej chorują dziewczynki (80%), a zmiany częściej dotyczą lewego stawu biodrowego.

Obraz kliniczny

Pierwszym objawem dysplazji stawu biodrowego u noworodka jest objaw „przeskakiwania" w stawie biodrowym wywołany niestabilnością stawu. Rozluźnienie torebki stawowej powoduje „wychodzenie" głowy kości udowej poza panewkę w czasie przywodzenia uda i jej „wchodzenie" do panewki podczas odwodzenia uda. Te objawy zostały nazwane od nazwisk lekarzy, którzy je opisali: objaw Barlowa oznacza uzyskanie zwichnięcia biodra podczas badania, w chwili przywodzenia uda, objaw Ortolaniego zaś to nastawienie zwichniętego biodra w chwili odwodzenia uda. Ten objaw niestabilnego stawu zazwyczaj szybko ustępuje. Drugim i kolejnym objawem dysplazji stawu biodrowego jest ograniczenie odwiedzenia w stawie biodrowym. Jest on łatwiejszy do zbadania, kiedy stwierdza się dysplazję jednostronną, ponieważ wtedy wyraźnie występuje asymetria odwiedzenia. Pewna trudność oceny może się pojawić, kiedy odwiedzenie jest ograniczone, choć symetryczne. Jeśli nastąpi zwichnięcie stawu biodrowego, to stwierdza się względne skrócenie kończyny dolnej (objaw Galeazziego) i asymetrię ruchów w stawie biodrowym, zazwyczaj ograniczenie odwiedzenia i nadmierną rotację. Klasycznym objawem klinicznym jest przemieszczenie krętarza większego ponad linię Nelatona, utworzoną przez połączenie punktów utworzonych przez kolec biodrowy przedni górny oraz guz kulszowy. W prawidłowym stawie biodrowym łatwo badający się krętarz większy kości udowej znajduje się poniżej tej linii, natomiast w przypadku zwichnięcia krętarz będzie przemieszczony powyżej tej linii. U dziecka chodzącego w przypadku zwichnięcia stawu biodrowego występuje utykanie, wynikające z dwóch czynników: względnego skrócenia kończyny oraz objawu Trendelenburga, czyli braku poprawnej stabilizacji miednicy.

Rozpoznanie

W rozpoznaniu dysplazji i zwichnięcia stawu biodrowego, poza **badaniem klinicznym** i stwierdzeniem charakterystycznych, opisanych wyżej objawów, istotną rolę odgrywa **badanie USG**. Wskazane jest jego wykonanie między 6. a 8. tygodniem życia (według innych autorów w 1., 2. i 3. miesiącu życia). U dzieci powyżej 3.–4. miesiąca życia częściej wykonuje się **badanie radiologiczne** w celu oceny stawów biodrowych, szczególnie w sytuacjach budzących wątpliwości diagnostyczne.

Leczenie

Rozpoznanie rozwojowej dysplazji stawu biodrowego jest wskazaniem do leczenia tej wady. Zasadą leczenia jest uzyskanie i utrzymanie pozycji zgięciowo-odwiedzeniowej w stawach biodrowych. Można to uzyskać za pomocą szelek Pavlika, poduszki Frejki bądź innych ortez pozwalających utrzymać taką pozycję w stawie. Postęp w leczeniu można monitorować badaniem USG, ale u starszych dzieci bardziej wskazane jest wykonanie kontrolnego zdjęcia radiologicznego.

Jeśli rozpoznano zwichnięcie stawu biodrowego, to w przypadkach niestabilnego stawu z łatwością się reponującego/nastawiającego można rozpocząć leczenie za pomocą **opatrunku gipsowego** – wykonuje się nastawienie zwichniętego stawu biodrowego i zakłada gips, zwany repozycyjnym, obejmujący miednicę i odwiedzione oraz zgięte kończyny dolne. Jeśli stwierdza się utrwalone zwichnięcie stawu biodrowego lub jego repozycja jest trudna, to leczenie rozpoczyna się od zastosowania **wyciągu pośredniego** za kończyny dolne. Początkowo wyciąg jest w osi kończyn dolnych, następnie stopniowo kończyny unosimy, czyli zginamy w stawie biodrowym pod kątem ponad 90°. Jednocześnie biodra odwodzimy pod kątem 50°. Po ok. 3 tygodniach leczenia za pomocą wyciągu wykonuje się nastawienie zwichniętego stawu i zakłada gips repozycyjny. Po ok. 6 tygodniach gips repozycyjny zmienia się na tzw. gips ćwiczebny. Na koniec leczenia dysplazji stawów biodrowych stosuje się ortezę odwodzącą, zwykle szynę Ortolaniego.

Jeśli nie uzyska się poprawnej repozycji zwichniętego stawu, to istnieje wskazanie do **leczenia operacyjnego**. U dzieci po 18.–24. miesiącu życia, wykonuje się pełną rekonstrukcję stawu biodrowego. Ta operacja polega na dotarciu do stawu biodrowego i jego otwarciu, a następnie usunięciu ewentualnych przeszkód repozycyjnych – zawsze wycina się więzadło głowy kości udowej, aby nie blokowało „wejścia głowy do panewki". Następnie przeprowadza się osteotomię międzykrętarzową kości udowej i wykonuje osteotomię derotacyjną. Na koniec wykonuje się plastykę stropu panewki – można wykonać osteotomię sposobem Degi lub Saltera, aby uzyskać prawidłowe jej nachylenie. Po przeprowadzonej operacji zakładamy opatrunek gipsowy, utrzymujący umiarkowane odwiedzenie operowanej kończyny na okres 4 tygodni. Dziecku zezwala się na pełne obciążanie kończyny po ok. 12 tygodniach od operacji.

Powikłania

Leczenie zachowawcze dysplazji stawu biodrowego wiąże się z możliwością wystąpienia powikłań. Jednym z powikłań może być wystąpienie jałowej martwicy głowy kości udowej (u 0,5–1% leczonych). Przyczyną takiej martwicy jest nadmierne przyparcie głowy kości udowej do panewki lub ucisk na naczynia krwionośne przebiegające w tylno-bocznej części torebki stawu biodrowego w sytuacji nadmiernego odwiedzenia w stawach biodrowych. Z kolei następstwem nieleczonej lub niewyleczonej dysplazji stawu biodrowego („resztkowych dysplazji") może być wczesne wystąpienie zmian zwyrodnieniowych, co powoduje dolegliwości bólowe ze strony stawu i jest wskazaniem do endoprotezoplastyki stawu biodrowego.

Pielęgniarskie aspekty opieki nad dzieckiem z rozwojowym zwichnięciem stawu biodrowego leczonego metodą chirurgiczną

Zadania diagnostyczne i leczniczo-pielęgnacyjne

Okres przedoperacyjny

→ Ustalenie z lekarzem operującym i prowadzącym dziecko oraz rehabilitantem planu postępowania z dzieckiem po zabiegu.

→ Nawiązanie kontaktu z dzieckiem i rodzicami/opiekunami oraz ocena ich wiedzy na temat postępowania po zabiegu.

→ Udzielanie koniecznych wskazówek i informacji.

→ Ustalenie z rodzicami zasad współpracy dotyczącej opieki nad dzieckiem.

→ Ustalenie z dzieckiem i/lub rodzicami zasad postępowania przeciwbólowego; u dziecka: wybór metody oceny natężenia bólu i stopnia ulgi w bólu.

→ Zachęcanie dziecka do nauki lub kontynuacji ćwiczeń usprawniających, które będą wykonywane po zabiegu operacyjnym.

→ Ocenienie skuteczności zaplanowanych działań dotyczących dziecka i rodziców.

→ Okazanie dziecku i rodzicom wsparcia i życzliwości; zapewnienie o gotowości do niesienia pomocy.

→ Fizyczne przygotowanie do zabiegu operacyjnego (patrz rozdział 3: „Przygotowanie dziecka do zabiegu operacyjnego").

Okres pooperacyjny

→ Ocena krwawienia z rany pooperacyjnej; ocena efektywności założonego ssania.

→ Obserwacja dziecka pod kątem możliwości wystąpienia powikłań w związku z zastosowanymi lekami anestezjologicznymi (zaburzenia krążeniowo-oddechowe, nudności, wymioty, trudności z oddaniem moczu),

→ Zapobieganie uszkodzeniom nerwów, skóry i naczyń przez założony opatrunek gipsowy (regularna ocena doznań bólowych, zaburzeń czucia, koloru skóry, ciepłoty skóry).

→ Ocena, czy gips nie utrudnia oddychania i nie uciska na jamę brzuszną (dłoń swobodnie wchodzi pomiędzy jamę brzuszną a gips).

→ Ocena stopnia natężenia bólu i efektywne jego zwalczanie zgodne ze standardem postępowania i zleceniem lekarskim (patrz rozdział 5: „Ból pooperacyjny i ból pourazowy. Ból ostry").

- Regularna i częsta zmiana pozycji w opatrunku gipsowym (zalecana co godzinę lub częściej – zapobiega uszkodzeniu tkanek i deformacji gipsu w pierwszych godzinach po jego założeniu); zapewnienie dziecku wygody.
- Zabezpieczenie opatrunku gipsowego przed zabrudzeniem lub zanieczyszczeniem moczem przez założenie dodatkowych warstw, np. waty na gips wokół krocza i każdorazowe jej wymienianie po defekacji lub mikcji. Można stosować pieluchomajtki zamiast używania basenu, szczególnie zalecane u dziewczynek.
- Ostrożne podawanie pierwszych po zabiegu operacyjnym płynów drogą doustną i posiłków – dziecko może mieć kłopoty z przyjmowaniem posiłków w pozycji leżącej i może dojść do zachłyśnięcia się dziecka.
- Doustne podawanie dużej ilości płynów w celu zmniejszenia ryzyka zakażeń układu moczowego.
- Do czasu usunięcia ssania z rany pooperacyjnej i zagipsowania tzw. okienek (wolne przestrzenie w opatrunku gipsowym w miejsca założenia szwów i ssania) obserwacja rany pod kątem ewentualnego stanu zapalnego (obrzęk, zaczerwienienie, bolesność, wydzielina ropna).
- Zaplanowanie wspólnie z dzieckiem i rodzicami oraz rehabilitantem wykorzystania czasu wolnego przez dziecko. Prowadzenie rehabilitacji w formie zabawy jest bardzo pożądana dla pacjentów w wieku przedszkolnym; zachęcanie dziecka do dozwolonej aktywności.

Zadania rehabilitacyjne

W czasie leczenia opatrunkiem gipsowym biodrowym stosowane są ćwiczenia oddechowe już w dobie zabiegu operacyjnego. Ważne, aby zachęcać dziecko do tych ćwiczeń ze względu na ryzyko powikłań w układzie oddechowym. W następnym okresie stosuje się ćwiczenia wzmacniające mięśnie obręczy barkowej i kończyn górnych oraz tułowia (ćwiczenia o charakterze ćwiczeń izometrycznych). W części tych ćwiczeń może uczestniczyć pielęgniarka. Efektywność ćwiczeń w dużej mierze zależna będzie od skutecznego postępowania przeciwbólowego, szczególnie w okresie pooperacyjnym.

W okresie stosowania gipsu czynnościowego ćwiczenia są prowadzone przede wszystkim przez fizjoterapeutę. Są to bierne, później bierno-czynne, a następnie czynne ćwiczenia kończyn dolnych. Zespół pielęgniarski musi zwrócić uwagę na bezwzględne przestrzeganie zakazu rotacji w stawie operowanym przez co najmniej 2 miesiące przy zabiegach pielęgnacyjnych i podczas zabawy. Pozycją, jaką może dziecko przyjąć, jest pozycja siedząca; dziecko nie może natomiast stać ani klęczeć. Obciążenie kończyny i nauka chodu może nastąpić dopiero po upływie 4–6 miesięcy pod kierunkiem fizjoterapeuty.

Zadania edukacyjne

Zadania edukacyjne dotyczą rodziców i dziecka (zależnie od wieku i jego możliwości percepcyjnych) i obejmują wskazówki dotyczące wykonywania ćwiczeń oddechowych, pielęgnacji skóry dziecka w opatrunku gipsowym i organizowania dziecku zajęć/zabawy z uwzględnieniem jego ograniczeń ruchowych.

Piśmiennictwo

1. Alexiev V.A., Harcke H.T., Kumar S.J.: *Residual dysplasia after successful Pavlik harness treatment: early ultrasound predictors.* J. Pediatr. Orthop., 2006, 26(1): 16–23.
2. Caddy R.B.: *Rozwojowa dysplazja stawu biodrowego. Definicja, rozpoznawanie i zapobieganie późnym następstwom.* Med. Prakt. Pediatr., 2007, 4: 71–81.
3. Judson K., Skaggs D.L., Ramachadran M., Kay R.: *The Dega osteotomy: a versatile osteotomy in the treatment of developmental and neuromuscular hip pathology.* J. Pediatr. Orthop., 2009, 29(7): 676–682.
4. Jóźwiak M., Marciniak W., Piontek T., Pietrzak Sz.: *Dega's transiliac osteotomy in the treatment of spastic hip subluxation and dislocation in cerebral palsy.* J. Pediatr. Orthop. B, 2009, 9: 257–264.
5. Marciniak W., Szulc A. (red.): *Wiktora Degi ortopedia i rehabilitacja.* Wydawnictwo Lekarskie PZWL, Warszawa 2003.
6. Mątewski D., Szymkowiak E., Gumański R.: *Zastosowanie endoprotezoplastyki w leczeniu zmian zwyrodnieniowych stawu biodrowego u chorych z przetrwałym rozwojowym zwichnięciem.* Chir. Narząd. Ortoped. Pol., 2008, 73(3): 167–170.

WRODZONA ŁAMLIWOŚĆ KOŚCI

Jerzy Sułko, Grażyna Cepuch

37

Informacje ogólne

Wrodzona łamliwość kości (OI – *osteogenesis imperfecta*) jest to choroba wrodzona, uwarunkowana genetycznie. Mutacje genowe dotyczą kodowania I typu prokolagenu (COL1A1 i COL1A2), a geny te są zlokalizowane w 7 i 17 chromosomie. Do tej pory wykryto ok. 100 różnych mutacji powodujących powstanie nieprawidłowego kolagenu i w efekcie zbudowanego z niego białka w różnych strukturach organizmu. Badania wykazały, że dochodzi do nieprawidłowej relacji osteocyty–macierz oraz do zaburzenia architektoniki chrząstki wzrostowej, najbardziej widocznej w obrazie radiologicznym w II i III typie OI. Najważniejszą cechą tej choroby są łamliwe kości. Częstość występowania choroby wynosi od 1 : 20 000 porodów (łagodne postacie) do 1 : 80 000 porodów (ciężkie postaci). Większość przypadków wrodzonej łamliwości kości jest spowodowana przez nowe, przypadkowe mutacje.

Obraz kliniczny

Niski wzrost występuje u wszystkich chorych, ale z największym nasileniem u tych z ciężkimi postaciami. Twarz dziecka jest zwykle trójkątna, twardówki mogą być niebieskie. Kończyny są zdeformowane, a ich osie długie – zagięte. Klatka piersiowa jest beczkowata, z mostkiem wysuniętym do przodu. Tułów jest krótki, do czego przyczyniają się złamania kompresyjne trzonów kręgów. Może dojść także do skrzywień kręgosłupa, ale bardziej nasilone deformacje, tzw. kifoskoliozy, występują w ciężkich typach OI (typ III). Charakterystyczny jest obraz radiologiczny kości u dzieci z OI. U noworodków mogą występować świeże, ale także gojące się złamania, które powstały jeszcze wewnątrzmacicznie lub po porodzie. Złamania kości u noworodków czy niemowląt występujące w łagodniejszej postaci OI mogą być mylnie brane za wynik urazu i nadinterpretowane jako „zespół dziecka bitego".

Typowymi deformacjami kończyn stwierdzanymi u dzieci z OI są wygięcia kości udowych oraz piszczelowych. U starszych dzieci widoczne są także charakterystyczne trzony kręgów, typu „dwuwklęsłej soczewki", określane też jako „kręgi rybie". Powstają one na skutek złamań kompresyjnych i zgniecenia słabej tkanki kostnej trzonu kręgu. Struktura wszystkich kości jest osteoporotyczna, a radiologicznie widoczne jest jej słabe wysycenie. W ciężkich postaciach OI chrząstka wzrostowa jest silnie uszkodzona i tworzy strukturę przypominającą prażoną kukurydzę („popcorn calcification').

Rozpoznanie

Rozpoznanie choroby jest ustalane na podstawie **obrazu klinicznego i radiologicznego**. Wykonuje się także **badania genetyczne** w celu potwierdzenia typowych dla OI zaburzeń genowych (mutacji). Można przeprowadzić również badania ilości i jakości kolagenu.

Wrodzoną łamliwość kości dzieli się na cztery **podstawowe typy** (klasyfikacja wg Sillence'a):

→ Typ I – najłagodniejszy. Cechuje się umiarkowaną utratą wzrostu i łagodnymi deformacjami kości długich lub ich brakiem; liczba złamań jest niewielka.

→ Typ II jest typem najcięższym, śmiertelnym. Liczne złamania występują już w okresie płodowym, a deformacje kończyn są nasilone. Zazwyczaj dzieci umierają w okresie noworodkowym lub przed ukończeniem 1. roku życia.

→ Typ III to postać ciężka. Złamania mogą występować w okresie płodowym; dochodzi do nich też po porodzie. Deformacje kończyn są znaczne, a wzrost jest silnie zaburzony. Dzieci z tym typem choroby zazwyczaj samodzielnie nie chodzą.

→ Typ IV jest typem umiarkowanym. Deformacje są nieznaczne, a liczba złamań umiarkowana.

Obecnie wyróżnia się również typ V OI, który charakteryzuje się skostnieniami błony międzykostnej przedramion, występowaniem zwichnięcia głowy kości promieniowej i typową skłonnością do tworzenia nadmiernej, hiperplastycznej kostniny w czasie gojenia się złamania lub gojenia się kości po wykonanej osteotomii. W literaturze wymienia się jeszcze dwa typy, VI i VII, wyróżniane ze względów genetycznych, ale w przyjętej w ostatnich latach klasyfikacji OI przywrócono podział na pięć podstawowych typów OI.

Leczenie

Typową cechą OI są deformacje kości, najbardziej widoczne w kończynach. Charakterystyczne w kończynach dolnych jest wygięcie do boku i przodu kości udowych oraz przodowygięcie kości piszczelowych. Jeśli te deformacje są duże, to utrudniają lub wręcz uniemożliwiają stawanie.

Leczeniem z wyboru są **wielopoziomowe osteotomie**, pozwalające na uzyskanie poprawnego ustawienia osi kości długiej, z jednoczesnym śródszpikowym jej zagwoździowaniem. Dzięki temu uzyskuje się poprawną oś kości długiej, co umożliwia takim dzieciom stawanie i większości z nich również chodzenie. Leczenie operacyjne można wykonywać już u dzieci ok. 2. roku życia lub nieco później, w zależności od wielkości kości, a dokładnie jej przekroju umożliwiającego wprowadzenie do jamy szpikowej gwoździa stabilizującego osteotomie. Powszechnie stosowane gwoździe Rusha wymagają wymiany na dłuższe, gdy dziecko rośnie i gwóźdź staje się zbyt krótki. Dlatego stosowane są także gwoździe teleskopowe, zwane rosnącymi, które w miarę wzrostu dziecka ulegają wydłużeniu. Najnowszym typem gwoździ teleskopowych są gwoździe Fassiera–Duvala. Współcześnie stosuje się też leczenie OI mające na celu wzmocnienie struktury kostnej. Ponieważ leczenie przyczynowe nie jest obecnie możliwe, stosowane są leki z grupy bisfosfonianów, które mają zdolność hamowania aktywności osteoklastów. Dzięki temu dochodzi do osłabienia fizjologicznej lizy kości, a tym samym zwiększenia jej gęstości; kość ulega wzmocnieniu i zwiększa się jej wytrzymałość. Elementem leczenia dzieci z OI jest także rehabilitacja wprowadzana już od 1. roku życia. Jej zadaniem jest stymulowanie rozwoju dziecka, wzmacnianie mięśni, a następnie wspomaganie nauki chodzenia.

Powikłania

Powikłaniem samego leczenia operacyjnego są możliwe złamania na końcu gwoździa Rusha, kiedy dziecko rośnie i gwóźdź staje się zbyt krótki. Czasami dochodzi do stopniowego zaginania osi kości na końcu gwoździa – w konsekwencji gwóźdź może przebić się poza warstwę korową kości. Jest to także wskazaniem do wymiany gwoździa na dłuższy. Poważnym powikłaniem OI jest niekiedy zaburzenie zrostu kostnego w miejscu złamania lub osteotomii, prowadzące do powstania stawu rzekomego kości.

Pielęgniarskie aspekty opieki nad dzieckiem z wrodzoną łamliwością kości leczonego metodą operacyjną z wykorzystaniem stabilizacji śródszpikowej

Zadania diagnostyczne i leczniczo-pielęgnacyjne

Okres przedoperacyjny

→ Zebranie od pacjenta i/lub jego opiekunów informacji dotyczących sytuacji potencjalnie wiążących się z ryzykiem urazu, upadku i złamania (zmiana pozycji w łóżku, wzrost napięcia mięśniowego, pionizacja, podpieranie się kończynami, ubieranie, kąpiel itp.).

→ Ocena obecności wad postawy, zniekształceń i przykurczy będących wynikiem istoty choroby lub jej następstw; zaznajomienie się ze sprzętem ortopedycznym pacjenta (kule łokciowe, wkładki ortopedyczne itp.); ocena, jak pacjent radzi sobie z użytkowaniem sprzętu i na ile będzie wymagał naszej pomocy w jego użytkowaniu (przeniesienie na wózek inwalidzki, założenie obuwia ortopedycznego, podanie kul łokciowych, asekuracja przy poruszaniu się).

→ Ocena funkcjonowania pacjenta z wrodzoną łamliwością kości (sprawność umysłowa, wykonywanie podstawowych i złożonych czynności życia codziennego); ocena ryzyka upadków za pomocą dostępnych skal.

→ Ocena sprawności słuchowej – w niektórych postaciach wrodzonej łamliwości kości pacjent może mieć ubytki słuchu.

→ Przygotowanie sali i dostosowanie otoczenia do potrzeb pacjenta (usunięcie zbędnych przedmiotów, kabli, przedmiotów o małej stabilności; umożliwienie dostępu do łóżka ze wszystkich stron, sala blisko łazienki, WC, dyżurki pielęgniarskiej itp.).

→ Ustalenie z lekarzem operującym i prowadzącym dziecko oraz rehabilitantem planu postępowania z dzieckiem po zabiegu, uwzględniającego stopień niepełnosprawności i ryzyko złamań.

→ Udzielenie dziecku i/lub rodzicom koniecznych wskazówek i informacji dotyczących postępowania po zabiegu operacyjnym; ustalenie z rodzicami zasad współpracy dotyczącej opieki nad dzieckiem.

→ Zachęcanie dziecka do nauki lub kontynuacji ćwiczeń usprawniających, które będą wykonywane po zabiegu operacyjnym, uwzględniających stopień dysfunkcji w układzie kostno-stawowym oraz ryzyko mikrozłamań i złamań.

→ Okazanie dziecku i rodzicom wsparcia i życzliwości; zapewnienie o naszej gotowości do niesienia pomocy.

→ Udział w badaniach diagnostycznych, np. w pobraniu krwi, zgodnie z przyjętymi zasadami lub procedurami (morfologia krwi, grupa krwi, czynnik Rh, czas krwawienia i krzepnięcia, jony w surowicy krwi); przy zakładaniu wkłucia dożylnego lub pobieraniu krwi, szczególnie z naczynia żylnego, należy zachować szczególną ostrożność (rozważyć, czy konieczne będzie zastosowanie stazy) i bardzo delikatnie przytrzymywać kończynę pacjenta, ponieważ istnieje ryzyko pęknięcia lub złamania kości.

→ Przygotowanie fizyczne do zabiegu operacyjnego (patrz rozdział 3: „Przygotowanie dziecka do zabiegu operacyjnego").

Okres pooperacyjny

→ Bardzo ostrożne przemieszczenie i zmiana pozycji pacjenta; działania związane z przemieszczeniem i zmianą pozycji powinny wykonywać dwie pielęgniarki. U części pacjentów z ciężką postacią choroby może występować również osteoporoza zwiększająca ryzyko złamań, w tym i złamań kompresyjnych trzonów kręgów.

→ Może zaistnieć konieczność podaży leków przeciwwymiotnych u pacjentów z ciężką postacią wrodzonej łamliwości kości – pobudzenie ruchowe w czasie wymiotów po narkozie może być przyczyną mikrozłamań i złamań.

→ Ocena stopnia natężenia bólu i efektywności prowadzonej farmakoterapii przeciwbólowej w okresie pooperacyjnym i na etapie wdrażania rehabilitacji.

→ Ocena stanu emocjonalnego pacjenta (negatywne stany emocjonalne obniżają próg bólowy i zmniejszają efektywność fizjoterapii).

→ Zapewnienie dobrych i akceptowanych przez pacjenta warunków do snu i wypoczynku w okresie pooperacyjnym i po rozpoczęciu rehabilitacji.

→ Prowadzenie i zachęcanie dziecka do gimnastyki oddechowej po ustaniu działania leków anestetycznych, szczególnie ważne u pacjentów z deformacjami w budowie kręgosłupa (skolioza) i zmianami w wymiarze przednio-tylnym klatki piersiowej. Występowanie gorzej wentylowanych obszarów płuc, spowodowane nieprawidłowościami w budowie klatki piersiowej, sprzyja rozwojowi ciężkich infekcji w dolnych drogach oddechowych.

→ Ocena możliwości ruchowych i funkcjonalnych pacjenta po zabiegu operacyjnym oraz przydatności do tej pory stosowanych przyrządów ortopedycznych.

→ Zachęcanie do uczestniczenia w fizjoterapii prowadzonej przez rehabilitanta; zaplanowanie działań pielęgniarskich w taki sposób, aby nie kolidowały z czasem rehabilitacji.

→ Okazywanie empatii i wsparcia emocjonalnego dziecku i jego rodzicom.

Zadania rehabilitacyjne

→ Ustalenie z fizjoterapeutą zakresu działań fizjoterapeutycznych dla zespołu pielęgniarskiego, uwzględniającego wiek pacjenta, ciężkość wady, aktualną sytuację zdrowotną i zapotrzebowanie na fizjoterapię.

→ Udział w fizjoterapii zgodnie z ustaleniami z lekarzem prowadzącym i fizjoterapeutą.

Zadania edukacyjne

→ Ocena przygotowania środowiska domowego do bezpiecznego poruszania się; pomoc w zaplanowaniu ewentualnej modernizacji środowiska domowego.

→ Uczenie (wraz z rehabilitantem) korzystania ze środków kompensacyjnych i udogodnień (kule łokciowe, wózki inwalidzkie, balkoniki).

→ Skontaktowanie się z dietetykiem w celu dobrania diety do potrzeb dziecka, z uwzględnieniem jego choroby, wieku i aktualnej masy ciała.

→ Uwrażliwienie na konieczność prowadzenia rehabilitacji ruchowej i dostosowania aktywności fizycznej do możliwości pacjenta (unikanie sportów ze zwiększonym ryzykiem złamań).

→ Nauczenie rodziców obserwacji, a dziecko – samoobserwacji pod kątem objawów złamania. Na szczególną uwagę zasługują **złamania kręgów**. Są to złamania trudne do zdiagnozowania i często nawet sami chorzy nie wiedzą, że do nich doszło, ponieważ złamaniom kręgów zazwyczaj nie towarzyszy ten charakterystyczny ostry ból, który pojawia się przy złamaniach kości długich. Jest to raczej trudne do określenia uczucie dyskomfortu i zmęczenia oraz potrzeba odciążenia kręgosłupa. Ten rodzaj złamania jest wyjątkowo problematyczny w przypadku małych dzieci, które jeszcze nie potrafią się komunikować. Jeśli pojawia się podejrzenie urazu w obrębie kręgosłupa, a dziecko sprawia wrażenie nienaturalnie zmęczonego i rozdrażnionego bez wyraźnego powodu, należy natychmiast zgłosić się do lekarza w celu wykonania zdjęcia RTG i rozwiania wątpliwości. Potencjalnie niebezpieczne są złamania żeber ze względu na możliwość uszkodzenia opłucnej i płuc.

→ Pouczenie o konieczności przeprowadzenia konsultacji laryngologicznych (u części pacjentów następuje pogarszanie się słuchu), ortopedycznych i rehabilitacyjnych.

→ Zachęcanie, jeśli sytuacja pacjenta na to pozwala, do aktywności fizycznej na basenie (pływanie, ćwiczenia w wodzie).

→ Współpraca z rodziną, szczególnie przy wyborze szkoły lub pracy przez dziecko.

→ Zachęcanie do utrzymywania kontaktów społecznych (np. ze Stowarzyszeniem Ludzi z Wrodzoną Łamliwością Kości; udział w turnusach rehabilitacyjnych i w grupach wsparcia).

→ Zachęcanie pacjentów w wieku prokreacyjnym do konsultacji ginekologicznych, planowania rodziny i zapisania się do poradni genetycznej.

→ Zachęcanie do korzystania z pomocy psychologa lub pedagoga szkolnego w sytuacjach trudnych, kryzysowych.

→ Wskazanie źródeł wsparcia dla rodzin w trudnej sytuacji socjalno-ekonomicznej.

Aspekty psychospołeczne

Wrodzona łamliwość kości jest nadal chorobą, w której nie można zastosować skutecznego leczenia przyczynowego. Zabieg operacyjny umożliwia pionizację pacjentów i poprawę ich funkcjonowania. Z kolei u pacjentów niemogących chodzić operacje korygujące deformacje kończy dolnych z zastosowaniem lub bez zastosowania osteotomii poprawiają ich wygląd, wpływając pozytywnie na psychikę. Zwiększają również zakres działań rehabilitacyjnych oraz poprawiają efektywność prowadzonej fizjoterapii.

Zależność od osób drugich, także i ta socjalno-finansowa, oraz ograniczenie kontaktów społecznych i rówieśniczych mogą skutkować zaburzeniami o charakterze depresyjnym, do depresji włącznie, lękowymi i agresywnymi zachowaniami. Jeśli stan zdrowia na to pozwala, zaleca się kontynuowanie nauki w szkole przez czynne w niej uczestnictwo; indywidualne nauczanie zarezerwować dla osób niesprawnych ruchowo całkowicie. Ważne zatem jest wyczulenie środowiska pacjenta na możliwość wystąpienia zaburzeń emocjonalnych i szybkie reagowanie na nie.

Niebagatelnego znaczenia nabiera rozwijanie indywidualnych zdolności i zainteresowań pacjenta oraz pełne wykorzystanie jego intelektualnych i fizycznych zasobów, które go dowartościowują. Osoby w okresie prokreacyjnym, będące w trwałych związkach i planujące potomstwo, należy wyczulić na ryzyko urodzenia się dziecka z tą samą chorobą – znaczenia nabiera tu świadome rodzicielstwo. Osoby nieplanujące potomstwa powinny zasięgnąć porady specjalisty na temat sposobów zapobiegania ciąży.

Piśmiennictwo

1. Esposito P., Plotkin H.: *Surgical treatment of osteogenesis imperfecta: current concepts.* Curr. Opin. Pediatr., 2008, 20: 52–57.
2. Sułko J., Radło W.: *Osteogenesis imperfecta – leczenie operacyjne deformacji kończyn dolnych u dzieci z wrodzoną łamliwością kości.* Chir. Narządów Ruchu Ortop. Pol., 2005, 70(3): 189–193.

3. Sułko J., Radło W.: *Osteogenesis imperfecta – wydłużanie kości dolnych u dzieci z wrodzoną łamliwością kości.* Chir. Narządów Ruchu Ortop. Pol., 2005, 70(4): 243–247.
4. Singh Kocher M., Dichtel L.: *Osteogenesis imperfecta misdiagnosed as child abuse.* J. Pediatr. Orthop. B., 2011, 20(6): 440–443.

WRODZONA STOPA KOŃSKO-SZPOTAWA

Jerzy Sułko, Grażyna Cepuch

38

Informacje ogólne

Stopa końsko-szpotawa wrodzona występuje z częstością ok. 1–2 : 1000 urodzonych dzieci. Etiologia tej wady nie jest do końca wyjaśniona, ale sugeruje się, że na jej rozwój mogą wpływać: zaburzenia wczesnego rozwoju embriologicznego, nieprawidłowy rozwój tkanek miękkich (miofibroblastów) po stronie przyśrodkowej stopy i zaburzenia równowagi mięśniowej. Ponieważ żadna z tych teorii nie wyjaśnia do końca przyczyny wady, to używa się sformułowania stopa końsko-szpotawa idiopatyczna, a zatem o nieznanej etiologii. Analizując różne teorie etiologiczne, można przyjąć, że patogeneza stopy końsko-szpotawej jest wieloczynnikowa i wpływają na nią zaburzenia wczesnego rozwoju stopy, a dodatkowo zapewne uwarunkowania genetyczne. Należy także dodać, że kształt stopy spowodowany jest przykurczem tkanek miękkich (torebek stawowych, więzadeł, ścięgien i mięśni), natomiast stan kości jest prawidłowy; ułożenie kości względem siebie jest zmienione właśnie na skutek przykurczów tych tkanek.

Obraz kliniczny

Charakterystyczny kształt stopy końsko-szpotawej spowodowany jest jej podeszwowym, czyli „końskim", ustawieniem, co jest wywołane skróceniem ścięgna Achillesa. Kolejnymi elementami deformacji są: szpotawe ustawienie całej stopy, czyli jej supinacja, przywiedzenie przodostopia oraz, niekiedy, nadmierne wydrążenie stopy. Obraz kliniczny takiej wady jest zatem typowy i charakterystyczny.

Leczenie

Leczenie stopy końsko-szpotawej rozpoczyna się jak najwcześniej po narodzinach dziecka. Polega ono na stosowaniu odpowiednio zakładanych **korekcyjnych opatrunków gipsowych**. Za pomocą delikatnych redresji uzyskuje się stopniowo rozciągnięcie tkanek miękkich w obrębie stopy, a następnie zakłada się opatrunek gipsowy, który utrzymuje uzyskaną pozycję stopy do czasu kolejnej zmiany opatrunku (zmiany opatrunków gipsowych, z jednoczesną korekcją deformacji, dokonuje się co tydzień). Tylko w nielicznych przypadkach wady leczenie zachowawcze jest skuteczne – u większości dzieci stosuje się **leczenie operacyjne**. Takie leczenie przeprowadza się, jeśli występuje brak pełnej korekcji stopy po 8–10 zmianach opatrunków gipsowych.

Aktualnie przyjętym sposobem postępowania operacyjnego w leczeniu wrodzonej stopy końsko-szpotawej jest wykonanie tenotomii ścięgna Achillesa. Cała procedura leczenia za pomocą opatrunków gipsowych korekcyjnych, a następnie wykonania przecięcia ścięgna Achillesa (aby uzyskać pełną korekcję stopy), nazywa się **metodą Ponsetiego**.

Korekcja za pomocą opatrunków gipsowych polega na stopniowym rozciąganiu tkanek miękkich w odpowiedniej kolejności: przywiedzenie przodostopia i szpotawość pięty są korygowane jednocześnie, a równolegle do boku wykonuje się nacisk na wysokości głowy kości skokowej. Przy pierwszym gipsowaniu zmniejszamy przywiedzenie przodostopia, utrzymując w niewielkiej szpotawości całą stopę. Następnie stopniowo zmniejsza się supinację stopy. Uzyskuje się tym samym rozluźnienie przykurczów tkanek miękkich od strony przyśrodkowej. Ostatnim elementem, który koryguje się w czasie leczenia, jest „końskość" wywołana przez przykurcz ścięgna Achillesa. Tego elementu zwykle nie udaje się skorygować za pomocą leczenia zachowawczego, co kwalifikuje dziecko do przecięcia ścięgna Achillesa. Po wykonaniu zabiegu operacyjnego zakłada się opatrunek gipsowy w pełnej korekcji stopy, w ustawieniu odwiedzeniowym. Po 3 tygodniach zmienia się opatrunek na nowy, a po tym czasie do dalszego leczenia stosuje się szynę Denisa–Browna. W chwili gdy dziecko zaczyna chodzić, zaleca się zakładanie łuski stopowo-podudziowej do chodzenia, natomiast szynę Denisa–Browna zakłada się do spania, według zaleceń do 2., a nawet 3. roku życia. Dobre efekty leczenia uzyskuje się w 70–80% przypadków.

Powikłania

Jeśli występuje nawrót stopy końskiej, przed 1. rokiem życia można ponownie wykonać tenotomię ścięgna Achillesa. Jeśli występuje szpotawość stopy, wskazane jest wykonanie przeszczepienia ścięgna mięśnia piszczelowego przedniego na boczny brzeg stopy. W przypadku złożonej deformacji („końskość" i szpotawość), wskazane jest wykonanie rozległej korekcji stopy (np. korekcji peritalarnej).

Pielęgniarskie aspekty opieki nad dzieckiem ze stopą końsko-szpotawą leczonego metodą zachowawczą (metodą Ponsetiego)

Zadania leczniczo-pielęgnacyjne

→ Podjecie działań zmniejszających napięcie emocjonalne i mięśniowe dziecka w czasie zmiany opatrunków (można to uzyskać podczas karmienia i przytulania dziecka).
→ Sprawdzenie ciepłoty palców stopy oraz ich ruchomości po założeniu opatrunku gipsowego (co godzinę przez pierwsze 6 godzin po założeniu gipsu, a później 4 razy na dobę).
→ Ochrona skóry na udzie przed uszkodzeniem powyżej opatrunku gipsowego (może dojść do otarcia skóry przez brzeg gipsu). W przypadku zabrudzenia wyściółki gipsu należy ją natychmiast zmienić. Jednocześnie należy dobrze zabezpieczyć gips przed zabrudzeniem moczem lub stolcem. Nie ma potrzeby stosowania żadnych środków chroniących skórę (maści, kremu itp.).
→ Ocena zasobów finansowych; w przypadku konieczności pomocy rodzinie wskazanie, gdzie może taką pomoc uzyskać. Ze względu na długotrwałość leczenia efektem braków finansowych może być nieregularne odbywanie wizyt kontrolnych.
→ Poinformowanie rodziców o konieczności stosowania się do zaleceń – noszenia zaleconego obuwia w celu uzyskania lepszego efektu terapeutycznego (przez całą noc i 2–4 godziny w ciągu dnia). Ważne jest pouczenie rodziców, aby konsekwentnie przestrzegali czasu stosowania szyny.

Zadania edukacyjne

→ Nauczenie rodziców, jak oceniać ukrwienie stóp (ciepłota, ruchomość palców, zabarwienie skóry) po założeniu opatrunków gipsowych, a także jak zapobiegać powikłaniom skórnym (ocena i pielęgnacja skóry w miejscu zakończenia opatrunku gipsowego).

→ Poinformowanie rodziców o zasadach obowiązujących przy zakładaniu i zdejmowaniu szyny (w pierwszych dniach szynę można dziecku częściej zdejmować i zakładać w ciągu doby, tak aby stopa zaadaptowała się do butów w szynie; można również w początkowym okresie zakładać na stopy dwie pary skarpetek w celu zmniejszenia ryzyka uszkodzeń skóry).

→ Należy zwrócić rodzicom uwagę, że przez pierwsze kilka dni po założeniu szyny dziecko może mieć kłopoty z zasypianiem, może być rozdrażnione w związku z ograniczeniami związanymi z szyną, ale z czasem przyzwyczai się do nowej sytuacji. Jeżeli rodzice będą przestrzegali stałego rytuału zakładania szyny o tej samej porze i w tym samym pomieszczeniu, dziecko szybciej przyzwyczai się do noszenia szyny.

→ Poinformowanie rodziców, że buty w szynie muszą być dobrze i dość ciasno zasznurowane, ale nie mogą zaburzać krążenia krwi w stopie. Rodzice każdorazowo muszą sprawdzać, czy wszystkie palce w bucie są wyprostowane.

→ Uwrażliwienie rodziców na konieczność natychmiastowego zgłoszenia się z dzieckiem do lekarza w przypadku pojawienia się nieprzyjemnego zapachu z gipsu, zauważenia złego krążenia w obrębie palców, zsunięcia się gipsu lub wystąpienia podwyższonej temperatury ciała bez uchwytnej przyczyny.

→ Poinformowanie rodziców, że zakładanie szyny w żaden sposób nie opóźnia rozwoju ruchowego dziecka ani nie wpływa ujemnie na ten rozwój (siadanie, raczkowanie, chodzenie).

→ Poinformowanie rodziców o konieczności przestrzegania terminu wizyt kontrolnych. Pierwsza wizyta kontrolna powinna odbyć się po ok. 2 tygodniach po zastosowaniu szyny; ma ona na celu sprawdzenie, jak rodzice i dziecko radzą sobie z nową sytuacją i jak stosują się do zaleceń. Następna wizyta odbywa się po 3 miesiącach. Jeżeli rodzice konsekwentnie przestrzegają zaleceń, po tym okresie dziecko może mieć zakładaną szynę jedynie na noc. W ciągu pierwszych 2 lat rodzice powinni zgłaszać się na wizyty kontrolne co 3–4 miesiące, później nieco rzadziej. Brak konsekwentnego stosowania szyny i ścisłej współpracy ze strony rodziców jest główną przyczyną niepowodzenia w stosowaniu tej metody, dlatego właściwa orientacja rodziców w istocie leczenia oraz ich sumienność, a zwłaszcza wytrwałość i nieuleganie presjom dziecka, są podstawą sukcesu terapeutycznego.

Aspekty psychospołeczne

Brak konsekwencji w leczeniu stopy końsko-szpotawej u dziecka prowadzi do ciężkich zniekształceń stopy u osoby dorosłej. Jeżeli zniekształcenie jest obustronne, dziecko rozpoczyna chodzenie na zewnętrznych krawędziach stóp. Skóra okolicy obciążanej staje się zgrubiała, a pięta, która nie dźwiga ciężaru ciała, pozostaje mała i nierozwinięta. Znajdująca się nad nią skóra pozostaje cienka, gdyż nigdy nie podlega działaniu ucisku. Nieużywana pięta przestaje rosnąć. Zniekształcenia kości utrwalają się, stawy w stopie stają się sztywne, często zniekształcają się palce, chód staje się coraz bardziej niewydolny i męczący z towarzyszącymi silnymi bólami. Ciężkie deformacje stóp, których nie leczy się w okresie dorastania dziecka, są często nieodwracalne. Skutkują przeciążeniem stawów kolanowych i biodrowych oraz kręgosłupa, pogłębiając inwalidztwo. U dzieci w wieku szkolnym mogą być przyczyną trudności w funkcjonowaniu społecznym (brak akceptacji przez rówieśników) oraz w akceptowaniu własnego wizerunku. Pogłębiająca się niepełnosprawność może wyzwalać u dziecka negatywne emocje (lęk, agresja, zaburzenia o charakterze depresyjnym, z depresją włącznie).

Piśmiennictwo

1. Cummings R.J., Davidson R.S., Armstrong P.F., Lehman W.B.: *Congenital clubfoot.* Instr. Course Lect., 2002, 51: 385–400.
2. Dega W., Senger A.: *Ortopedia i rehabilitacja.* Tom I. Wydawnictwo Lekarskie PZWL, Warszawa 1996.
3. Kowalczyk B., Lejman T.: *Metoda Ponsetiego w leczeniu wrodzonych stóp końsko-szpotawych.* Ortop. Traumatol. Rehabil., 2007, 9(4): 436–440.
4. Niedzielski K., Małecki K., Kosińska M., Lipczyk Z.: *Wczesne wyniki leczenia stopy końsko-szpotawej wrodzonej metodą Ponsetiego.* Chir. Narządów Ruchu Ortop. Pol., 2011, 76(5): 247–251.
5. Ponseti I.V., Smoley E.N.: *Congenital club foot: the results of treatment.* J. Bone Joint Surg. Am., 1963, 45: 261–344.

39

ZABIEG WYDŁUŻANIA KOŚCI

Jerzy Sułko, Grażyna Cepuch

Informacje ogólne

W przypadku nierówności kończyn dolnych jednym ze sposobów ich egalizacji (wyrównania długości) jest wydłużenie krótszej kończyny. O pierwszych operacjach wydłużania kości donoszono w latach 60. i 70. ubiegłego stulecia, a stosowaną metodą było przecięcie kości (osteotomia), wprowadzenie śródszpikowego gwoździa i jej jednoczesne wydłużenie uzyskane przez rozciągnięcie odłamów tej kości i włożenie między jej części przeszczepu kostnego (metoda Merle d'Aubigné). Jednak właściwą metodą leczenia jest stopniowe wydłużanie kości, co wprowadził w życie i rozpropagował Ilizarow.

Leczenie

Istnieją dwie techniki stopniowego wydłużania kości: chondrodiastaza (*chondrodiastasis*) i kallotaza (*callotasis*). Pierwsza technika, opisana i zastosowana przez De Bastianiego, polega na wydłużaniu kości w obrębie chrząstki wzrostowej bez jej przecinania – powolne rozciąganie w tempie 0,5 mm dziennie wywołuje przerost w obrębie warstwy komórkowej chrząstki, bez jej pełnego przerwania. Chondrodiastaza nie jest obecnie stosowana. Druga technika (kallotaza), wprowadzona przez Ilizarowa, polega na wydłużaniu kości w obrębie regeneratu powstającego między odłamami przeciętej kości. Podstawowe elementy tej metody to założenie aparatu stabilizującego kość (może to być aparat Ilizarowa lub jego współczesne odmiany bądź fiksator położony po jednej stronie kości – fiksator unilateralny) oraz przecięcie kości między elementami stabilizującymi.

Aparat Ilizarowa jest zbudowany z okrągłych obręczy obejmujących dany odcinek kończyny. Przez kość wprowadza się „na krzyż" dwa druty Kirschnera i przymocowuje je do metalowej obręczy; tę czynność wykonuje się na bliższym i dalszym odcinku kości. Następnie, przez połączenie obręczy metalowymi prętami, stabilizuje się bliższy i dalszy odcinek kości, a na koniec przecina się kość za pomocą dłuta. Dokonuje się tego na poziomie przynasady, przecinając warstwę korową i starając się na koniec złamać niewielki fragment niedociętej korówki. Jest to istotne, gdyż przecięcie kości za pomocą piły elektrycznej powoduje martwicę przeciętych brzegów kości w wyniku uszkodzenia żywych komórek kości przez wytwarzaną w trakcie cięcia wysoką temperaturę. Przecięcie i przełamanie kości nie niszczy osteoblastów, a ponadto zachowuje okostną, w której następuje także osteogeneza.

W przypadku fiksatora unilateralnego wprowadza się poprzecznie w kość specjalne, gwintowane na końcu pręty. Wkręca się dwa pręty w odcinek bliższy kości i dwa pręty w jej odcinek dalszy, a między nimi montuje się ramę stabilizującą. Następnie przecina się kość, zwykle także w przynasadzie. Po upływie ok. 5 dni od zabiegu operacyjnego rozpoczyna się wydłużanie kości w tempie 1 mm dziennie, z zastosowaniem schematu wydłużania $4 \times \frac{1}{4}$ mm. Takie tempo zapewnia najlepsze efekty gojenia się kości. Bezpieczne wydłużenie, biorąc pod uwagę fakt, że poza kością są rozciągane inne tkanki (mięśnie, nerwy, naczynia), nie powinno przekraczać 20% pierwotnej długości wydłużanej kości. Po uzyskaniu odpowiedniego wydłużenia utrzymuje się fiksator do czasu pełnej konsolidacji regeneratu kostnego. Najogólniej można stwierdzić, że trwa to co najmniej dwa razy dłużej niż samo wydłużanie. Stosowane często określenie „czas gojenia się" (healing index) wydłużonej kości oznacza całkowity czas utrzymania fiksatora w odniesieniu do uzyskanego 1 cm wydłużenia (średnio wynosi on 30 dni/1 cm).

Powikłania

Metoda wydłużania jest obarczona ryzykiem licznych powikłań, których częstość występowania wynosi 14–134% (u jednego pacjenta może wystąpić wiele powikłań). Paley podzielił możliwe powikłania na: problemy (niewymagające operacyjnej interwencji), przeszkody (wymagające operacyjnej interwencji, ale niepozostawiające następstw) i rzeczywiste powikłania (pozostawiające następstwa).

Przy wydłużaniu mogą wystąpić następujące powikłania:
→ uszkodzenie naczynia lub nerwu przy zakładaniu aparatu do wydłużania;
→ przedwczesna konsolidacja; zarośnięcie regeneratu kostnego uniemożliwiające dalsze wydłużanie;
→ słaba konsolidacja regeneratu kostnego; zaburzenia zrostu;
→ podwichnięcie lub zwichnięcie stawu w trakcie wydłużania;

- → *neuropraxia* – przejściowe zaburzenie unerwienia na skutek rozciągnięcia nerwu;
- → infekcja przy gwoździach wprowadzonych do kości;
- → złamanie regeneratu kostnego;
- → deformacja osiowa wydłużonej kości;
- → powstanie przykurczu w stawie;
- → osłabienie siły wydłużonego mięśnia;
- → problemy psychologiczne u pacjenta w trakcie zabiegu wydłużania kości.

Pielęgniarskie aspekty opieki nad dzieckiem w trakcie zabiegu wydłużania kończyny dolnej z zastosowaniem aparatu Ilizarowa

Zadania diagnostyczne i leczniczo-pielęgnacyjne

Okres przedoperacyjny

Do pielęgniarki (wspólnie z psychologiem i lekarzem prowadzącym) należy psychiczne przygotowanie pacjenta (zadbanie o to, aby emocjonalnie zaakceptował zaproponowaną metodę leczniczą – patrz „Aspekty psychospołeczne"), a także przygotowanie jego rodziców do opieki nad dzieckiem na różnych etapach leczenia (bezpośrednio po zabiegu operacyjnym i w kolejnych dobach).

Ważne jest uwrażliwienie dziecka na konieczność zgłaszania dolegliwości bólowych i zapewnienie go, że nie będzie się to wiązało z dodatkowymi dolegliwościami. Ból związany ze sposobem leczenia wpływa niekorzystnie na reakcje emocjonalne, powodując w tej grupie chorych poczucie niepewności, zagrożenia i lęku, a nawet poczucie odrzucenia przez swoje otoczenie. Brak oddziaływań psychoterapeutycznych może pogłębiać nieprzyjemne doznania emocjonalne związane z często nieakceptowanym wyglądem zewnętrznym.

Okres pooperacyjny

W okresie pooperacyjnym najważniejszym elementem opieki jest farmakologiczne leczenie bólu występującego bezpośrednio po zabiegu. Przez cały okres noszenia aparatu ważne jest ocenianie stopnia natężenia bólu, jak również stanu emocjonalnego i motywacji pacjenta. Chorzy leczeni metodą Ilizarowa stanowią w większości grupę zmotywowaną do tej formy leczenia, ponieważ daje ona szanse na całkowite wyleczenie i powrót do życia w społeczeństwie. Ból i trudna sytuacja emocjonalna związana z obecnością aparatu dystrakcyjnego w obrębie kończyny mogą przyczyniać się do występowania rozdrażnienia, niepokoju, przygnębienia, strachu, a nawet wstydu, co w konsekwencji może doprowadzić do nieakceptowania choroby i metod leczenia.

Kolejnym zadaniem jest codzienna, wnikliwa ocena miejsca założenia aparatu pod kątem stanu zapalnego tkanek miękkich i głębokich (zaczerwienienie, obrzęk, bolesność, wydzielina ropna, wzrost temperatury ciała). Nie można ignorować skarg pacjenta. Skórę w miejscu naruszenia ciągłości tkanek 2 razy dziennie przemywamy środkiem dezynfekcyjnym, np. betadyną, a następnie zakładamy jałowe, suche gaziki. W przypadku wystąpienia stanu zapalnego może być konieczne zastosowanie antybiotykoterapii.

Pacjent z założonym aparatem Ilizarowa może wykonywać toaletę całego ciała pod prysznicem (kończyna wydłużana również może być myta) z użyciem hipoalergicznych środków myjących. Poza infekcjami mogą wystąpić u pewnego odsetka pacjentów przykurcze mięśniowe i stawowe na skutek przejścia wszczepów stabilizatora przez te tkanki, przedwczesny zrost regeneratu na skutek zbyt wolnej dystrakcji lub zaburzenie osi kończyny. Krytycznym momentem jest usunięcie samego aparatu i możliwość wystąpienia w tym czasie złamania w miejscu utworzonego regeneratu.

Zadania rehabilitacyjne

W okresie dystrakcyjnym, rozpoczynającym się zazwyczaj w 5.–6. dobie po założeniu aparatu Ilizarowa, istotne jest motywowanie pacjenta do wykonywania pod nadzorem rehabilitanta ćwiczeń biernych i czynnych, których celem jest utrzymanie i poprawianie amplitudy ruchu w obrębie wszystkich stawów kończyny dolnej. Długość tego okresu jest zmienna i zależy od reakcji tkanek miękkich w okolicy zabiegowej, dolegliwości bólowych (natężenia i częstotliwości) w obrębie kończyny dolnej oraz od stanu emocjonalnego pacjenta. Przy niepowikłanym przebiegu czas ten wynosi średnio 1 mm na dobę, co oznacza, że przy skróceniu 3 cm kończyny czas dystrakcji trwa ok. 30 dni. W następnych okresach również prowadzone są ćwiczenia izometryczne, izokinetyczne oraz elektrostymulacja funkcjonalna. Okres ten trwa najczęściej ok. 1,5 raza dłużej niż okres dystrakcyjny.

Zadania edukacyjne

Należy pouczyć pacjenta i jego rodziców, jak właściwie dokonywać oceny miejsca założenia aparatu pod kątem stanu zapalnego, jaką aktywność ruchową podejmować, jak wykonywać zalecone ćwiczenia rehabilitacyjnych oraz jak pielęgnować skórę w miejscu założenia aparatu. Należy ich uwrażliwić na konieczność natychmiastowego kontaktu z lekarzem prowadzącym w przypadku wystąpienia jakichkolwiek problemów zdrowotnych.

Aspekty psychospołeczne

Problemy psychologiczne pacjentów z nierównością kończyn są związane z wieloma czynnikami, m.in. z długim okresem leczenia, osobowością pacjenta i jego nastawieniem do celowości podejmowanych działań. Dość istotnym czynnikiem mającym wpływ na pacjenta w trakcie leczenia jest etiologia wady. Z punktu widzenia psychologicznego ta metoda jest przeciwwskazana u dzieci do 7. roku życia ze względu na kształtowanie się osobowości w tym okresie. Dość istotne znaczenie ma postawa rodziców i ich podejście psychologiczne, szczególnie wtedy, gdy dziecko po wstępnym leczeniu w szpitalu wraca do domu. U młodszych dzieci negatywny wpływ na psychikę może mieć źle kontrolowany ból po operacji i strach związany z założonym aparatem (lęk przed poruszaniem się, rehabilitacją, bólem). W celu ochrony przed negatywnymi konsekwencjami psychologicznymi ważne jest wyodrębnienie tych dzieci, których osobowość może utrudniać proces leczenia i rehabilitacji, skontaktowanie rodziców i dzieci z psychologiem, przekazanie pełnej, rzetelnej informacji o przebiegu leczenia i rehabilitacji rodzicom i dzieciom, upewnienie się, czy wszystko jest dla nich zrozumiałe oraz umożliwienie zadawania pytań i wyrażania swoich wątpliwości i obaw, co służy przełamaniu strachu.

Piśmiennictwo

1. Ilizarov G.A.: *The tension-stress effect on the genesis and growth of tissues. Part I. The influence of stability of fixation and soft-tissue preservation.* Clin. Orthop. Relat. Res., 1989, 238: 249–281.
2. Ilizarov G.A.: *Clinical application of the tension-stress effect for limb lengthening.* Clin. Orthop. Relat. Res., 1990, 250: 8–26.
3. Napiontek M.: *Zasady rehabilitacji chorych leczonych metodą Ilizarowa w obrębie kończyn dolnych.* Chir. Narządów Ruch Ortop. Pol., 2000, 65(3): 287–294.
4. Niemelä B.J., Tjernström B., Andersson G. i wsp.: *Does leg lengthening pose a threat to a child's mental health?: An interim report one year after surgery.* J. Pediatr. Orthop., 2007, 27(6): 611–617.
5. Wrzosek Z.: *Problemy rehabilitacji chorych leczonych metodą Ilizarowa.* Ortop. Traumatol. Rehabil., 2002, 4(4): 469–472.

CZĘŚĆ VI

OPIEKA NAD DZIECKIEM W WYBRANYCH WADACH WRODZONYCH UKŁADU NERWOWEGO, TWARZOCZASZKI I SZYI

WODOGŁOWIE

40

Bożena Krzeczowska, Krystyna Twarduś

Informacje ogólne

Wodogłowie jest to stan, w którym dochodzi do poszerzenia śródczaszkowych przestrzeni płynowych w wyniku zaburzenia dynamicznej równowagi między tworzeniem a wchłanianiem płynu mózgowo-rdzeniowego. Czynniki usposabiające do powstania i rozwoju wodogłowia to: nadmierne wytwarzanie płynu mózgowo-rdzeniowego (guz splotu naczyniówkowego), zaburzenia przepływu płynu w miejscach przewężeń (wodociąg mózgu, otwory Monro, komory III i IV), zaburzenia wchłaniania jako następstwo krwawienia lub procesu zapalnego.

Wyróżnia się następujące **typy wodogłowia**:
- wodogłowie komunikujące (zewnętrzne), spowodowane zarośnięciem zbiorników podpajęczynówkowych podstawy mózgu, kosmków pajęczynówki lub przestrzeni podpajęczynówkowej;
- wodogłowie niekomunikujące (obturacyjne), w którym przeszkoda w odpływie płynu mózgowo-rdzeniowego znajduje się w pobliżu otworów komory IV;
- wodogłowie wrodzone, które powstaje w okresie życia płodowego (jest uwarunkowane genetycznie; może stanowić pierwotną, izolowaną zmianę lub być częścią obrazu klinicznego zespołów będących wynikiem złożonych zaburzeń rozwojowych ośrodkowego układu nerwowego, np. w przebiegu zespołu Arnolda–Chiariego, stenozy wodociągu mózgu); u 90% dzieci z przepukliną oponowo-rdzeniową współistnieje aktywne wodogłowie;
- wodogłowie nabyte, które rozwija się po urodzeniu (np. po krwotokach wewnątrzczaszkowych, zapaleniu opon mózgowo-rdzeniowych bądź na skutek rozwoju guza lub nowotworu);
- wodogłowie pierwotne (idiopatyczne) i wtórne, nowotworowe i nienowotworowe (biorąc pod uwagę czas powstawania);

→ zanik mózgu (przy pierwotnym uszkodzeniu mózgu w okresie życia płodowego lub zaraz po porodzie w wyniku różnych procesów patologicznych, powodujących kompensacyjne poszerzenie wewnątrzczaszkowych przestrzeni płynowych).

Obraz kliniczny

Objawy kliniczne wodogłowia są zróżnicowane, co jest związane z dynamiką narastania wodogłowia, przyczynami jego powstania oraz z wiekiem dziecka.

Objawami wodogłowia są:
→ powiększanie się/nadmierny przyrost obwodu głowy;
→ mózgoczaszka nadmiernie rozwinięta w stosunku do twarzoczaszki;
→ ciemiączko przednie powiększone, napięte i uwypuklone;
→ rozejście się/poszerzenie szwów czaszkowych; poszerzenie naczyń żylnych w obrębie głowy; objawy wzrostu ciśnienia śródczaszkowego;
→ zmiany na dnie oka: w początkowym okresie obrzęk tarczy nerwów wzrokowych, wybroczyny na dnie oka, w miarę rozwoju procesu chorobowego zmiany zanikowe;
→ objawy neurologiczne: zaburzenia świadomości, niedowłady nerwu odwodzącego (VI) i porażenie skojarzonego ruchu gałek ocznych (nerwy okoruchowe III, IV, VI) – tzw. objaw zachodzącego słońca (widoczna twardówka nad częścią tęczówki), opistotonus, drgawki;
→ drażliwość dziecka; nudności; wymioty; zmniejszenie łaknienia; bóle głowy;
→ u małych dzieci zaburzenia rozwoju psychoruchowego, najczęściej zaburzenia koordynacji wzrokowo-ruchowej, w mniejszym stopniu zaburzenia rozwoju sfery werbalnej, reakcji społecznych, postawy i lokomocji;
→ u starszych dzieci zaburzenia chodu, zaburzenia sfery poznawczej: zaburzenia zapamiętywania (trudności w nauce), zaburzenia wzrokowo-przestrzenne, okresowa senność, zaburzenia świadomości, napady padaczkowe, objawy ogniskowego uszkodzenia OUN.

Rozpoznanie

Badanie prenatalne: w badaniu USG wykrycie wodogłowia jest możliwe między 12. a 15. tygodniem ciąży.

Badanie postnatalne: badanie podmiotowe; badania obrazowe: noworodki i niemowlęta: ultrasonografia przezciemieniowa (pozwala na rozpoznanie choroby i monitorowanie tempa jej rozwoju, a także efektów leczenia); dzieci starsze: tomografia komputerowa, rezonans magnetyczny.

Rzadko stosowane są obecnie testy infuzyjne (jest to badanie inwazyjne wymagające wprowadzenia igieł punkcyjnych do kanału rdzeniowego; pozwala na ilościową ocenę parametrów charakteryzujących warunki krążenia i wchłaniania płynu mózgowo-rdzeniowego).

Leczenie

Leczeniem z wyboru narastającego wodogłowia jest **zabieg operacyjny**, polegający na założeniu układu komorowo-zastawkowego (przecieku). Klasyczny układ drenujący składa się z drenu dokomorowego wprowadzonego do komory bocznej, zastawki zapewniającej jednokierunkowy przepływ płynu mózgowo-rdzeniowego i z drenu odwodowego, który odprowadza płyn do obszaru, w którym jest wchłaniany: jamy otrzewnej lub prawego przedsionka serca. Zadanie to najlepiej spełnia jama otrzewnej (duże możliwości wchłaniania).

Neuroendoskopia (operacyjna endoskopia mózgowa) jest metodą leczenia stosowaną w wybranych postaciach wodogłowia niekomunikującego. Polega na wprowadzeniu neuroendoskopu do układu komorowego i wykonaniu zabiegu połączenia przestrzeni mózgowych (najczęściej wykonywana jest wentrikulostomia, czyli wewnętrzne połączenie komory trzeciej ze zbiornikiem podstawy mózgu, przez co uzyskuje się oboczną drogę odpływu płynu mózgowo-rdzeniowego, z pominięciem miejsca niedrożnego). W większości przypadków pozwala na trwałe wyleczenie bez stosowania układów zastawkowych.

Leczenie wodogłowia pokrwotocznego. U noworodków urodzonych przedwcześnie najczęstszym powikłaniem krwawień około- i dokomorowych mózgu jest występowanie wodogłowia pokrwotocznego (odczyn wyściółki komór i pajęczynówki na wynaczynioną krew). Metody leczenia wodogłowia pokrwotocznego obejmują: podawanie środków farmakologicznych, systematyczne nakłucia lędźwiowe lub dokomorowe (założenie zewnętrznego drenażu komorowego lub wszczepienie podskórnego zbiornika połączonego z układem komorowym tzw. zbiornika Rickhama), wszczepienie układu zastawkowego i stosowanie leków fibrynolitycznych.

Powikłania

Powikłania mogą wystąpić podczas leczenia wodogłowia za pomocą wszystkich dostępnych metod. Im wcześniej rozpocznie się leczenie wodogłowia u dziecka, tym mniejszy będzie destrukcyjny wpływ nadciśnienia wewnątrzczaszkowego na rozwój mózgowia.

Powikłania **wczesne** leczenia wodogłowia metodą przeciekową obejmują:

→ niedrożność mechaniczną układu drenującego (zatkanie drenu dokomorowego);

→ zakażenie.

Powikłania **późne** leczenia wodogłowia metodą przeciekową obejmują:

→ niedrożność mechaniczną układu drenującego (zatkanie drenu dokomorowego);

→ niedrożność drenu obwodowego spowodowaną wzrastaniem dziecka;

→ objawy przedrenowania.

Przy zastosowaniu zastawki komorowo-otrzewnowej może dojść do: podrażnienia otrzewnej, wytworzenia torbieli w jamie otrzewnej, uszkodzenia jelita lub narządu miąższowego. Przy zastosowaniu zastawki komorowo-przedsionkowej mogą wystąpić: przyścienne skrzepy w prawym przedsionku szerzące się do obu żył głównych, bakteryjne zapalenie wsierdzia, zaburzenia rytmu serca, tamponada serca, zakrzepy końcowej części drenu grożące zatorami, posocznica. Zastawki lędźwiowo-otrzewnowe mogą powodować: wgłobienia migdałków móżdżku, niedowłady kończyn dolnych, bóle krzyża i korzeniowe, skrzywienia kręgosłupa.

W przypadku wszystkich typów zastawek powikłaniami mogą być infekcja, niedrożność układu zastawkowego i nieprawidłowy drenaż płynu mózgowo-rdzeniowego.

Pielęgniarskie aspekty opieki nad dzieckiem z wodogłowiem

Zadania diagnostyczne i leczniczo-pielęgnacyjne

Okres przedoperacyjny

→ Udział w postępowaniu diagnostycznym (badanie przedmiotowe, badania obrazowe: USG przezciemieniowe, tomografia komputerowa, rezonans magnetyczny); przygotowanie rodziców i dziecka do badań.

→ Obserwacja dziecka w kierunku objawów wzrostu ciśnienia śródczaszkowego; codzienne mierzenie obwodu głowy; interpretowanie i dokumentowanie wyników.

→ Udział w farmakoterapii na zlecenie (antybiotykoterapia o szerokim spektrum działania, zapobieganie zakażeniom w czasie zabiegu operacyjnego).

→ Ocena źródła i stopnia niepokoju u rodziców; udzielanie informacji i wsparcia w czasie oczekiwania na zabieg operacyjny; zachęcanie do wyrażania swoich lęków i obaw oraz do zadawania pytań; udzielanie rodzicom koniecznych wskazówek i informacji dotyczących postępowania po zabiegu operacyjnym; okazywanie rodzicom wsparcia i życzliwości; zapewnianie o stałej gotowości do niesienia pomocy.

→ Zachęcanie rodziców do stałego przebywania z dzieckiem, udziału w opiece nad dzieckiem i uczestnictwa w podejmowaniu decyzji dotyczących dziecka.

→ Przygotowanie dziecka do operacji (patrz rozdział 3: „Przygotowanie dziecka do zabiegu operacyjnego").

Okres pooperacyjny

→ Ułożenie dziecka w pozycji bocznej na nieoperowanym boku, z głową uniesioną pod kątem 30° w stosunku do podłoża, podtrzymywanie głowy podczas zmiany pozycji (zapewnia ułatwienie drenowania płynu mózgowo-rdzeniowego i zmniejszenie retencji płynu) lub ułożenie w zalecanym położeniu, które zależy od dynamiki zastawki (różna w różnych typach zastawki).

→ Prowadzenie intensywnego nadzoru przyrządowego (tętno, ciśnienie tętnicze krwi, saturacja) i bezprzyrządowego (napięcie ciemiączka, zabarwienie i ciepłota skóry, diureza, zachowanie dziecka); ocena stanu neurologicznego i funkcji życiowych co 4 godziny lub częściej w razie wskazań.

→ Kontynuacja nawadniania dożylnego zgodnie z indywidualną kartą zleceń (kontrola stanu nawodnienia); prowadzenie i ocena bilansu płynów.

→ Udział w farmakoterapii na zlecenie (antybiotykoterapia o szerokim spektrum działania); obserwacja w kierunku ubocznych działań antybiotykoterapii.

→ Ocena stanu opatrunku w kierunku wycieku płynu mózgowo-rdzeniowego oraz skóry wokół rany pooperacyjnej i wzdłuż przebiegu drenu zastawki w kierunku zaczerwienienia i obrzęku; asystowanie przy zmianie opatrunku.

→ Obserwacja dziecka pod kątem wzrostu ciśnienia śródczaszkowego (stan przytomności, reakcja na bodźce zewnętrzne, częstotliwość i charakter tętna i oddechu, ciśnienie tętnicze krwi, łaknienie i pragnienie, stan napięcia ciemiączka); zachowanie dziecka (niepokój, rozdrażnienie, krótkotrwały, niespokojny sen, nieukojony płacz) może świadczyć o podwyższeniu cienienia śródczaszkowego.

→ Obserwacja w kierunku zakażenia drenażu komorowego; kontrolne pomiary temperatury ciała, interpretowanie i dokumentowanie wyników (wzrost temperatury ciała może być pierwszym objawem zakażenia zastawki).

→ Codzienne mierzenie obwodu głowy dziecka we wczesnym okresie po operacji, a następnie zgodnie ze zleceniem; interpretacja i dokumentowanie wyników w indywidualnej karcie pacjenta.

→ Wczesne wprowadzanie żywienia dojelitowego (po powrocie perystaltyki jelitowej) w celu zapobiegania stanom niedożywienia u dziecka; obserwacja tolerancji podawanych posiłków.

→ Zachęcanie rodziców do stałego przebywania z dzieckiem i do zaangażowania się w opiekę nad nim; udzielanie wsparcia rodzicom.

Zadania edukacyjne

Działania edukacyjne pielęgniarki mają na celu przygotowanie rodziców do sprawowania opieki nad dzieckiem po zabiegu operacyjnym w warunkach domowych. Istotne jest przekazanie informacji na temat:

→ konieczności odbywania wizyt kontrolnych u specjalistów (neurochirurg, neurolog, okulista) i wykonywania okresowych kontrolnych badań zgodnie ze zleceniem (USG głowy przezciemieniowe, tomografia komputerowa [kontrola położenia drenu komorowego co 2 lata], RTG klatki piersiowej i jamy brzusznej [kontrola położenia drenu obwodowego – dosercowego co 2 lata, a dootrzewnowego co 5 lat], badanie dna oka);

→ możliwych powikłań po zabiegu założenia zastawki komorowo-otrzewnowej związanych z dysfunkcją zastawki (objawy wskazujące na wzrost ciśnienia śródczaszkowego, przedrenowanie, zakażenie układu drenującego);

→ kontrolowania drożności komory zastawkowej (orientacyjne sprawdzanie działania układu zastawkowego) w kierunku: przecieku płynu mózgowo-rdzeniowego w okolicy zastawki, obrzęku wokół zastawki, odprowadzania z komory zastawki;

→ sposobu układania dziecka w łóżku (unikanie układania głowy po stronie założenia zastawki); profilaktyki deformacji kości czaszki i odleżyn;

→ konieczności pomiaru obwodu głowy z nanoszeniem na siatki centylowe co tydzień w 1. roku życia, a później co 2–4 tygodnie, i interpretowania wyników pomiarów;

→ konieczności utrzymania prawidłowej defekacji (codziennego oddawania stolca lub oddawania go przynajmniej raz na 2 dni w celu zapobieżenia powikłaniom ze strony drenu zastawki zlokalizowanego w jamie otrzewnej);

→ sposobu funkcjonowania zastawki; konieczności obserwowania dziecka pod kątem zaburzeń w jej funkcjonowaniu (objawy wzrostu ciśnienia śródczaszkowego, przedrenowania, wskazujące na zakażenie układu komorowo-zastawkowego);

→ konieczności stymulacji rozwoju dziecka; kontroli postępów jego rozwoju i rehabilitacji dziecka zgodnie z zaleceniami;

→ możliwości wsparcia w chorobie (przekazanie informacji na temat grupy wsparcia dla dzieci z wodogłowiem i ich rodzin; przedstawienie pozytywnych przykładów rodzin radzących sobie z podobną sytuacją zdrowotną dziecka).

Piśmiennictwo

1. Czernik J. (red.): *Chirurgia dziecięca*. Wydawnictwo Lekarskie PZWL, Warszawa 2005.
2. Czernik J. (red.): *Powikłania w chirurgii dziecięcej*. Wydawnictwo Lekarskie PZWL, Warszawa 2009.
3. Grochowski J. (red.): *Wybrane zagadnienia chirurgii dziecięcej*. Wydawnictwo Fundacji „O Zdrowie Dziecka", Kraków 1999.
4. Krzeczowska B.: Wodogłowie. W: Cepuch G., Krzeczowska B., Perek M., Twarduś K. (red.): *Modele pielęgnowania dziecka przewlekle chorego*. Wydawnictwo Lekarskie PZWL, Warszawa 2011.
5. Wagner A. A. (red.): *Chirurgia dziecięca*. Wydawnictwo Lekarskie PZWL, Warszawa 2003.
6. Ładogórska J.: Wodogłowie. W: Czernik J. (red.): *Chirurgia dziecięca*. Akademia Medyczna we Wrocławiu, Wrocław 2008.

41

PRZEPUKLINA OPONOWO-RDZENIOWA

Krystyna Twarduś, Bożena Krzeczowska

Informacje ogólne

Wady dysraficzne są to zmiany powstające w osi środkowej grzbietu ciała na skutek nieprawidłowego zamykania się cewy nerwowej. Częstość występowania tych wad w populacji polskiej wynosi 2,5 : 1000 urodzeń. Do potwierdzonych przyczyn powstawania wad cewy nerwowej (WCN) należy niedobór kwasu foliowego w organizmie matki oraz przyjmowanie leków przeciwpadaczkowych przez matkę, gdy rozwój płodu znajdował się na wczesnych etapach. Rozważane są także możliwości skojarzenia tych wad z aberracjami chromosomalnymi, mutacjami genetycznymi dziedziczonymi autosomalnie recesywnie, a także z cukrzycą i alkoholizmem ciężarnej.

Zaburzenia procesu zamykania się pierwotnej cewy nerwowej powodują powstanie przepuklin oponowo-rdzeniowych. Różne postaci kliniczne tej wady z towarzyszącym wynicowaniem elementów rdzenia kręgowego i opon oraz ubytkiem skóry i mięśni mogą być umiejscowione w odcinku szyjnym, piersiowym, lędźwiowym i krzyżowym. Przepukliny oponowe i oponowo-mózgowe (*cephalocele*) są zlokalizowane w linii środkowej czaszki od nasady nosa do otworu potylicznego wielkiego. Przepukliny lokalizują się też wzdłuż całego kręgosłupa (*meningocele spinalis* i *meningomyelocele*).

Jeśli w worku przepuklinowym utworzonym z opony miękkiej znajduje się tkanka łączna i płyn mózgowo-rdzeniowy, to mamy do czynienia z przepukliną oponową, a jeżeli w worku przepuklinowym znajduje się jeszcze fragment tkanki nerwowej, to mówimy o przepuklinie oponowo--rdzeniowej.

Obraz kliniczny

Obraz kliniczny wady jest zróżnicowany. Różnice dotyczą umiejscowienia, rozległości i postaci przepukliny, jak również obecności lub braku worka przepuklinowego.

Objawy neurologiczne zależą od lokalizacji i rozległości wady. Przepuklinom oponowo-rdzeniowym w zależności od ich wielkości i lokalizacji towarzyszą ubytki neurologiczne w zakresie unerwienia mięśni, upośledzenie funkcji pęcherza moczowego, jelita grubego i zwieraczy odbytu oraz ograniczenia ruchowe w stawach biodrowych i kończynach dolnych.

Największe ubytki neurologiczne w zakresie mięśni i układu moczowego występują w przypadku przepuklin w odcinku piersiowym i piersiowo--lędźwiowym kręgosłupa. Przy lokalizacji lędźwiowo-krzyżowej deficyty nerwowo-mięśniowe są mniejsze. Porażenie mięśni kończyn dolnych prowadzi do przykurczów i zniekształceń. Sprzyja to nadmiernemu zgięciu/przykurczowi w stawach biodrowych, kolanowych i stopach (supinacja stóp). Obserwuje się nadwichnięcia lub zwichnięcia stawów biodrowych, koślawość kolan, stopy piętowo-koślawe, piętowo-płaskie i końsko-płasko--szpotawe.

Ubytki neurologiczne wpływają na zburzenia mikcji i defekacji. Dziecko oddaje mocz kroplami, a jego wypływ nasila się przy ruchach, krzyku, kaszlu i czynnościach związanych z pielęgnacją. Uciśnięcie powłok brzucha powoduje wyciek moczu strumieniem. Zaleganie moczu i zaburzenia w jego oddawaniu są przyczyną zakażeń układu moczowego.

Ponad 90% przepuklin jest zlokalizowanych w odcinku lędźwiowo--krzyżowym. Miejsce lokalizacji wady wskazuje na problemy zdrowotne dziecka:
→ gdy wada jest zlokalizowana powyżej Th11, ok. 90% dzieci nie porusza się samodzielnie, ma porażone zwieracze i wymaga stałej opieki;
→ gdy wada jest zlokalizowana na poziomie Th11–L3, występuje niepełnosprawność średniego stopnia u ok. 60% dzieci; w późniejszym okresie ok. 40% jest niezależnych życiowo;
→ gdy wada jest zlokalizowana poniżej L3, ok. 90% chodzi samodzielnie i jest życiowo niezależna, a prawie połowa dzieci ma prawidłową czynność zwieraczy.

Rozpoznanie

Okres prenatalny:
→ badanie USG (pozwala rozpoznać ubytek w rusztowaniu kostnym kręgosłupa lub czaszki, poszerzenie komór bocznych mózgu w przypadku towarzyszącego wodogłowia);

→ oznaczenie w 15.–16. tygodniu ciąży stężenia alfa-fetoproteiny (AFP) w surowicy matki (podwyższone m.in. w otwartych wadach cewy nerwowej). Prenatalne rozpoznanie wady cewy nerwowej jest wskazaniem do odbycia porodu przez cięcie cesarskie w ośrodku referencyjnym, który współpracuje z wyspecjalizowanym oddziałem chirurgii dziecięcej. Wczesne prenatalne wykrycie zaburzenia umożliwia leczenie wybranych wad dysraficznych jeszcze przed porodem.

Okres postnatalny:
→ badanie podmiotowe (ocena lokalizacji i rodzaju zmian);
→ USG, tomografia komputerowa, rezonans magnetyczny (pozwalają ocenić zawartość worka przepuklinowego i szerokość ubytku kostnego).

Leczenie

Przygotowanie do zabiegu operacyjnego obejmuje: ocenę stanu miejscowego, ustalenie poziomu uszkodzenia rdzenia, rozpoznanie towarzyszącego wodogłowia, badanie neurologiczne i ocena specjalisty w zakresie rehabilitacji.

Wczesne leczenie

Podstawowym elementem leczenia przepukliny oponowo-rdzeniowej jest **chirurgiczne zamknięcie przepukliny**, które ze względu na ryzyko ciężkich powikłań infekcyjnych powinno być wykonane w ciągu 48 godzin od urodzenia dziecka. Pęknięcie worka przepuklinowego i wypływ płynu mózgowo-rdzeniowego jest wskazaniem do natychmiastowego leczenia operacyjnego.

Wczesne leczenie operacyjne ma na celu zabezpieczenie przed infekcją ośrodkowego układu nerwowego, przywrócenie prawidłowego przepływu płynu mózgowo-rdzeniowego wokół rdzenia kręgowego oraz minimalizację urazu obnażonego rdzenia kręgowego i otaczających tkanek.

Zabieg operacyjny polega na uwolnieniu elementów nerwowych oraz usunięciu elementów pokrycia skórnego połączonych z płytką rdzeniową i umieszczeniu ich w rozszczepionym kanale kręgowym, szczelnym zamknięciu opony i wykonaniu plastyki powłok skórnych. Po zakończeniu operacji usuwa się kikut pępowinowy w celu łatwiejszej pielęgnacji noworodka w pozycji na brzuchu.

Ze względu na złożony charakter wady leczenia wymaga nie tylko sama wada grzbietu, ale i wszystkie współistniejące anomalie i następstwa.

Współistnienie towarzyszącego, aktywnego, szybko narastającego wodogłowia jest wskazaniem do jednoczesnego operacyjnego założenia przecieku komorowo-otrzewnowego.

Późne leczenie

1. **Interwencje urologiczne** – umożliwiające zachowanie prawidłowego rozwoju i funkcji nerek:
    →   badania diagnostyczne układu moczowego: badanie ogólne i bakteriologiczne moczu, USG jamy brzusznej, cystografia mikcyjna, cystometria (badanie ciśnienia i objętości w dolnych drogach moczowych); badania urodynamiczne;
    →   leczenie zachowawcze (stałe leczenie odkażające drogi moczowe, stałe stosowanie leków antycholinergicznych w celu obniżenia wysokiego ciśnienia śródpęcherzowego, częste przerywane cewnikowanie w celu całkowitego opróżniania pęcherza moczowego);
    →   leczenie chirurgiczne (wyłonienie stałej przetoki pęcherzowo-skórnej w celu obniżenia ciśnienia śródpęcherzowego, wytworzenie szczelnych przetok moczowych ułatwiających cewnikowanie, powiększenie pęcherza moczowego w celu wytworzenia niskociśnieniowego zbiornika na mocz o dużej objętości).
2. **Interwencje ortopedyczne** (leczenie rozwojowego zwichnięcia bioder, przykurczy mięśni zginaczy i tkanek miękkich, osteotomie korekcyjne kości kończyn dolnych, skrzywień kręgosłupa, zniekształceń stóp, stosowanie opatrunków gipsowych lub ortez w celu zapobiegania pogłębiania nia zniekształceniom stóp już w okresie noworodkowym).
3. **Rehabilitacja** (celem wczesnego usprawniania ruchowego dziecka jest utrzymanie ruchów biernych w stawach kończyn dolnych).

Powikłania

Ryzyko wystąpienia wczesnych powikłań okołooperacyjnych powinno być uwzględnione w ocenie klinicznej przedoperacyjnej. Ocenia się: poziom uszkodzenia rdzenia, stan powłok skórnych w miejscu przepukliny (skóra ścieńczała, sączenie płynu mózgowo-rdzeniowego, rozległość ubytku skórnego), nieprawidłowe wygięcie kręgosłupa w postaci garbu w obrębie wady (najczęściej kifoza), rozległość ubytku kostnego, zawartość worka przepuklinowego (czy znajdują się w nim elementy tkanki nerwowej).

Powikłania wczesne

→   Objawy martwicy brzeżnej (już w 2.–3. dobie po operacji), które mogą rozszerzać się na większe przestrzenie. Rozległa martwica skóry lub płatów skórno-mięśniowych wymaga stosowania antybiotyków w celu zapobieżenia zmianom zapalnym płynu mózgowo-rdzeniowego i długotrwałego leczenia miejscowego, aby wydzielić martwicze tkanki; prowadzi do powstania blizn utrudniających rehabilitację.

→ Ubytki powłok skórnych – do zamykania rozległych wtórnych ubytków powłok stosuje się płaty wolne naskórkowe (przeszczepy dermatomowe z miejsc unerwionych), płaty skórno-mięśniowe uszypułowane, co wpływa korzystnie na przebieg gojenia i w późniejszym okresie przeciwdziała powstawaniu odleżyn w obrębie blizny pooperacyjnej.

→ Powikłania związane z implantacją przecieku komorowo-otrzewnowego (zakażenie, niedrożność, zespół przedrenowania – patrz rozdział 40: „Wodogłowie").

Powikłania późne

→ Powstanie torbieli naskórkowej – pozostawienie na powierzchni wynicowanej płytki nerwowej elementów naskórka.

→ Zmiany troficzne skóry w okolicy blizn pooperacyjnych oraz w miejscach stałego ucisku (okolica kości krzyżowej, stawów kolanowych i stóp) z powodu zaburzeń czucia.

→ Inne powikłania: wzrost ciśnienia śródczaszkowego, zaparcia, odleżyny, złamania kości długich (osteoporoza, zaburzenia unerwienia i czucia), zakażenia układu moczowego.

Pielęgniarskie aspekty opieki nad dzieckiem z przepukliną oponowo-rdzeniową

Zadania diagnostyczne i leczniczo-pielęgnacyjne

Okres przedoperacyjny

→ Umieszczenie dziecka w cieplarce lub pod promiennikiem ciepła w celu zapewnienia prawidłowej ciepłoty ciała (okresowa kontrola temperatury ciała i dokumentowanie wyników pomiarów).

→ Zaopatrzenie worka przepuklinowego jałowym, wilgotnym opatrunkiem nasączonym wodą destylowaną.

→ Ułożenie noworodka w pozycji na brzuchu lub na boku w celu uniknięcia ucisku worka przepuklinowego; zmiana pozycji ciała co 1–2 godziny lub częściej w razie wskazań; obserwacja skóry w miejscach narażonych na odleżyny.

→ Obserwacja częstotliwości i charakteru tętna, oddechu, stanu przytomności i zachowania dziecka (monitorowanie czynności serca i wysycenia hemoglobiny tlenem w razie wskazań); zwrócenie uwagi na niepokojące objawy wskazujące na występowanie dodatkowych wad (np. układu sercowo-naczyniowego).

→ Wnikliwa obserwacja dziecka (zachowanie, ruchy kończyn, napięcie mięśni brzucha, objawy wzrostu ciśnienia śródczaszkowego – obserwacje pomogą w diagnostyce i ocenie stanu dziecka).

→ Obserwacja mikcji; kontrolowanie okresów między mikcjami oraz sposobu oddawania moczu.

→ Założenie obwodowego wkłucia typu wenflon; nawadnianie dożylne według indywidualnej karty zleceń; obserwacja stanu nawodnienia; prowadzenie karty bilansu płynów.

→ Pobranie krwi do badań laboratoryjnych (istotne zabezpieczenie próbki krwi matczynej; grupa krwi, morfologia krwi, białko, glukoza, bilirubina, mocznik, kreatynina, posiew krwi, koagulogram, jonogram); pobranie moczu do badania ogólnego i bakteriologicznego.

→ Asystowanie przy wykonywaniu badań diagnostycznych (badanie przedmiotowe, badanie neurologiczne [ocena zaburzeń ze strony układu nerwowego, deficyt unerwienia w kończynach i zwieraczach], badanie przeprowadzane przez specjalistę z dziedziny rehabilitacji [określenie stopnia zaburzeń funkcji układu ruchowego i ustalenie zakresu wczesnej rehabilitacji], USG przezciemiączkowe, tomografia komputerowa, rezonans magnetyczny, w razie wskazań konsultacja kardiologiczna – badanie EKG i ECHO w celu wykluczenia wad serca).

→ Przygotowanie dziecka do badania okulistycznego (badanie dna oka) i asystowanie przy wykonywaniu badania.

→ Udział w farmakoterapii według indywidualnej karty zleceń (podawanie antybiotyków przy przepuklinie otwartej w celu zapobieżenia infekcji ośrodkowego układu nerwowego).

→ Udzielenie wsparcia rodzicom dziecka w trudnej sytuacji; okazanie empatii i zrozumienia; wyjaśnianie zagadnień związanych z pielęgnowaniem dziecka; udzielanie wskazówek na temat postępowania pielęgnacyjno-leczniczego u dziecka.

Okres pooperacyjny

→ Ułożenie dziecka w cieplarce w celu zapewnienia prawidłowej ciepłoty ciała (okresowa kontrola temperatury ciała i dokumentowanie wyników pomiarów); ułożenie dziecka w pozycji na brzuchu zapewniającej dobre warunki do gojenia się rany operacyjnej.

→ Monitorowanie parametrów życiowych (częstotliwość i charakter tętna, oddech, ciśnienie tętnicze krwi, temperatura co 15–30 minut w pierwszych godzinach po zabiegu operacyjnym); dokumentowanie pomiarów w indywidualnej karcie chorego; ocena stanu przytomności i zachowania dziecka.

→ Zmiana pozycji co 2 godziny lub częściej w razie wskazań; obserwacja skóry w miejscach narażonych na odleżyny; utrzymywanie skóry w stanie czystym i suchym; profilaktyka przeciwodleżynowa.

→ Monitorowanie czynności serca i wysycenia hemoglobiny tlenem za pomocą pulsoksymetru; interpretowanie i okresowe dokumentowanie wyników.

→ Nawadnianie dożylne zgodnie z indywidualną kartą zleceń; ocena stanu nawodnienia; codzienny pomiar masy ciała; prowadzenie karty bilansu płynów.

→ Ocena natężenia, rodzaju i czasu występowania bólu (patrz rozdział 5: „Ból pooperacyjny i ból pourazowy. Ból ostry").

→ Udział w farmakoterapii na zlecenie (podawanie leków przeciwbólowych, kontynuacja podaży antybiotyków [okołooperacyjna profilaktyka zakażeń] zgodnie z indywidualną kartą zleceń).

→ Asystowanie przy zmianie opatrunku; uczestniczenie w zmianie opatrunku; obserwacja gojenia się rany pooperacyjnej zamkniętej przepukliny i obserwacja pod kątem powikłań (wyciek płynu mózgowo-rdzeniowego, objawy zakażenia, ilość i jakość wydzieliny na opatrunku, stan skóry).

→ Kontrolowanie opróżniania pęcherza moczowego (założenie cewnika do pęcherza zapobiega zaleganiu moczu i powstawaniu infekcji układu moczowego, cewnikowanie pęcherza może być postępowaniem z wyboru); ocena zalegania moczu w pęcherzu moczowym; pobranie moczu do badania ogólnego i na posiew zgodnie ze zleceniem; interpretacja wyniku badania.

→ Codzienne mierzenie obwodu głowy; interpretacja i dokumentowanie wyników pomiarów w indywidualnej dokumentacji pacjenta; obserwacja dziecka w kierunku wzrostu ciśnienia śródczaszkowego (wymioty, napięcie ciemiączka, zachowanie dziecka, tętno, oddech).

→ Towarzyszenie dziecku w czasie badań diagnostycznych (badanie przedmiotowe, USG jamy brzusznej, cystografia mikcyjna, cystometria, wideourodynamika i inne zgodnie ze zleceniem).

→ Przestrzeganie określonego rytmu dnia pacjenta; planowanie działań diagnostycznych i pielęgnacyjno-leczniczych, tak aby zapewnić dziecku warunki do snu i wypoczynku.

→ Udzielanie wsparcia rodzicom dziecka; okazywanie empatii i zrozumienia; stworzenie dobrych warunków do pobytu na oddziale; umożliwienie wypełniania roli rodzicielskiej; zachęcanie do współpracy w opiece nad dzieckiem (jak najwcześniejsze włączenie rodziców w opiekę); udzielanie wskazówek na temat postępowania pielęgnacyjno-leczniczego po zabiegu operacyjnym.

Zadania edukacyjne

Należy przygotować rodziców do sprawowania opieki nad dzieckiem w warunkach domowych i przekazać im informacje na temat:

→ konieczności obserwowania gojenia się rany pooperacyjnej;

→ potrzeby stałej specjalistycznej opieki neurochirurgicznej, neurologicznej, urologicznej, pediatrycznej, ortopedycznej i rehabilitacyjnej oraz regularnego zgłaszania się na kontrolne wizyty, a w przypadku wystąpienia niepokojących objawów – bezzwłocznego skontaktowania się z lekarzem prowadzącym;

→ w przypadku współistniejącego wodogłowia – sposobu oceny sprawności zestawu zastawkowo-otrzewnowego (obserwacja w kierunku powikłań [brak apetytu, wymioty, zachowanie dziecka, wielkość i napięcie ciemiączka]; konieczności pomiaru obwodu głowy raz w tygodniu oraz interpretacji i dokumentowania wyniku;

→ profilaktyki zaburzeń czynności nerek:

  – obserwacja sposobu oddawania moczu (jak długo dziecko jest „suche", czy oddaje mocz strumieniem czy kroplami, czy jest wyciek moczu w czasie rehabilitacji i gdy dziecko jest niespokojne); dokumentowanie objawów;

  – procedura przerywanego cewnikowania pęcherza moczowego (nabycie umiejętności cewnikowania pęcherza moczowego do zastosowania w razie pooperacyjnego porażenia mięśni wypieracza i zalegania moczu po mikcji; u starszych dzieci, u których terapia urologiczna zapewniła ochronę nerek przed uszkodzeniem, powstaje problem nietrzymania moczu, a wytworzenie szczelnej stomii moczowej zapewnia komfort życia, samodzielność, niezależność życiową);

  – leczenie farmakologiczne (podawanie leków antycholinergicznych i odkażających drogi moczowe, obserwacja w kierunku ubocznych działań leków);

  – obserwacja w kierunku objawów wskazujących na zakażenie układu moczowego (stany podgorączkowe, gorączka, utrata łaknienia, wymioty, brak przyrostu masy ciała);

  – konieczność badania ogólnego i bakteriologicznego moczu raz w miesiącu lub częściej w razie wskazań;

  – przestrzeganie terminów konsultacji urologicznych/nefrologicznych (raz w miesiącu) i ocena urodynamiczna (co 4–6 miesięcy);

→ profilaktyki odleżyn i odparzeń skóry w okolicy krocza oraz postępowania w przypadku wystąpienia zaparć;

→ profilaktyki złamań w obrębie kończyn dolnych (poinformowanie rodziców o możliwości złamań nawet przy wykonywaniu czynności związanych z pielęgnacją, a także podczas zabawy i wykonywania gwałtownych ruchów kończynami; omówienie przyczyn powstawania złamań

[zaniki w obrębie tkanki kostnej, zaburzenia unerwienia i czucia, osteoporoza]);
→ rehabilitacji dziecka (konieczność stałej i regularnej rehabilitacji dziecka w warunkach domowych zgodnie z zaleceniami specjalisty z dziedziny rehabilitacji); zapobiegania przykurczom i wadom postawy; możliwości i warunków zaopatrzenia w sprzęt rehabilitacyjny;
→ wsparcia w chorobie (np. wskazanie grup wsparcia dla dzieci i ich rodzin);
→ profilaktyki wtórnej wad cewy nerwowej przy planowaniu następnego potomstwa (zwiększona dawka kwasu foliowego – 4 mg); konieczności objęcia rodziny opieką przez poradnię genetyczną.

Piśmiennictwo

1. Bagłaj M.: *Postępy chirurgii dziecięcej w 2011 roku.* Med. Prakt. Pediatr., 2012, 3(81): 29–32.
2. Szewczyk M.T. (red.): *Pielęgniarstwo w pediatrii.* Borgis, Warszawa 2006.
3. Lenkiewicz T.S., Dębek W.: Wady rozszczepowe układu nerwowego. W: Czernik J. (red.): *Chirurgia dziecięca.* Wydawnictwo Lekarskie PZWL, Warszawa 2005.
4. Lenkiewicz T., Nielepiec-Jałosińska A., Piwowar A. i wsp.: *Zasady postępowania z noworodkiem, u którego stwierdzono przepuklinę oponowo-rdzeniową.* Chir. Dziec., 2004, 1(3): 33–36.
5. Ładogórska J.: Wady dysraficzne układu nerwowego. W: Czernik J. (red.): *Chirurgia dziecięca.* Akademia Medyczna we Wrocławiu, Wrocław 2008.

ROZSZCZEP WARGI I/LUB PODNIEBIENIA

Bożena Krzeczowska

42

Informacje ogólne

Wady rozwojowe twarzoczaszki są efektem wewnątrzmacicznego zabu-rzenia czynnościowej równowagi struktur mózgowej i twarzowej części czaszki, powstającego w okresie ontogenezy, w 2.–9. tygodniu życia pło-dowego, na skutek niedokonania się połączenia w linii pośrodkowej mię-dzy parzystymi wyrostkami twarzowymi i podniebiennymi. Powstanie wad może wynikać z synergistycznego działania rozlicznych zmutowa-nych genów, zlokalizowanych na wielu chromosomach. Etiologia wad roz-szczepowych jest wieloczynnikowa, istotną rolę odgrywa w niej wzajemne oddziaływanie czynników genetycznych (ok. 20%) i środowiskowych (ok. 10%). Wśród czynników środowiskowych wymienia się: alkohol, palenie papierosów, promieniowanie jonizujące, promienie Rentgena, leki prze-ciwpadaczkowe, steroidy, choroby metaboliczne i ostre zakaźne choroby matki.

Częstość występowania wad rozszczepowych wargi i podniebienia w Polsce szacuje się na 2–3 : 1000 żywo urodzonych noworodków. Każdego roku rodzi się z tą wadą ok. 800 dzieci. Do najczęstszych wad rozwojowych wrodzonych twarzoczaszki należy rozszczep wargi, wyrostka zębodołowe-go i podniebienia.

Obraz kliniczny

Deformacje twarzoczaszki uniemożliwiają lub utrudniają harmonijne współdziałanie mięśni mimicznych, mięśni języka i mięśni pierścienia pod-niebienno-gardłowego, co skutkuje zaburzeniami połykania, oddychania, słuchu i mowy oraz nieprawidłowym ustawieniem zębów i wyglądem twa-rzy dziecka.

271

W rozszczepie jednostronnym skrzywienie przegrody i przerośnięcie małżowin nosowych po stronie szczeliny może utrudniać oddychanie, zwłaszcza podczas karmienia. W rozszczepie podniebienia wtórnego ze współistniejącą cofniętą żuchwą zaburzenia oddychania mogą być znacznie nasilone, prowadząc do krztuszenia się dziecka podczas karmienia. Problemy z przyjmowaniem pokarmu powodują mniejszy przyrost masy ciała oraz sprzyjają powikłaniom, takim jak zapalenie ucha środkowego i zachłystowe zapalenie płuc.

Rozpoznanie

Najczęściej uznawaną klasyfikacją wad rozszczepowych jest oparta na podstawach embriologicznych klasyfikacja według Kernahana i Starka, w której punktem odniesienia jest otwór przysieczny.

Wyróżnia się w niej **dwa typy** rozszczepów (a w ich obrębie wiele możliwych kombinacji):

→ rozszczep podniebienia pierwotnego – do przodu od otworu przysiecznego (warga, wyrostek zębodołowy, część podniebienia twardego);

→ rozszczep podniebienia wtórnego – do tyłu od otworu przysiecznego (większa część podniebienia twardego i podniebienie miękkie).

Obie postacie mogą być jednostronne lub obustronne oraz całkowite lub niecałkowite.

Leczenie

Leczenie rozszczepu wargi i podniebienia jest leczeniem wielospecjalistycznym, wieloetapowym i wieloletnim. Chirurgia wady rozszczepowej dzieli się na pierwotną i wtórną (rekonstrukcyjną).

Celem **chirurgii pierwotnej** jest zamknięcie patologicznego połączenia między jamą ustną i jamą nosową, a tym samym przywrócenie bazy strukturalnej umożliwiającej ssanie, połykanie, żucie, oddychanie oraz prawidłową mowę i słuch. Celem **operacji wtórnych uzupełniających** jest rekonstrukcja szczęki, żuchwy, podniebienia i czerwieni wargi oraz korekta skrzydła nosa. Kompleksowym leczeniem dziecka zajmują się specjaliści z zakresu: chirurgii (chirurg szczękowo-twarzowy), foniatrii, logopedii, otolaryngologii i ortodoncji. Udział stomatologa jest istotny i ma na celu utrzymanie zębów mlecznych i stałych w dobrym stanie, ponieważ rozwój twarzy jest zdeterminowany również prawidłowym rozwojem zębów.

Obecnie w literaturze światowej przeważa pogląd, że podstawowe operacje należy wykonać przed ukończeniem 1. roku życia przez dziecko.

Większość chirurgów akceptuje wczesne operacje techniką jednoetapową, co przyczynia się do prawidłowego rozwoju mowy i wiąże się z najmniejszą ingerencją w rosnące struktury twarzy. Jednoetapowe odtworzenie ciągłości kompleksów mięśniowych i tkanek sprzyja zachowaniu równowagi mięśniowej i dalszemu prawidłowemu rozwojowi twarzy dziecka. Termin operacji wyznacza się ok. 6. miesiąca życia (początek pierwszej fazy wzrostowej, rozpoczynającej się wyrzynaniem pierwszego zęba mlecznego, a kończy wyrżnięciem piątego zęba). Termin operacji podniebienia wtórnego wyznacza się na okres pauzy wzrostowej, która rozpoczyna się w wieku ok. 2 lat i trwa do ok. 4. roku życia (wyrżnięcie się ostatniego zęba mlecznego). Wczesne przeszczepianie kości w wieku 2 lat pozwala na prawidłowy rozwój kości i zębów. Wieloetapowe leczenie chirurgiczne wad rozszczepowych uważa się za sprzyjające powikłaniom, do których najczęściej należą przetoki na granicy cząstkowych operacji i liczne blizny, które przyczyniają się do powstania hipoplazji i ankylozy szczęki.

Przy wyznaczaniu terminów operacji należy brać pod uwagę masę ciała i termin urodzenia się dziecka. Przedwczesne urodzenie się dziecka z małą urodzeniową masą ciała jest wskazaniem do przesunięcia terminu operacji.

Proponowane **terminy operacji w obustronnym całkowitym rozszczepie wargi i podniebienia**:

→ 3.–4. miesiąc życia: rekonstrukcja rozszczepu podniebienia miękkiego i rekonstrukcja wargi po węższej stronie;
→ po 6 tygodniach pełna rekonstrukcja wargi, przedsionka jamy ustnej i podniebienia;
→ 2.–3. rok życia: przeszczep kości do wyrostka zębodołowego;
→ 3.–4. rok życia: wydłużanie przegrody skórnej nosa i korekta wargi;
→ 8.–11. rok życia: przeszczep kości do wyrostka zębodołowego, ewentualna rekonstrukcja kości przysiecznej;
→ 16.–18. rok życia: korekty kosmetyczne, dermabrazja blizn.

Powikłania

Powikłania leczenia chirurgicznego rozszczepu wargi i podniebienia mogą być **wczesne** (często zwiększone krwawienie po operacji) i **późne** (przetoki lub nieszczelności, które ujawniają się w ciągu 1. miesiąca po operacji lub podczas kolejnego skoku wzrostowego bądź w końcowym etapie rozwoju dziecka). Istotne powikłania, które mają wpływ na jakość życia, najczęściej są związane z operacją w obrębie podniebienia. Hipoplazja mięśni podniebienia wymaga odtworzenia ciągłości mięśni i rozważenie plastyki płatem gardłowym (faryngofiksacja – zabieg wydłużania przegrody nosa), co daje szansę na prawidłową mowę, bez „nosowania otwartego". Powikłaniami odległymi, stwierdzanymi po kilku latach, są problemy związane z drożnością nosa i wzrostem szczęki (niedorozwój szczęki).

Niedrożność nosa, na skutek skrzywienia jego przegrody i przerośnięcia małżowiny nosowej dolnej w przypadku rozszczepu jednostronnego, ujawnia się ok. 5. roku życia. Badanie nosofiberoskopowe pozwala rozpoznać ograniczenie drożności nosa (nosowanie zamknięte) lub niewydolność podniebienno-gardłową (nosowanie otwarte).

Pielęgniarskie aspekty opieki nad dzieckiem z rozszczepem wargi

Zadania diagnostyczne i leczniczo-pielęgnacyjne

Okres przedoperacyjny

Zabieg operacyjny wykonuje się w trybie planowym. Dziecko powinno być zaszczepione przeciw WZW; należy również wykonać fotografię i zdjęcia RTG twarzy dziecka, gipsowe modele zgryzu oraz niezbędne badania diagnostyczne (morfologia krwi, grupa krwi, czynnik Rh, badanie ogólne moczu, wymaz z gardła i nosa).

Przygotowanie fizyczne – patrz rozdział 3: „Przygotowanie dziecka do zabiegu operacyjnego".

Okres pooperacyjny

→ Ułożenie dziecka po zabiegu w pozycji na boku lub w pozycji leżącej na plecach z wezgłowiem uniesionym pod kątem 45° (sala wyposażona w źródło tlenu, aparat Ambu, ssak).
→ Pomiary podstawowych parametrów życiowych; interpretacja i dokumentowanie wyników w karcie obserwacji.
→ Prowadzenie i ocena bilansu płynów.
→ Obserwacja postępu gojenia się rany pooperacyjnej i w kierunku ewentualnych powikłań.
→ Unieruchomienie dziecku kończyn górnych w celu zabezpieczenia rany pooperacyjnej przed dotykaniem.
→ Podawanie leków przeciwbólowych i uspokajających zgodnie z kartą zleceń oraz motywowanie matki do noszenia dziecka na rękach i uspokajania (płacz stanowi ryzyko rozejścia się brzegów rany).
→ Przemywanie rany pooperacyjnej izotonicznym roztworem soli fizjologicznej.

→ Dożylne podawanie płynów infuzyjnych i elektrolitów zgodnie ze zleceniem w celu pokrycia zapotrzebowania wodno-elektrolitowego; pielęgnowanie wkłucia obwodowego zgodnie z procedurą.

→ Po ustąpieniu działania leków znieczulających i powrocie perystaltyki przewodu pokarmowego podawanie przez zgłębnik żołądkowy płynów (glukoza 5%, przegotowana woda); po upływie 3–12 godzin od zabiegu karmienie mieszanką mleczną; po upływie 2 tygodni od operacji rozpoczyna się karmienie łyżeczką, a następnie przez smoczek.

Zadania edukacyjne

→ Poinformowanie rodziców o konieczności przestrzegania terminów wyznaczonych wizyt kontrolnych (po miesiącu od zabiegu kontrola w poradni chirurgicznej oraz u lekarza ortodonty – instruktaż masażu blizny pooperacyjnej).

→ Uwrażliwienie rodziców na konieczność stosowania się do zaleceń ortodonty (ocena rozwoju szczęk i ewentualna decyzja noszenia aparatu ortodontycznego).

→ Poinformowanie rodziców o konieczności przestrzegania terminów wyznaczonych wizyt u stomatologa (profilaktyka próchnicy oraz leczenie zgryzów krzyżowych).

→ Uświadomienie rodzicom, że wieloletnia współpraca ze specjalistami i stosowanie się do ich zaleceń umożliwia dzieciom/młodym ludziom uzyskanie dobrego wyglądu i prawidłowej wymowy.

→ Uświadomienie rodzicom konieczności pozostawania dziecka pod stałą opieką foniatryczno-logopedyczną.

→ Poinformowanie rodziców, że zanim dziecko rozpocznie edukację szkolną, może być konieczne wykonanie zabiegów dotyczących czerwieni wargowej oraz zabiegów korekcyjnych w celu poprawienia wymowy.

Aspekty psychospołeczne

Leczenie rozszczepu wargi i podniebienia jest obciążone wieloma powikłaniami (zaburzenia mowy, współruchy mimiczne, zaburzenia zgryzu i słuchu oraz powikłania natury estetycznej, które rzutują na wygląd pacjenta). Rozszczep wargi i podniebienia jest wadą widoczną z powodu blizn, zniekształceń ust i nosa, przodozgryzu lub zgryzu krzyżowego oraz wadą „słyszalną" z powodu zaburzeń artykulacji (nieprawidłowa wymowa zgłosek, zaburzenia emisji głosu spowodowane tzw. nosowaniem otwartym). Stygmat wady i brak akceptacji w rodzinie powoduje u dzieci poczucie alienacji. Niepowodzenia w kontaktach społecznych z rówieśnikami prowadzą do poczucia niższej wartości, co skutkuje występowaniem depresji i nerwic, a nawet zaburzeń psychicznych. Pomimo znacznego postępu, jaki dokonał się w ciągu ostatnich lat, wyniki leczenia wad rozszczepowych nie są satysfakcjonujące. Oceny wyników leczenia można dokonać najwcześniej ok. 14. roku życia, a najlepiej ok. 18. roku życia, po zakończeniu rozwoju twarzy.

Piśmiennictwo

1. Czupryna A., Wilczek-Rużyczka E. (red.): *Wybrane zagadnienia pielęgniarstwa specjalistycznego.* Wolters Kluwer Polska, Warszawa 2010.
2. Gawrych E., Janiszewska-Olszowska J.: *Wielospecjalistyczne leczenie wady rozszczepowej twarzy – doświadczenia własne.* Stand. Med., 2011, 8: 441–445.
3. Matthews-Brzozowska T. (red.): *Rozszczepy wargi i podniebienia.* Akademia Medyczna we Wrocławiu, Wrocław 2007.
4. Piekarczyk B., Młynarska-Zduniak E., Winiarska-Majczyno M.: *Rozszczep wargi i podniebienia. Poradnik dla rodziców.* Wydawnictwo Lekarskie PZWL, Warszawa 2003.
5. Stecko E., Dutkiewicz Z., Hortis-Dzierzbicka M.: *Psychologiczne aspekty wady rozszczepowej twarzy.* Nowa Pediatr., 2000, 4: 27–29.

CZĘŚĆ VII

OPIEKA NAD DZIECKIEM W WYBRANYCH CHOROBACH NOWOTWOROWYCH

Grażyna Cepuch

Informacje ogólne

Nowotwory ośrodkowego układu nerwowego (OUN) stanowią największą grupę guzów litych u dzieci po niżej 15. roku życia (drugie miejsce po bia-łaczkach). Rzadko występują przed 1. rokiem życia, najczęściej stwierdza się je w 2.–3. i w 5.–7. roku życia, na ogół jednak przed 15. rokiem życia. Z no-wotworów mózgu najczęściej występują gwiaździaki (szczególnie łagodne) i rdzeniaki; różnorodność histologiczna guzów jest duża i rzadko dają one przerzuty. U dzieci dominują guzy zlokalizowane podnamiotowo (45–60%).

Guzy nadnamiotowe częściej występują u niemowląt. Na podstawie **kry-terium histologicznego** (grupa i typ histologiczny) guzy występujące u dzie-ci dzieli się na: glejaki (np. gwiaździak, rdzeniak zarodkowy – PNET), guzy z osłonek nerwowych, guzy z opon, guzy pochodzenia naczyniowego, guzy dysontogenetyczne oraz guzy przysadki (gruczolaki czynne i nieczynne hor-monalnie). Ze względu na **stopień złośliwości** guzy WHO dzieli guzy na: zewnątrzmózgowe (grupa 0) oraz wewnątrzmózgowe (grupa I, II, III i IV). Ze względu na **lokalizację** guzy dzieli się na: zewnątrz- i wewnątrzmózgowe oraz pod- i nadnamiotowe (nowotwory półkul móżdżku, nowotwory robaka i komory IV, pnia mózgu). Guzy nadnamiotowe (25–40%), najczęściej zloka-lizowane w okolicy okołosiodełkowej, powodują występowanie endokryno-patii (np. objawy nadczynności przysadki mózgowej, zaburzenia wzrastania).

Obraz kliniczny

Objawy kliniczne guzów mózgu są uzależnione od lokalizacji guza i ob-jawów związanych z występowaniem wzmożonego ciśnienia śródczaszko-wego wymagającego natychmiastowego leczenia. Pierwsze objawy guzów mózgu często są niecharakterystyczne i mogą mieć charakter ogniskowy (np. objawy uszkodzenia nerwów czaszkowych, drgawki, zaburzenia równowagi, niedowłady) lub ogólny (złe samopoczucie, osłabienie).

U **noworodków, niemowląt i małych dzieci** pierwszymi objawami są: wzrost obwodu głowy (przyrost masy guza może być kompensowany przez przyrost pojemności jamy czaszki), apatia lub nadpobudliwość, brak łaknienia, brak przyrostu masy ciała, objaw „zachodzącego słońca" (objaw Parinauda), opóźnienie bądź cofnięcie się w rozwoju.

U **dzieci młodszych** można podejrzewać zaburzenia widzenia (np. podwójne widzenie) w przypadku obecności zeza oraz przymykania i tarcia powiek.

U **dzieci starszych** występują bóle głowy, poranne bóle głowy z nudnościami i chlustającymi wymiotami, neurologiczne objawy ogniskowe: niedowłady nerwów czaszkowych, oczopląs, ślepota, ograniczenie widzenia (ostrości i pola widzenia), podwójne widzenie, zez, zaburzenia słuchu, niedowłady kończyn, niezborność ruchów i zaburzenia kontroli zwieraczy.

Lokalizacja guza w okolicy czołowej objawia się zmianami osobowości, zaburzeniami zachowania lub zaburzeniami psychicznymi, pogorszeniem sprawności intelektualnej lub zmianą nawyków. W guzach móżdżku mogą występować: bóle brzucha i nudności, bóle głowy ustępujące po wymiotach, zaburzenia chodu (niezgrabny, marynarski, potknięcia), zaburzenia symetrii ruchów, zaburzenia równowagi, kręcz szyi, problemy z pisaniem. Guzy pnia mózgu charakteryzują się występowaniem tzw. zespołu pniowego, który jest związany z bezpośrednim uszkodzeniem nerwów czaszkowych w tej okolicy. Objawia się on zaburzeniami smaku (zaburzenia łaknienia, spadek masy ciała), słuchu, połykania, artykulacji (niewyraźna mowa), asymetrią twarzy oraz przymusowym ustawieniem głowy, zaburzoną ruchomością gałek ocznych (oczopląs, zez) i osłabieniem siły rąk. Guzy zlokalizowane w przysadce mózgowej są odpowiedzialne za pojawienie się przedwczesnego dojrzewania płciowego, moczówki prostej i zaburzeń wzrastania. Objawem patognomonicznym jest obrzęk tarczy nerwu wzrokowego występujący w wielu rodzajach guzów. Konsekwencją guzów mózgu jest wzmożone ciśnienie śródczaszkowe, któremu mogą towarzyszyć napady drgawkowe u dzieci we wszystkich grupach wiekowych. Postępujące wzmożone ciśnienie śródczaszkowe może doprowadzić do wystąpienia objawów bezpośrednio zagrażających życiu dziecka, związanych z przemieszczeniem i wklinowaniem tkanki mózgowej w obręb otworu potylicznego wielkiego. Ucisk na rdzeń przedłużony powoduje narastające zaburzenia oddychania i bezdech, a w efekcie zgon dziecka. Może dochodzić do wklinowania nadnamiotowego, które prowadzi do zaburzeń świadomości ze śpiączką włącznie. Rozwijają się: niedowład 4-kończynowy, ułożenie odmóżdżeniowe i tzw. triada Cushinga (bradykardia, wzrost ciśnienia tętniczego krwi, zaburzenia oddychania).

Czynnikiem utrudniającym rozpoznawanie guzów mózgu jest podobieństwo ich objawów do objawów sugerujących obecność innych chorób, takich jak migrena, zapalenie zatok, zapalenie ucha środkowego, schorzenia gastrologiczne i schorzenia narządu ruchu.

Rozpoznanie

Do podstawowych badań diagnostycznych wykonywanych w przypadku podejrzenia guza mózgu należą: tomografia komputerowa głowy, angio-TC, magnetyczny rezonans jądrowy i spektroskopia protonowa. Badania różnicujące obejmują: badanie laryngologiczne, badanie neurologiczne, badanie okulistyczne, nakłucie lędźwiowe, badanie surowicy krwi i płynu mózgowo-rdzeniowego na obecność markerów guzów terminalnych (AFP w guzach zarodkowych, beta-HCG) i inne badania, które pomogą w wykluczeniu lub potwierdzeniu obecności guza (np. badania gastrologiczne).

Leczenie

Leczenie guzów mózgu dzieci jest trzyetapowe:
→ chemio- i/lub radioterapia w celu zmniejszenia wielkości guza;
→ zabieg operacyjny (najlepiej radiochirurgiczny nóż wykorzystujący promieniowanie gamma);
→ ponownie chemio- i radioterapia.

W przypadku obecności nadciśnienia śródczaszkowego konieczne jest założenie drenażu komorowego i zastosowanie odpowiedniego leczenia.

Powikłania

Powikłania u dziecka z guzem mózgu są związane z następstwami zabiegu operacyjnego, chemioterapii i radioterapii, które mogą pojawić się w bezpośrednio lub krótko po zastosowaniu leczenia, ale także znacznie późnej.
Do najczęstszych powikłań należą:
→ niewydolność podwzgórza;
→ zaburzenia hormonalne;
→ zaburzenia rozwoju psychomotorycznego i zachowania;
→ wtórne nowotwory;
→ deficyty intelektualne;
→ zaburzenia pamięci świeżej;
→ zaburzenia widzenia i słyszenia;
→ trudności z koncentracją;
→ niedowłady;
→ u dzieci poniżej 3. roku życia – ciężkie popromienne uszkodzenia mózgu.

Pielęgniarskie aspekty opieki nad dzieckiem z guzem mózgu

Zadania diagnostyczne i leczniczo-pielęgnacyjne

Okres przedoperacyjny

→ Zebranie dokładnego wywiadu dotyczącego osiągnięć rozwojowych dziecka oraz ocena jego rozwoju (np. ocena zasobu słownictwa, umiejętności, możliwości komunikacyjnych) w celu łatwiejszego rozpoznania nieprawidłowości, dysfunkcji lub deficytów, które mogą być następstwem guza, wzmożonego ciśnienia śródczaszkowego lub zastosowanego leczenia (radioterapii, chemioterapii, resekcji guza).

→ Zwalczanie bólu (patrz rozdział 5: „Ból pooperacyjny i ból pourazowy. Ból ostry").

→ Minimalizowanie ryzyka wymiotów (zachłyśnięcie, odwodnienie, zaburzenia elektrolitowe) jako efektów wzmożonego ciśnienia śródczaszkowego lub chemio-/radioterapii.

→ Ocena ryzyka wystąpienia stanów zagrożenia życia wynikających z obecności guza i wzmożonego ciśnienia śródczaszkowego (oddech Cheyne'a–Stokesa, oddech apneustyczny, oddech klasterowy, oddech ataktyczny, ośrodkowa hiperwentylacja neurogenna, nieprawidłowa wielkość i reaktywność źrenic).

→ Przygotowanie psychiczne i fizyczne do zabiegu (patrz rozdział 3: „Przygotowanie dziecka do zabiegu operacyjnego").

→ Nauczenie ćwiczeń, które należy wykonywać po zabiegu (np. oddechowych).

→ Okazywanie empatii i wsparcia rodzicom/dziecku.

Okres pooperacyjny

→ Ocena stanu świadomości (u dzieci powyżej 4. roku życia za pomocą skali Children's Coma Scale – CCS, u dzieci do 4. roku życia za pomocą skali Pediatric Coma Scale – PCS).

→ Prowadzenie intensywnego nadzoru przyrządowego (monitorowanie parametrów życiowych) i bezprzyrządowego (zabarwienie i ciepłota skóry, napięcie ciemiączka, diureza).

→ Utrzymywanie drożności dróg oddechowych (zmiana pozycji, delikatne odsysanie wydzieliny po uprzednim znieczuleniu błony śluzowej jamy ustnej, np. 2% lidokainą, aby nie prowokować kaszlu, toaleta rurki tracheotomijnej).

→ Zwalczanie bólu (patrz rozdział 5: „Ból pooperacyjny i ból pourazowy. Ból ostry").

- → Dbanie o prawidłowe odżywienie dziecka z uwzględnieniem stanu pacjenta (karmienie doustne, za pomocą zgłębnika, żywienie pozajelitowe).
- → Utrzymywanie higieny jamy ustnej; zapobieganie wysychaniu rogówki w przypadku niedomykania się powiek.
- → Zminimalizowanie ryzyka infekcji, szczególnie po chemioterapii (szczepienia WZW typu B, podawanie immunoglobuliny).
- → Prowadzenie ćwiczeń ruchomości języka; uczenie połykania i wypluwania śliny.
- → Stosowanie umownych znaków, gdy są problemy z komunikowaniem się werbalnym.
- → Obserwacja w kierunku objawów przedrenowania lub wzmożonego ciśnienia śródczaszkowego w przypadku drenażu komorowego; kontrolowanie ilości i jakości płynu mózgowo-rdzeniowego; zapobieganie zakażeniu układu drenującego zewnętrznego.

Działania pielęgniarskie w przypadku **wzmożonego ciśnienia śródczaszkowego** obejmują:
- → przyrządowe i bezprzyrządowe monitorowanie parametrów życiowych;
- → prowadzenie bilansu płynów i ich bardzo ostrożna dystrybucja (ryzyko wzrostu ciśnienia śródczaszkowego lub spadku ciśnienia tętniczego krwi z następczym zmniejszeniem przepływów mózgowych);
- → uniesienie wezgłowia łóżka pod kątem 20–30°, licząc od zgięcia bioder (odwrócona pozycja Trendelenburga) – ułatwia ono odpływ żylny z OUN; każda zmiana pozycji musi odbywać się bardzo wolno i delikatnie (grozi wklinowaniem haka we wcięcie namiotu, przemieszczenie struktur pnia mózgu do tylnego dołu czaszki lub wklinowaniem migdałków móżdżku do otworu wielkiego);
- → wyeliminowanie lub unikanie bodźców wpływających na wzrost ciśnienia śródczaszkowego, takich jak hałas, światło, ochłodzenie ciała dziecka; prewencja i zwalczanie pobudzenia oraz bólu (ból związany ze wzmożonym ciśnieniem śródczaszkowym jest bardzo silny, nasila się przy defekacji i kaszlu, oraz jest mało wrażliwy lub wcale niewrażliwy na powszechnie dostępne środki przeciwbólowe);
- → zapobieganie hipoksemii (prowadzenie tlenoterapii biernej) i utrzymywanie prawidłowej temperatury ciała (pozwala na utrzymanie homeostazy organizmu i zmniejsza ryzyko niedotlenienia mózgu);
- → ewentualny udział w wykonywaniu hiperwentylacji (czasami konieczne jest zastosowanie hiperwentylacji u dziecka w celu obniżenia $PaCO_2$ o 5–10 mm Hg; efekt procedury jest krótkotrwały, stosuje się ją tylko doraźnie w razie zagrożenia wklinowaniem);
- → wyeliminowanie lub ograniczenie czynników wyzwalających szybkie wzrost ciśnienia śródczaszkowego, takich jak kaszel, defekacja przy zaparciach, kichanie;

→ udział w farmakoterapii na zlecenie (podawanie leków osmotycznie czynnych, np. mannitolu, diuretyków, np. furosemidu, barbituranów, np. tiopentalu – należy monitorować ciśnienie tętnicze krwi przy podawaniu tego leku, glikokortykosteroidów).

Piśmiennictwo

1. Michałowicz R., Jóźwiak S.: *Neurologia dziecięca*. Elsevier Urban & Partner, Wrocław 2000.
2. Perek D.: *Nowotwory mózgu u dzieci – wyzwanie nie tylko dla onkologów*. Pediatr. Pol., 2005, 80(1): 11–16.
3. Szołkiewicz A., Adamkiewicz-Drożyńska E.: *Guzy ośrodkowego układu nerwowego u dzieci – analiza objawów i propozycje diagnostyczne*. Forum Med. Rodz., 2009, 3: 181–185.
4. Zakrzewski K. (red.): *Nowotwory mózgu wieku dziecięcego*. Czelej, Lublin 2004.

NERCZAK ZARODKOWY

Mieczysława Perek, Iwona Fąfara

Informacje ogólne

Nerczak zarodkowy (*nephroblastoma*), zwany guzem Wilmsa, jest najczęstszym nowotworem nerki u dzieci i stanowi 6–8% wszystkich chorób nowotworowych w tej populacji. Prawie wszystkie nowotwory nerek u młodszych dzieci to rozmaite warianty guza Wilmsa. Jest to guz lity wywodzący się z embrionalnej tkanki nerkotwórczej (blastemy) różnicujący się zarówno w kierunku elementów utkania nerki, jak i w kierunku struktur pochodzących z mezodermy (tkanka kostna, chrzęstna, tłuszczowa, metaplastyczna tkanka mięśniowa). Wykrywany jest zwykle w 2.–4. roku życia, zdecydowanie rzadziej u młodzieży, w 5–10% jest obustronny. Nowotwór ten często współistnieje z innymi wadami wrodzonymi, takimi jak wady układu moczowo-płciowego (nerka podkowiasta, nerka dysplastyczna, nerka torbielowata, zdwojenie układu kielichowo-miedniczkowego, wnętrostwo, spodziectwo), wrodzony brak tęczówki, wady układu kostno-szkieletowego, połowiczy przerost ciała, wady układu krążenia.

Obraz kliniczny

W przypadku tego typu guza nie występują objawy swoiste. Objawy uzależnione są od lokalizacji oraz stopnia zaawansowania choroby. Zwykle pierwszymi symptomami są: powiększenie się obwodu brzucha (wynika to z obecności rosnącego guza), krwiomocz lub krwinkomocz, objawy ostrego brzucha (dotyczy sytuacji, w której nastąpiło pęknięcie guza), a także wymioty, nudności, bóle brzucha oraz nadciśnienie wynikające ze wzrostu wydzielania reniny przez komórki guza lub z zaburzeń przepływu przez naczynia nerkowe w wyniku ucisku. Ponadto stwierdza się nawracające infekcje dróg moczowych, gorączkę, a także niedokrwistość.

Rozpoznanie

Podstawowym badaniem klinicznym jest **palpacja**, za pomocą której można wyczuć guza przez powłoki brzuszne. Istotne znaczenie w rozpoznawaniu guza Wilmsa mają jednak **badania obrazowe**: ultrasonografia, urografia dożylna i tomografia komputerowa. Badania obrazowe pomagają ustalić, czy guz dotyczy tylko jednej nerki oraz czy nie wychodzi poza jej granice. W celu wykrycia przerzutów wykonuje się także: badanie rentgenowskie, ewentualnie tomografię komputerową klatki piersiowej, scyntygrafię kośćca i rezonans magnetyczny rdzenia kręgowego. Biopsję cienkoigłową aspiracyjną guza nerki wykonuje się tylko w wybranych przypadkach, gdy występują duże trudności diagnostyczne. Badanie histopatologiczne zazwyczaj wykonywane jest z materiału wyciętego guza.

Wyróżnia się pięć **stadiów rozwoju guza**:
→ Stadium 1 – guzy są ograniczone do jednej nerki oraz całkowicie usunięte; torebka guza jest nieprzerwana, guz nie był punktowany przed usunięciem. W badaniu mikroskopowym nie stwierdza się naciekania loży nerki i przerwania torebki.
→ Stadium 2 – guzy wychodzą poza nerkę, lecz są usunięte w całości.
→ Stadium 3 – guzy są niecałkowicie wycięte ze względu na naciekanie struktur ważnych dla życia. Stwierdza się pozostałości w węzłach chłonnych; doszło do pęknięcia guza; nie stwierdza się odległych przerzutów.
→ Stadium 4 – stwierdza się obecność odległych przerzutów (płuca, wątroba, kości, mózg).
→ Stadium 5 – stwierdza się obecność obustronnych guzów.

Leczenie

Zasadą leczenia nerczaków jest **kompleksowa terapia** polegająca na leczeniu operacyjnym, chemioterapii i radioterapii w sekwencjach zależnych od stadium zaawansowania oraz klasyfikacji histopatologicznej. Założenia schematu Komitetu ds. Nerczaka Międzynarodowego Towarzystwa Pediatrów Onkologów (SIOP) uwzględniają zastosowanie 4-tygodniowej lub 6-tygodniowej przedoperacyjnej chemioterapii (w zależności od stadium zaawansowania) u wszystkich pacjentów powyżej 6. miesiąca życia, u których rozpoznanie nerczaka ustala się na podstawie badań obrazowych. Przedoperacyjna chemioterapia redukuje masę guza, powodując mniejsze ryzyko rozsiewu guza, oraz zmniejsza potrzebę agresywnego pooperacyjnego postępowania, np. napromieniowania. Schematy pooperacyjnej i podtrzymującej chemioterapii i radioterapii są zróżnicowane w zależności od stadium zaawansowania oraz budowy histopatologicznej guza.

Wśród **technik operacyjnych** stosuje się: enukleację guza, resekcję guza z marginesem zdrowej tkanki, resekcję guza klinową (segmentarną) oraz heminefrektomię. Od wielu lat w leczeniu nerczaka stosuje się operacje oszczędzające miąższ nerki (NSS – nephron spaning surgery).

Leczenie obustronnych guzów Wilmsa zawsze jest indywidualne. Po chemioterapii indukcyjnej wykonuje się operację oszczędzającą miąższ nerki po stronie z mniejszym zaawansowaniem guza, następnie przeprowadza się ponowną chemioterapię oraz nefrektomię po stronie o większym zaawansowaniu.

Powikłania

Powikłania **chirurgiczne śródoperacyjne** obejmują:
→ masywny krwotok z dużych naczyń przestrzeni zaotrzewnowej;
→ uszkodzenie przewodu pokarmowego;
→ pęknięcie guza.

Do powikłań **odległych** zalicza się niedrożność przewodu pokarmowego spowodowaną zazwyczaj zrostami śródtrzewnowymi.

Następstwami radioterapii i chemioterapii są nowotwory wtórne (*osteosarcoma*, rak wątroby, *adenocarcinoma* jelita grubego), które mogą wystąpić w 10–20 lat po radioterapii i chemioterapii, a także atrofia mięśni szkieletowych, zaburzenie wzrostu kostnego oraz zaburzenie funkcji płuc i nerek.

Pielęgniarskie aspekty opieki nad dzieckiem operowanym z powodu nerczaka zarodkowego (guza Wilmsa) i poddanym chemioterapii indukcyjnej

Zadania diagnostyczne i leczniczo-pielęgnacyjne

Okres przedoperacyjny

→ Nawiązanie pozytywnego kontaktu z dzieckiem i rodzicami; udzielanie stałego wsparcia psychicznego; okazywanie empatii i serdeczności.
→ Umożliwienie rodzicom stałego przebywania na oddziale oraz uświadomienie im konieczności przestrzegania zaleceń obowiązujących w trakcie leczenia dziecka.
→ Poinformowanie dziecka/rodziców (w ramach kompetencji pielęgniarskich) o konieczności wykonania zabiegu operacyjnego i poddania się

długotrwałej, męczącej terapii oraz o możliwości wystąpienia niepożądanych objawów leczenia przeciwnowotworowego, np. utraty włosów; zachęcanie do zadawania pytań; wyjaśnianie wątpliwości.

→ Pobieranie do badań laboratoryjnych krwi (morfologia krwi z obrazem krwinek białych i liczbą płytek krwi, mocznik, kreatynina, kwas moczowy, elektrolity, równowaga kwasowo-zasadowa, CRP, OB, układ krzepnięcia, grupa krwi i czynnik Rh) oraz moczu (badanie ogólne i bakteriologiczne).

→ Założenie obwodowego wkłucia dożylnego i/lub przygotowanie zestawu i asystowanie przy zakładaniu centralnego wkłucia naczyniowego; utrzymywanie drożności i pielęgnacja wkłucia zgodnie z procedurą.

→ Pomiary ciśnienia tętniczego krwi, tętna, oddechu, temperatury oraz masy ciała i wzrostu; dokumentowanie pomiarów w karcie obserwacyjnej.

→ Udział w farmakoterapii zgodnie ze zleceniem (podawanie leków obniżających ciśnienie tętnicze krwi, przeciwbólowych, krwiotwórczych, przeciwbakteryjnych); ocena skuteczności stosowanego leczenia (powtarzalny pomiar ciśnienia tętniczego krwi, kontrola morfologii, ocena natężenia bólu z uwzględnieniem wieku dziecka).

→ Przygotowanie i podawanie zleconych leków wchodzących w skład programu chemioterapii zgodnie z indywidualną kartą zleceń (celem jest zmniejszenia masy guza do tego stopnia, aby leczenie chirurgiczne stało się możliwe).

→ Wnikliwe obserwowanie dziecka w kierunku niepożądanych działań cytostatyków (nudności, wymioty, zmiany grzybicze na błonach śluzowych, owrzodzenia w obrębie jamy ustnej i przełyku, ból brzucha, biegunka, objawy niedokrwistości, trombocytopenii, neutropenii); dokumentowanie oraz przekazywanie informacji lekarzowi.

→ Udział w leczeniu powikłań po chemioterapii w zależności od wskazań (przetaczanie krwi lub jej składników zgodnie ze zleceniem, podawanie leków hematopoetycznych, antybiotyków o szerokim spektrum działania, leków przeciwgrzybiczych, przeciwwymiotnych).

→ Podejmowanie działań pielęgnacyjnych w celu prewencji i niwelowania objawów ubocznych terapii lekami cytostatycznymi (toaleta jamy ustnej, codzienna, staranna toaleta ciała, przestrzeganie reżimu sanitarnego, ułożenie dziecka zabezpieczające przed zachłyśnięciem się podczas wymiotów, zachęcanie do spożywania posiłków, usuwanie resztek wypadających włosów, zapewnienie peruki, chustki).

→ Ocena stanu nawodnienia; ewentualnie podawanie płynów infuzyjnych i elektrolitów zgodnie ze zleceniem w celu wyrównywania zaburzeń wodno-elektrolitowych i kwasowo-zasadowych.

→ Prowadzenie karty bilansu płynów; interpretacja danych.

→ Obserwacja powłok brzusznych pod kątem występowania asymetrii; pomiary obwodu brzucha; delikatne pielęgnowanie dziecka (unikanie dotykania brzucha oraz badania palpacyjnego); dokumentowanie pomiarów i obserwacji.

→ Przygotowanie fizyczne i psychiczne dziecka po zastosowanej chemioterapii do zabiegu operacyjnego (patrz rozdział 3: „Przygotowanie dziecka do zabiegu operacyjnego").

Okres pooperacyjny

→ Pomiary parametrów życiowych (ciśnienie tętnicze krwi, tętno, oddechy, saturacja, temperatura ciała co 15–30 minut przez pierwsze 2 godziny, gdy stan dziecka się wyrówna 2–3 razy w ciągu dnia), dokumentowanie pomiarów w karcie obserwacyjnej.

→ Obserwacja dziecka pod kątem powikłań pooperacyjnych ze strony układu krążenia i oddechowego wynikających z wykonanego zabiegu operacyjnego w znieczuleniu ogólnym; podejmowanie działań leczniczo-pielęgnacyjnych zgodnie z kartą zleceń pooperacyjnych.

→ Ocena natężenia bólu z zastosowaniem dostępnych skal; podawanie analgetyków drogą dożylną zgodnie ze zleceniem; ocena skuteczności leczenia przeciwbólowego.

→ Wygodne ułożenie dziecka w bezpiecznej pozycji; zapewnienie dziecku warunków do snu i wypoczynku.

→ Przygotowanie i podawanie płynów infuzyjnych i elektrolitów zgodnie ze zleceniem; przekazywanie informacji lekarzowi o zaobserwowanych objawach wskazujących na zaburzenia gospodarki wodno-elektrolitowej.

→ Monitorowanie diurezy godzinowej; dokumentowanie i ocena bilansu płynów.

→ Utrzymywanie drożności i pielęgnacja cewnika moczowego zgodnie z procedurą; obserwacja dziecka w kierunku objawów zakażenia układu moczowego.

→ Obserwacja stanu opatrunku, drożności założonego drenażu oraz ilości i charakteru drenowanej treści; ewentualne płukanie drenażu zgodnie ze zleceniem.

→ Obserwacja dziecka pod kątem powikłań ze strony przewodu pokarmowego (nudności, wymioty, wzdęcie brzucha, wydalanie stolca i gazów); podejmowanie działań pielęgnacyjnych zgodnie z kartą indywidualnych zleceń.

→ Pielęgnacja założonych wkłuć naczyniowych (obwodowych i centralnego) zgodnie z procedurą.

→ Pobieranie materiału (krew, mocz) do kontrolnych badań laboratoryjnych.

→ Udział w farmakoterapii zgodnie ze zleceniem (patrz „Okres przedoperacyjny").

→ Motywowanie dziecka starszego do głębokiego oddychania; oklepywanie klatki piersiowej; wczesne uruchamianie; zmiana pozycji ciała w celu zapobieżenia powikłaniom pooperacyjnym.

→ Zaspokajanie potrzeb dnia codziennego lub pomoc w ich zaspokojeniu w zależności od samopoczucia i wydolności fizycznej dziecka; pozyskanie do współpracy rodziców/opiekunów dziecka.

→ Pomoc w zaspokajaniu potrzeb psychicznych dziecka we współpracy z rodzicami, wolontariuszami i psychologiem.

Zadania edukacyjne

Dziecko po zabiegu usunięcia nerczaka może być poddane pooperacyjnej chemioterapii (uzupełniającej – adjuwantowej) oraz radioterapii. Leczenie to jest realizowane w warunkach pobytu dziennego lub w warunkach ambulatoryjnych. W sposób dostosowany do poziomu percepcji odbiorcy należy przekazać informacje oraz wskazówki na temat postępowania i pielęgnowania dziecka w warunkach domowych.

Działania pielęgniarki obejmują:

→ uświadomienie znaczenia kontynuowania leczenia podtrzymującego i zgłaszania się do ośrodka onkologicznego w ustalonym terminie;

→ uwrażliwienie na konieczność zażywania zleconych leków oraz wykonywania kontrolnych badań diagnostycznych (morfologia krwi, kreatynina, mocznik, badanie USG jamy brzusznej, renoscyntygrafia);

→ poinformowanie o bezwzględnym wymogu przestrzegania higieny osobistej i najbliższego otoczenia dziecka, ze względu na upośledzoną sprawność układu immunologicznego (kąpiel ciała 2 razy na dobę, pielęgnacja jamy ustnej – mycie i płukanie po każdym posiłku, pielęgnacja skóry okolicy odbytu i krocza, codzienna zmiana bielizny dziecka i ręczników, używanie mydła w płynie, sprzątanie, wietrzenie oraz mycie i dezynfekcja sprzętów w pokoju dziecka, dbanie o czystość toalety);

→ zwrócenie uwagi na konieczność ograniczenia odwiedzin dziecka, szczególnie w okresach sezonowego zwiększenia zachorowań na choroby wirusowe, unikania większych zbiorowisk dzieci (nauczanie indywidualne);

→ pouczenie dziecka/rodziców o konieczności obserwacji pod kątem niepożądanych objawów chemioterapii podtrzymującej i/lub radioterapii oraz późnych następstw choroby nowotworowej i jej leczenia (objawy niedokrwistości, skazy krwotocznej, zakażenia bakteryjne, wirusowe, grzybicze, wtórne nowotwory, zaburzenia endokrynologiczne, powikłania ze strony układu krążenia, oddechowego, pokarmowego, kost-

no-mięśniowego, moczowego, nerwowego; w przypadku wystąpienia objawów niezbędne szybkie zgłoszenie się do ośrodka onkologicznego);
→ wskazanie możliwości korzystania z terapii psychologicznej; umożliwienie nawiązania kontaktu ze stowarzyszeniami i organizacjami działającymi na rzecz dzieci z chorobą nowotworową;
→ uświadomienie konieczności jak najszybszego powrotu dziecka do zajęć szkolnych (ważne dla rozwoju psychicznego i społecznego).

Piśmiennictwo

1. Apoznański W., Szydełko T.: *Współczesne poglądy na powstanie i leczenie nerczaka płodowego.* Urol. Pol., 1999, 5: 1.
2. Sawicz-Birkowska K.: Nowotwory nerek u dzieci i młodzieży. W: Czernik J. (red.): *Chirurgia dziecięca.* Akademia Medyczna we Wrocławiu, Wrocław 2008.
3. Szymik-Kantorowicz S., Urbanowicz W., Surmiak M., Sulisławski J.: *Therapeutic results in stage I Wilms' tumors in children – 15 years of surgical experience.* Central Eur. J. Urol., 2012, 65: 3.
4. Szymik-Kantorowicz S.: Nowotwory – guzy lite. W: Grochowski J. (red.): *Wybrane zagadnienia z chirurgii dziecięcej.* Wydawnictwo Fundacji „O Zdrowie Dziecka", Kraków 1999.

45 NOWOTWORY KOŚCI

Grażyna Cepuch

Informacje ogólne

Według danych Polskiej Pediatrycznej Grupy ds. Leczenia Guzów Litych w Polsce notuje się rokrocznie coraz większą liczbę zachorowań na nowotwory kości u dzieci, a częstotliwość występowania tej choroby zwiększa się wraz z wiekiem. Najczęstszym nowotworem jest mięsak kościopochodny, rzadziej występuje mięsak Ewinga i chrzęstniakomięsak. Kostniakomięsak rozwija się najczęściej między 12. a 24. rokiem życia, często występuje u osób z przewlekłymi chorobami kości (przewlekłe zapalenie kości) i po radioterapii, w polu napromieniowania. Towarzyszy mu zwiększona produkcja osteoidu. Udział czynników genetycznych nie jest udowodniony (brak jest jednoznacznych danych, który z genów jest genem inicjującym), ale kostniakomięsak częściej występuje u dzieci z dziedzicznym siatkówczakiem. Najczęściej lokalizuje się w przynasadach kości długich (kość udowa, piszczelowa, najczęściej staw kolanowy), talerzach biodrowych, żebrach, kościach twarzy, rąk i stóp.

Mięsak Ewinga występuje głównie u dzieci od 5. do ok. 15. roku życia, incydentalnie u osób powyżej 30. roku życia. W większości przypadków stwierdza się translokację między chromosomem 11 a 22. W mięsaku Ewinga wyróżnia się tzw. czynniki źle rokujące (płeć męska, wiek poniżej 12 lat, duża wielkość guza w momencie zdiagnozowania, pierwotna lokalizacja guza w obrębie kości miednicy, a także w przestrzeni pozaotrzewnowej i kręgosłupie, współtowarzysząca anemia, podniesione stężenie dehydrogenazy mleczanowej we krwi, stosowanie tylko radioterapii miejscowej, słaba odpowiedź na cytostatyki).

Obraz kliniczny

Najwcześniejszym objawem nowotworu kości jest ból, najsilniejszy w miejscu występowania guza. Często występują bóle nocne. Ograniczenia lub trudności w poruszaniu się na skutek szybkiego powiększania się guza to drugi najczęściej zgłaszany objaw. Rzadko stwierdza się powiększone regionalne węzły chłonne. Objawy te zwykle trwają od ok. 6 tygodni do 4 miesięcy. Często występuje ubytek masy ciała, osłabienie, złe samopoczucie i stany podgorączkowe lub gorączka (tzw. maska zapalna).

Rozpoznanie

W celu ustalenia rozpoznania oraz określenia stadium zaawansowania procesu nowotworowego i jego miejscowej rozległości wykonuje się: **badania obrazowe:** badanie rentgenowskie, tomografię komputerową (TK) i „spiralną" tomografię klatki piersiowej (w celu oceny przerzutów), rezonans elektromagnetyczny, pozytronową tomografię (PET), ultrasonografię, scyntygrafię i angiografię, oraz **badania laboratoryjne:** biochemiczne (fosfataza zasadowa, dehydrogenaza mleczanowa – LDH, OB), hormonalne, immunologiczne, genetyczne i histopatologiczne tkanek pobranych z guza (decyduje o ostatecznym rozpoznaniu).

Leczenie

Leczenie należy rozpocząć niezwłocznie po rozpoznaniu. Jest to kompleksowe **leczenie interdyscyplinarne**, które obejmuje: wstępną chemioterapię wielolekową w celu zmniejszenia guza i chemioterapię następczą (po zabiegu operacyjnym), radioterapię (podstawowa, uzupełniająca, paliatywna), leczenie chirurgiczne (usunięcie guza, przeszczepy kostne, plastyka rotacyjna kości, endoprotezy wydłużane za pomocą pola elektromagnetycznego) i immunoterapię. Stratyfikacja i indywidualizacja leczenia uzależniona jest od stadium zaawansowania i czynników rokowniczych w chwili rozpoznania.

Kanonem w chemioterapii jest: stosowanie najwyższych tolerowanych dawek napromieniania i/lub cytostatyków (intensywna chemioterapia), cykliczność w celu synchronizacji cyklu komórek nowotworowych, długi czas leczenia (2–3 lata), wybiórcze niszczenie tkanki nowotworowej przy minimalnym i odwracalnym uszkodzeniu zdrowych tkanek, zapobieganie powikłaniom chemioterapii oraz leczenie wspomagające.

Powikłania związane z chorobą i leczeniem

Rodzaj powikłań w znacznym stopniu zależy od lokalizacji guza oraz skutków zastosowanego leczenia ogólnego (chemioterapia) i miejscowego (radioterapia).

Do najczęstszych powikłań należą:
→ deficyt intelektualny,
→ zaburzenia pamięci,
→ zaburzenia słuchu i wzroku w przypadku lokalizacji guza w okolicy głowy z koniecznością napromieniowania tej okolicy.

Napromieniowanie okolic głowy, szyi oraz gonad może skutkować zaburzeniami endokrynnymi. Stosowanie chemioterapii może być odpowiedzialne za powstawanie kardiomiopatii, wtórnych nowotworów i bezpłodności.

Pielęgniarskie aspekty opieki nad dzieckiem z nowotworem kości

Zadania diagnostyczne i leczniczo-pielęgnacyjne

Okres przedoperacyjny

Pielęgniarska opieka nad dzieckiem z nowotworem kości powinna być planowana z uwzględnieniem takich kryteriów, jak: wiek dziecka (aspekt psychiczny i fizyczny), tryb interwencji ortopedycznej i rodzaju zastosowanego leczenia, oczekiwane następstwa choroby (stan zaawansowania choroby, rokowanie), zastosowane leczenie, stopień i czas niepełnosprawności. Nie można pominąć problemów natury społecznej (kontakty z rówieśnikami, szkoła, wybór zawodu), problemu prokreacji i sytuacji ekonomicznej rodziny i samego pacjenta (rodzice, zdrowe dzieci w rodzinie).

Do głównych zadań pielęgniarki należy:
→ udzielanie wyczerpujących informacji dziecku i jego rodzicom na każdym etapie leczenia i choroby; brak informacji jest przyczyną lęku, zaburzeń o charakterze depresyjnym, niepokoju i agresji;
→ zwalczanie bólu związanego z istotą choroby, diagnostyką i leczeniem (radio-/chemioterapia); ból jest źródłem negatywnych stanów emocjonalnych i utrudnia pełnienie ról społecznych; ochrona przed bólem jest gwarantem dobrej jakości życia, znalezienia celu i sensu życia, adaptowania się do zmieniających warunków oraz zwiększenia efektywność leczenia;

- → eliminacja bólu związanego z tzw. bolesną jamą ustną i dolegliwości bólowych ze strony przewodu pokarmowego; w leczeniu bólu związanego ze zmianami na śluzówce jamy ustnej stosuje się znieczulanie śluzówki, regularne aplikowanie środków dezynfekujących błonę śluzową, leki przeciwgrzybicze oraz leki przeciwbólowe (miejscowo/ogólnoustrojowo); toaleta jamy ustnej musi być prowadzona regularnie, ale bardzo delikatnie;
- → zapobieganie nudnościom i wymiotom (efekt uboczny stosowanej chemioterapii) przez podawanie leków przeciwwymiotnych; podanie odpowiednio wcześnie leku przeciwwymiotnego może wydatnie zmniejszyć nieprzyjemne odczucia związane z podawaniem chemioterapeutyku; ważne jest podjęcie działań mających na celu niedopuszczenie do wytworzenia się odruchu warunkowego prowadzącego do wystąpienia nudności i wymiotów wyprzedzającego podanie cytostatyków (niepodawanie cytostatyków bezpośrednio po jedzeniu, unikanie podawania leków w tych samych okolicznościach);
- → utrzymywanie należnej masy ciała (w znacznym stopniu będzie zależało od wyeliminowania bólu i zmian na błonie śluzowej jamy ustnej);
- → utrzymywanie równowagi wodnej i elektrolitowej (w tej grupie pacjentów może stanowić istotny problem, ponieważ niedobory wody w organizmie pogarszają filtrację nerek, zaburzając usuwanie toksyn i metabolitów leków, co zmniejsza efekt terapeutyczny, oraz zwiększają uczucie znacznej suchości w podrażnionej i zmienionej chorobowo jamie ustnej); ważna jest regularna ocena nawodnienia organizmu i ocena pracy nerek, nawadnianie dożylne i doustne, pomiar i dokumentowanie parametrów życiowych oraz udział w badaniach diagnostycznych (elektrolity w surowicy krwi, równowaga kwasowo-zasadowa);
- → zmniejszenie ryzyka pojawienia się trudno gojących się zmian skórnych w przypadku zastosowania radioterapii; należy pamiętać, że mogą wystąpić również późne odczyny skórne, nawet po 6 miesiącach od napromieniowania (skórę należy zabezpieczyć kosmetykiem z kwasem foliowym lub maścią witaminową, wietrzyć pod opatrunkiem, nie myć wodą oraz chronić przed promieniami słonecznymi);
- → okazywanie empatii i życzliwości, która minimalizuje poczucie osamotnienia i niepewności.

Okres pooperacyjny

Zadania pielęgniarki po zabiegu operacyjnym niewiele będą odbiegały od zadań w okresie przedoperacyjnym. Działania pielęgniarskie muszą uwzględniać nie tylko wiek pacjenta oraz jego stan fizyczny i psychoemocjonalny, ale także rodzaj zabiegu operacyjnego oraz zastosowane leczenie farmakologiczne i leczenie energią promienistą.

Do podstawowych zadań pielęgniarki należy:

→ wczesne wykrycie powikłań związanych z zabiegiem operacyjnym (krwawienia, krwotok) i zastosowanym znieczuleniem;

→ ochrona przed zakażeniami (u pacjentów może pojawić się ryzyko ciężkich zakażeń w tym i zakażeń oportunistycznych, co wiąże się z koniecznością podawania odpowiednika naturalnego czynnika wzrostu granulocytów oraz radykalnego ograniczenia kontaktów towarzyskich dziecka);

→ asystowanie przy wykonywaniu podstawowych czynności przez pacjenta (po zabiegu operacyjnym istotnym problemem może być znaczne ograniczenie aktywności fizycznej i samoobsługi, utrata niezależności oraz możliwość wystąpienia zaburzeń funkcji operowanej kończyny); wsparcie emocjonalne i zachęcanie do współpracy z rehabilitantem oraz aktywnego uczestniczenia w fizjoterapii warunkuje uzyskanie maksymalnej sprawności kończyny oraz poprawia stan psychoemocjonalny dziecka;

→ współdziałanie z rodzicami i wspieranie ich; chronienie pacjenta przed postawą nadopiekuńczości ze strony rodziców (rodziny); poinformowanie rodziców o skutkach nieprawidłowych postaw i konieczności poszanowania prawa dziecka do samostanowienia.

Zadania edukacyjne

Istotne jest przekazanie rodzicom informacji dotyczących kryteriów oceny stanu dziecka i konieczności kontaktu z ośrodkiem onkologicznym w razie wystąpienia jakichkolwiek niepokojących objawów (zakażenie, wznowa) z jednoczesnym nauczeniem umiejętności doraźnej interwencji w przypadku wystąpienia objawów infekcji. Gdy leczenie jest kontynuowane w domu, należy uwrażliwić rodziców na bezwzględną konieczność podawania dziecku zaleconych dawek cytostatyków podtrzymujących remisję. Należy pomóc rodzinie w staraniach o nauczanie indywidualne dla dziecka lub w uzyskaniu wsparcia socjalnego oraz udzielić informacji na temat szczepień ochronnych po zakończeniu leczenia choroby (przeciwwskazana dla dziecka, jego rodzeństwa i rodziców jest szczepionka zawierająca żywe atenuowane wirusy *Polio* – należy stosować szczepionkę inaktywowaną). Istotna jest ocena poziomu intelektualnego i psychoemocjonalnego rodziców (silny lęk, depresja – za krytyczny okres dla rodziców uznaje się pierwsze 6 miesięcy po rozpoznaniu choroby u dziecka) oraz uwzględnienie powyższych czynników przy ustalaniu zakresu informacji.

Piśmiennictwo

1. Bernstein M., Kovar H., Paulussen M.: *Ewing's sarcoma family of tumors; current management*. Oncologist, 2006, 11(5): 503–519.
2. Cepuch G.: Choroby nowotworowe kości. W: Cepuch G., Krzeczowska B., Perek M., Twarduś K. (red.): *Modele pielęgnowania dziecka przewlekle chorego*. Wydawnictwo Lekarskie PZWL, Warszawa 2011.
3. Chybicka A., Sawicz-Birkowska K.: *Onkologia i hematologia dziecięca*. Wydawnictwo Lekarskie PZWL, Warszawa 2008.

46 NOWOTWÓR GAŁKI OCZNEJ. SIATKÓWCZAK

Grażyna Cepuch

Informacje ogólne

Siatkówczak (*retinoblastoma*) jest nowotworem złośliwym i dotyczy głównie najmłodszych dzieci. Należy do najczęstszych nowotworów występujących u dzieci do 3. roku życia i jest zwykle diagnozowany przed 3.–4. rokiem życia. Może się rozwijać jedno- lub wieloogniskowo i występować w jednym oku lub w obu oczach. W postaci obuocznej zmiany występują jednocześnie, a zmiany występujące w jednym oku mogą wyprzedzać zmiany w drugim oku o kilka miesięcy. Ten rodzaj nowotworu diagnozowany jest głównie do 1. roku życia. U dzieci z wrodzoną postacią siatkówczaka często występują inne wady, takie jak: małogłowie, zaćma oraz wady serca i układu kostnego.

Siatkówczak może być dziedziczny lub niedziedziczny. Dziedziczy się autosomalnie dominująco. W przypadkach dziedzicznej postaci siatkówczaka stwierdza się konstytucyjną delecję drugiego ramienia chromosomu 13 w prążku 14 (13q14). Badania wykazały, że w tym miejscu jest zlokalizowany gen RB1, odpowiedzialny również za występowanie i innych nowotworów, głównie mięsaka kościopochodnego.

Obraz kliniczny

Objawy zależą od czasu trwania choroby oraz wielkości guza i jego lokalizacji. Jednym z pierwszych objawów jest leukokoria (biała źrenica, czyli tzw. koci błysk – brak odblasku z dna oka) występująca samodzielnie lub wraz z innymi objawami, np. z zezem, który wynika z utraty centralnego widzenia na skutek zajęcia plamki, lub z rzadziej występującą jaskrą, pogorszeniem widzenia, zapaleniem tkanek oczodołu, jednostronnym poszerzeniem źrenicy, różnobarwnością tęczówek lub wylewami krwi do komory przedniej oka.

Rozpoznanie

Rozpoznanie ustala się na podstawie **obrazu klinicznego**, **badania oftal-moskopowego** (badanie dna oka z znieczuleniu ogólnym), **ultrasonografii** (pozwala ocenić wielkość guza i zróżnicować go z naczyniakiem, ziarninia-kiem, toksokarozowym zapaleniem oka), **tomografii komputerowej** oraz **rezonansu magnetycznego**, który jest metodą z wyboru przy ocenie miej-scowego rozrostu guza. Za pomocą rezonansu nie można wykazać obec-ności zwapnień, można natomiast stwierdzić zajęcie nerwu wzrokowego, przedniej komory oka lub tkanki łącznej oczodołu. Zdecydowanie przeciw-wskazane jest wykonanie badania patomorfologicznego ze względu na ryzy-ko rozsiewu i zmiany stadium zaawansowania choroby.

Leczenie

Współczesne metody leczenia nie tylko umożliwiają zachowanie gałki ocznej, ale często i dobrego widzenia. Najpierw stosuje się **chemioterapię ogólną**. Po uzyskaniu chemioredukcji nowotworu stosuje się różne metody **leczenia miejscowego**, w zależności od potrzeb: radioterapię z zewnętrz-nych pól, napromieniowanie miejscowe (brachyterapię), krioterapię (w ma-łych guzach), laserową termoterapię (termochemoterapię), miejscową che-mioterapię (podspojówkową, wewnątrzgałkową) oraz enukleację (usunięcie gałki ocznej). Jedynym wyjątkiem, kiedy terapię zaczyna się od leczenia miejscowego, są występujące w jednej gałce ocznej pojedyncze, małe guzy położone na obwodzie.

Powikłania

Najniebezpieczniejszym powikłaniem choroby jest jej rozsiew. Nowotwór może się szerzyć wewnątrzgałkowo i zewnątrzgałkowo. Do rozsiewu nowo-tworu dochodzi za pośrednictwem naczyń krwionośnych, przez nacieczenie nerwu wzrokowego, oraz drogą naczyń chłonnych. Przerzuty stwierdza się w węzłach chłonnych przedusznych i szyjnych. Odległe przerzuty występują przede wszystkim w mózgu, kościach czaszki i innych kościach. Nieleczo-ny siatkówczak szybko się rozwija, dając przerzuty w ciągu kilku tygodni. Istotne znaczenie mają powikłania wynikające z radioterapii – sprzyja ona występowaniu innych nowotworów głowy w pierwszych trzech dekadach życia chorego. W przypadku stosowania radioterapii miejscowej często roz-wija się retinopatia, a w przypadku stosowania radioterapii z zewnętrznych pól – nowotwory wtórne, uszkodzenia siatkówki i nerwu wzrokowego, ja-skra oraz zaćma.

Pielęgniarskie aspekty opieki nad dzieckiem z siatkówczakiem leczonym operacyjnie (usunięcie gałki ocznej)

Zadania diagnostyczne i leczniczo-pielęgnacyjne

Okres przedoperacyjny

Pierwszoplanowe działania obejmują przygotowanie psychiczne rodziców i dziecka (zależnie od jego wieku i możliwości percepcyjnych) do leczenia we współudziale z psychologiem. Postawa wsparcia, życzliwości, empatia oraz udzielanie wyczerpujących informacji są elementami działania personelu w znacznym stopniu redukującymi napięcie lękowe i strach. Dla rodziców/dziecka trauma wynika nie tylko z samego rozpoznania choroby nowotworowej, ale również z poczucia zagrożenia związanego z dużą złośliwością nowotworu i możliwości całkowitej utraty widzenia przez dziecko.

W przypadku planowanej enukleacji, jako najradykalniejszej metody leczenia, opieka pielęgniarska nad dzieckiem i jego rodziną jest niezwykle trudna ze względu na aspekt psychologiczny związany z okaleczającym charakterem interwencji chirurgicznej skutkujący utratą gałki lub obu gałek ocznych. Dziecko powinno być przygotowane przez psychologa do zabiegu operacyjnego i stosownie do swoich możliwości percepcyjnych poinformowane o trudnościach w widzeniu po zabiegu operacyjnym lub o ewentualności utraty tej zdolność, jeżeli planowane jest usunięcie obu gałek ocznych. Najczęściej leczenie radykalne jest poprzedzone chemioterapią ogólną w celu uzyskania chemioredukcji nowotworu. W okresie od rozpoznania choroby i leczenia chemioterapeutycznego do czasu zabiegu operacyjnego opieka nad dzieckiem jest skoncentrowana na łagodzeniu skutków ubocznych zastosowanej chemioterapii (nudności, wymioty, biegunka, zespół bolesnej jamy ustnej, wypadanie włosów, obniżona odporność, anemizacja, osłabienie, zaburzenia jakości snu, zmęczenie). Jeżeli na leczenie chemioterapeutyczne rodzice z dzieckiem będą dojeżdżali ze swojego miejsca zamieszkania, należy uświadomić im, że muszą bezwzględnie zgłaszać się z dzieckiem na leczenie i restrykcyjnie przestrzegać wyznaczonych terminów kolejnych cykli leczenia. W przeciwnym razie bardzo szybko wytwarza się chemiooporność guzów (podobnie jak w antybiotykoterapii) i gwałtownie maleją szanse na wyleczenie. Rodzice wspólnie z lekarzem prowadzącym i psychologiem powinni przedyskutować sprawę jak najwcześniejszego usprawniania i usamodzielnia się dziecka już w czasie trwania chemioterapii, a przed zabiegiem chirurgicznym.

Bezpośrednie przygotowanie do zabiegu operacyjnego – patrz rozdział 3: „Przygotowanie dziecka do zabiegu operacyjnego".

Okres pooperacyjny

→ W pierwszym okresie po zabiegu operacyjnym wykrycie ewentualnych powikłań związanych z zastosowaną anestezją (nudności, ryzyko zachłyśnięcia z powodu wymiotów) i samym zabiegiem operacyjnym (krwawienie, ból).

→ Monitorowanie podstawowych parametrów życiowych i leczenie bólu (patrz rozdział 5: „Ból pooperacyjny i ból pourazowy. Ból ostry").

→ Odpowiednia organizacja otoczenia dziecka. Po ustaniu działania anestezji opieka pielęgniarska będzie uzależniona od radykalności wykonanego zabiegu; jeżeli usunięto jedną gałkę oczną – dziecko będzie miało kłopoty wynikające z ograniczenia pola widzenia; należy podchodzić do dziecka od strony zdrowego oka; również od strony zdrowego oka powinny znajdować się rzeczy, przyrządy i urządzenia, z których dziecko korzysta.

→ Przygotowanie psychiczne dziecka we współpracy z psychologiem do zaprotezowania. Wczesne zaprotezowanie poprawia ruchomość protezy w oczodole i umożliwia prawidłowy rozwój oczodołu dziecka.

Zadania edukacyjne

→ Nauczenie rodziców/dziecka wkładania i wyjmowania protezy (należy codziennie wyjmować protezę w celu jej oczyszczenia, myć woda przegotowaną, czyścić miękkim gazikiem, płukać solą fizjologiczną bezpośrednio przed włożeniem protezę i oczodół; w przypadku infekcji oczodołu niezbędna jest dezynfekcja protezy).

→ Poinformowanie, że w przypadku pojawienia się infekcji oczodołu należy bezwzględnie zgłosić się do lekarza oraz co najmniej raz w roku zgłaszać się na wymianę protezy.

→ Udział w informowaniu o konieczności zgłaszania się na kontrolne badania okulistyczne. Wszystkie dzieci z obciążonym wywiadem rodzinnym powinny być badane 2 tygodnie po urodzeniu, a następnie w 1. roku życia co 3 miesiące, w 2. roku życia co 4 miesiące, a w następnych co 6 miesięcy (do ukończenia 6. roku życia). Badania z dokładną oceną dalekiego obwodu siatkówki powinny być przeprowadzane w znieczuleniu ogólnym.

→ Udział w informowaniu rodziców o prawdopodobieństwie pojawienia się innych nowotworów u pacjentów z obuocznym siatkówczakiem (mogą pojawić się między 10. a 25. rokiem życia).

→ Wyjaśnienie rodzicom, że do chwili wykluczenia predyspozycji genetycznej wszyscy członkowie najbliższej rodziny chorego będą traktowani jako potencjalni nosiciele mutacji i kierowani na badania kontrolne. U obojga rodziców chorego i rodzeństwa starszego niż 15 lat obowiązkowa jest przynajmniej jednorazowa kontrola dna oka w poszukiwaniu *retinoma*.

→ Dokładne poinformowanie rodziców o możliwości dziedziczenia choroby jest bardzo ważne ze względu na charakter choroby (informuje lekarz) i konieczność korzystania z poradnictwa genetycznego w przypadku planowania kolejnych dzieci.

Aspekty psychospołeczne

Dzieci ociemniałe należy jak najwcześniej zacząć przygotowywać do samodzielności. Powinny one uczęszczać do przedszkoli i szkół masowych lub do szkół dla dzieci niedowidzących. Dzieci, które utraciły wzrok, znajdują się w innej sytuacji niż ich rówieśnicy niewidomi od urodzenia. Niezwykle istotny jest wiek, w którym doszło do utraty wzroku. Tracąc wzrok w okresie niemowlęctwa lub okresie poniemowlęcym, dzieci nie będą mogły wykorzystać swoich doświadczeń wzrokowych. Dzieciom, które utraciły zdolność widzenia w późniejszym okresie, naukę ułatwia wiedza, umiejętności i sprawności oraz wizualny obraz świata nabyte wcześniej. Z drugiej strony utrata wzroku utrudnia im przestawienie się na percepcję dotykową. Celem kształcenia niewidomych i niedowidzących jest przede wszystkim ich maksymalny rozwój oraz przystosowanie do pełnienia ról społecznych. Rewalidacja ma zapewnić im maksymalną aktywność i samodzielność, systematyczną korektę funkcji organizmu oraz usprawnianie zachowanych funkcji organizmu. Należy pamiętać, że defekt wzroku jest kompensowany przez pamięć, uwagę i wyobrażenia. W przypadku młodych osób, które chorowały w dzieciństwie na siatkówczaka, konieczna jest edukacja na temat ryzyka pojawienia się tej choroby u ich potomstwa i ewentualnego wyboru metod antykoncepcji.

Piśmiennictwo

1. Kański J.J., Pecold K., Kocięcki J., Karolczak-Kulesza M.: Guzy wewnątrzgałkowe. W: Kański J.J., Pecold K., Kocięcki J., Karolczak-Kulesza M. (red.): *Nowotwory narządu wzroku*. Górnicki Wydawnictwo Medyczne, Wrocław 2005.
2. Kobylarz J., Piwowarczyk A., Romanowska-Dixon B. i wsp.: *Wyniki leczenia siatkówczaka – chemioterapia skojarzona z leczeniem miejscowym*. Klin. Oczna, 2006, 108: 55.
3. Kobylarz J., Napora-Krawiec A., Anzel M. i wsp.: *Objawy siatkówczaka*. Przegl. Lek., 2009, 66(11): 937–939.
4. Menon B.S., Alagaratnam J., Juraida E. i wsp.: *Late presentation of retinoblastoma in Malaysia*. Pediatr. Blood Cancer, 2009, 52: 215.
5. Zajączek S.: *Genetyka siatkówczaka w praktyce klinicznej – przegląd nowych zagadnień*. Okulistyka, 2007, 10: 7–13.

CZĘŚĆ VIII

OPIEKA NAD DZIECKIEM PO URAZIE

URAZY CZASZKOWO-MÓZGOWE

Bożena Krzeczowska, Iwona Fąfara

47

Informacje ogólne

Dzieci stanowią 15–20% ofiar różnego rodzaju wypadków, przede wszystkim komunikacyjnych. Urazy głowy są najczęstszą przyczyną hospitalizacji i śmierci dzieci, a zgon w 50% spowodowany jest niedrożnością dróg oddechowych.

Różnice między urazami głowy u dzieci a urazami u osób dorosłych są następujące:
→ u dzieci więcej urazów występuje w miejscu bezpośredniego zadziałania energii kinetycznej;
→ urazy czaszkowo-mózgowe, w tym krwiaki, mogą występować bez złamania kości czaszki;
→ następstwa ciężkich urazów czaszkowo-mózgowych udaje się u dzieci leczyć z dobrym efektem bezpośrednio po urazie oraz po upływie pierwszego roku od urazu; u osób dorosłych wyniki są gorsze;
→ leczenie chirurgiczne jest u dzieci rzadziej wskazane niż u dorosłych, a wyniki operacyjnego leczenia krwiaków wewnątrzczaszkowych są porównywalne;
→ uszkodzenie mózgu u dziecka dotyczy części mózgu najbliższej urazowi, przeciwnie u osób dorosłych (zjawisko kawitacji).

Rozpoznanie

Klasyczny podział urazów głowy, wprowadzony przez francuskiego chirurga Petita, jest oparty na następstwach urazów: wstrząśnienie mózgu, stłuczenie, ucisk mózgu.

Podstawą diagnostyki jest **badanie neurochirurgiczne**: podmiotowe (wywiad) i przedmiotowe (ocena stanu świadomości według skal oceny przytomności, stwierdzenie objawów oponowych, objawów ogniskowego uszkodzenia ośrodkowego układu nerwowego). **Badania obrazowe** obejmują: RTG czaszki, ultrasonografię przezciemieniowa, tomografię komputerową głowy, magnetyczny rezonans jądrowy i elektroencefalografię.

Ocena stanu świadomości według skali GCS (Glasgow Coma Scale) jest ważnym czynnikiem prognostycznym w urazach czaszkowo-mózgowych. Ocenę tę przeprowadza się u pacjenta z uwzględnieniem trzech wskaźników: otwarcia oczu, mowy i reakcji ruchowej. Maksymalna liczba punktów wynosi 15; zmniejszenie liczby punktów jest sygnałem wzrostu ciśnienia śródczaszkowego lub nasilania się uszkodzenia ośrodkowego układu nerwowego.

U dzieci od 4. roku życia stosuje sie CCS (Children's Coma Scale), opracowaną przez Hahna, która różni się od CGS tym, że ocena obszaru mowy jest zastąpiona oceną reakcji dziecka na otoczenie. Wywierając ucisk na łuk brwiowy w części środkowej (punkt wyjścia drugiej gałęzi nerwu trójdzielnego V przez szczelinę oczodołową górną), neurochirurg ocenia reakcje dziecka (odpowiedź ruchowa, mowa, otwieranie oczu, źrenice, ruch gałek ocznych). Dokonuje również oceny ciemiączka i szwów. Uszkodzenie drogi piramidowej, obwodowego neuronu ruchowego, splotów lub nerwów obwodowych może powodować uszkodzenia mózgowia lub narządu ruchu w postaci niedowładu, porażenia, wygórowanych odruchów bądź odruchu Babińskiego. Zaburzenia wyższych czynności nerwowych (mowy) wynikają z uszkodzenia półkuli dominującej (afazja ruchowa lub czuciowa). Zaburzenia wzroku, słuchu i pamięci są efektem uszkodzenia korowych ośrodków w płacie skroniowym i potylicznym. Typowym objawem uszkodzenia móżdżku jest mowa niewyraźna, źle artykułowana i skandowana.

Obraz kliniczny

Najczęściej występujące wczesne **następstwa urazów czaszkowo-mózgowych** to:

→ Wzrost ciśnienia śródczaszkowego. W następstwie uszkodzenia mózgu po urazie czaszkowo-mózgowym rozwija się wzmożone ciśnienie śródczaszkowe, które najczęściej jest spowodowane obrzękiem mózgu powstałym w następstwie zaburzeń mikrokrążenia, niedotlenienia i kwasicy oraz obecności krwiaka wewnątrzczaszkowego. Najbardziej niebezpiecznym następstwem jest przemieszczenie wewnątrzczaszkowe (wgłobienie). Objawy nadciśnienia śródczaszkowego to: nudności, wymioty, bóle głowy (zazwyczaj rano), zaburzenia wegetatywne (podwyższone ciśnienie tętnicze krwi, bradykardia, zaburzenia oddechu, hipoksemia, hiperwentylacja), poszerzenie źrenic (anizokoria), zaburzenia

przytomności (zaburzenia koncentracji, pamięci, spowolnienie myśle-
nia, zaburzenia emocjonalne), objawy ogniskowe (uszkodzenie, ucisk
nerwów czaszkowych), objawy oponowe (gdy wystąpi krwiak mózgu
lub krwotok podpajęczynówkowy), obrzęk tarcz nerwów wzrokowych,
u dzieci poniżej 2. roku życia charakterystyczne poszerzenie naczyń
żylnych skóry głowy.

→ Płynotoki. Wyciek płynu mózgowo-rdzeniowego spowodowany jest
przerwaniem ciągłości kości czaszki z jednoczesnym uszkodzeniem
opony twardej i miękkiej. Płynotok z uszu (podłużne złamanie pira-
midy kości skroniowej) w 90% cofa się samoistnie. Przedłużający się
ponad 7 dni wyciek płynu z nosa (złamanie kości sitowej lub blaszki
wewnętrznej zatoki czołowej) jest wskazaniem do podania antybiotyku ze względu na możliwość obecności zapalenia opon mózgowo-
-rdzeniowych. Płynotok może wystąpić zaraz po urazie lub 2–3 tygodnie po urazie. W przypadku złamania przedniego dołu czaszki
charakterystyczne jest pojawienie się krwiaka „okularowego", który
jest spowodowany napływem krwi żylnej z podstawy czaszki do tkanek miękkich oczodołu.

→ Ogniskowe objawy uszkodzenia OUN (ośrodkowego układu nerwowego), np. nierówność źrenic, brak reakcji źrenicy na światło, zaburzenia
słuchu, czucia na twarzy, artykulacji mowy.

→ Objawy oponowe po urazie na skutek obecności krwiaka śródmózgo-
wego lub krwawienia podpajęczynówkowego (tSAH – traumatic sub-
arachnoid hemorrhage), np. sztywność karku i objaw Kerniga, są spowodowane działaniem świeżo wynaczynionej krwi na powierzchnię
mózgu w wyniku bezpośredniego urazu. Objawy oponowe obserwuje
się również w przypadku krwiaka wewnątrzmózgowego, w guzach mózgu, w zapaleniu opon mózgowo-rdzeniowych. Gdy nie obserwuje się
objawów ciasnoty śródczaszkowej, wystąpienie objawów oponowych
jest zawsze wskazaniem do nakłucia lędźwiowego w celu ustalenia ich
przyczyny.

Leczenie

Czynności resuscytacyjne i ratownicze:
→ udrożnienie dróg oddechowych (wysunięcie ku przodowi i uniesienie
żuchwy, ewentualnie intubacja dotchawicza u dzieci po urazie głowy
z punktacją w skali Glagow poniżej 9). Najczęstszą przyczyną niedrożności dróg oddechowych u dzieci po urazie jest zamknięcie głośni
przez zapadniętą nasadę języka (jeśli nastąpiło uwięźnięcie ciała obcego
w krtani, konieczne jest wykonanie trachoestomii);
→ zaopatrzenie ran i skaleczeń zgodnie z procedurą;

- ułożenie pacjenta w pozycji płaskiej z głową uniesioną pod kątem 30° (przeciwdziała obrzękowi mózgu);
- wypełnienie łożyska naczyniowego przez przetoczenie płynu Ringera, roztworu soli fizjologicznej, płynu wieloelektrolitowego lub KKCz zgodnie ze zleceniem;
- podanie tlenu (prowadzenie hiperwentylacji w razie potrzeby);
- udział w farmakoterapii na zlecenie w celu przeciwdziałania obrzękowi mózgu (20% mannitol, furosemid, deksametazon); podawanie antybiotyków, barbituranów, leków przeciwpadaczkowych.

Leczenie chirurgiczne – w przypadku wskazań wykonuje się zabieg operacyjny.

Pielęgniarskie aspekty opieki nad dzieckiem z urazem czaszkowo-mózgowym

Zadania diagnostyczne i leczniczo-pielęgnacyjne

- Ułożenie dziecka w pozycji leżącej na plecach z głową uniesioną pod kątem 30° w celu ułatwienia odpływu krwi żylnej z mózgu oraz zabezpieczenie dróg oddechowych przed aspiracją treści pokarmowej podczas wymiotów.
- Stabilizacja kręgosłupa szyjnego przez założenie kołnierza Schantza (w przypadku urazu kręgosłupa).
- Zabezpieczenie drożności dróg oddechowych (przygotowanie zestawu i asystowanie przy założeniu rurki ustno-gardłowej [starsze dziecko] lub rurki intubacyjnej w zależności od wskazań).
- Obserwacja funkcjonowania układu oddechowego (pomiar oddechów [bradypnoë świadczy o ucisku na pień mózgu], saturacji krwi, podanie ogrzanego, wilgotnego tlenu przez maskę lub kaniule donosowe na zlecenie).
- Obserwacja funkcjonowania układu krążenia (pomiar tętna, ciśnienia tętniczego krwi [wzrost ciśnienia tętniczego wraz z towarzyszącą bradykardią świadczy o narastaniu ciasnoty śródczaszkowej]).
- Kontrolowanie stanu świadomości przy użyciu skali Glasgow.
- Obserwacja w kierunku objawów wzmożonego ciśnienia śródczaszkowego.
- Obserwacja szerokości i reakcji źrenic na światło (anizokoria świadczy o rozwoju krwiaka mózgu po stronie rozszerzonej źrenicy; rozszerzenie obu źrenic występuje przy pogłębiających się zaburzeniach przytomności; przy zaburzeniach szerokości źrenic pacjentom nie należy

podawać leków rozszerzających źrenice koniecznych do badania okulistycznego).

→ Ocena zabarwienia i nawilżenia powłok skórnych i błon śluzowych
w celu określenia stanu nawodnienia dziecka (bladość powłok skórnych
może świadczyć o krwawieniu wewnątrzczaszkowym, lub wstrząsie hi-
powolemicznym).

→ Ocena stanu nawodnienia i uzupełnianie dobowego zapotrzebowania
na płyny i elektrolity zgodnie ze zleceniem; prowadzenie karty bilansu
płynów.

→ Utrzymywanie prawidłowej temperatury ciała dziecka (zapobieganie hipotermii i hipertermii, kontrolowanie temperatury ciała).

→ Obserwacja dziecka w kierunku wycieku płynu mózgowo-rdzeniowego
przez przewód nosowy i zewnętrzny przewód słuchowy (ocena ilości
i wyglądu płynu, objawów towarzyszących, np. bólu głowy); zabezpieczenie miejsca wycieku jałowym opatrunkiem.

→ Asystowanie przy wykonywaniu badania neurologicznego i badań obrazowych.

→ Założenie obwodowego wkłucia naczyniowego; pielęgnacja wkłucia
zgodnie z procedurą.

→ Pobranie krwi do badań (morfologia krwi, gazometria, jonogram, transaminazy, glukoza, grupa krwi i czynnik Rh, układ krzepnięcia oraz inne
badania zgodnie z indywidualną kartą zleceń).

→ Założenie cewnika Foleya do pęcherza moczowego zgodnie z procedurą; monitorowanie diurezy godzinowej; obserwacja w kierunku objawów dysurycznych.

→ Obserwacja w kierunku objawów neurologicznych (porażenia, niedowłady, zaburzenia mowy, drgawki, sztywność karku i utrata przytomności – mogą świadczyć o uszkodzeniu mózgu) oraz objawów powikłań
infekcyjnych.

→ Udział w farmakoterapii na zlecenie (podawanie leków zmniejszających
obrzęk mózgu, poprawiających metabolizm mózgowy, barbituranów, leków przeciwdrgawkowych, amin katecholowych, antybiotyków, leków
przeciwgorączkowych); ocena skuteczności działania podanych leków.

→ Ocena stopnia natężenia bólu na podstawie dostępnych skal; podawanie
leków przeciwbólowych zgodnie ze zleceniem.

→ Stosowanie profilaktyki przeciwodleżynowej zgodnie z procedurą (ułożenie na materacu przeciwodleżynowym, toaleta ciała, zmiana pozycji,
stosowanie udogodnień).

→ Nawiązanie kontaktu z rodzicami; udzielanie wsparcia; informowanie
o wszystkich czynnościach wykonywanych przy dziecku; zachęcanie
do współudziału w pielęgnacji; poinformowanie o potrzebie stosowania
bodźców słuchowych i dotykowych oraz prowadzenia „dialogu" z nie-
przytomnym dzieckiem.

Aspekty psychospołeczne

Po urazie czaszkowo-mózgowym mogą u dziecka wystąpić zaburzenia emocjonalne przejawiające się depresją, a także myślami samobójczymi – do takiego stanu doprowadzają organiczne uszkodzenia mózgu, długotrwała hospitalizacja i rehabilitacja oraz brak wsparcia ze strony otoczenia. Pojawić się mogą zmiany nastroju będące skutkiem codziennych trudności związanych z poruszaniem się i komunikowaniem (afazja). Może także wystąpić u dziecka euforia, napadowy płacz, spowolnienie reakcji, zwiększona męczliwość oraz utrata zainteresowania lub mniejsze zainteresowanie otoczeniem.

Piśmiennictwo

1. Czernik J. (red.): *Powikłania w chirurgii dziecięcej.* Wydawnictwo Lekarskie PZWL, Warszawa 2009.
2. Grochowski J. (red.): *Urazy u dzieci.* Wydawnictwo Lekarskie PZWL, Warszawa 2000.
3. Kapała W.: *Pielęgniarstwo w chirurgii.* Czelej, Lublin 2006.
4. Kolęda P.: Urazy głowy. W: Czernik J. (red.): *Chirurgia dziecięca.* Akademia Medyczna we Wrocławiu, Wrocław 2008.
5. Woźniak M.: Reakcje psychologiczne w odpowiedzi na uraz czaszkowo-mózgowy. W: Pawlaczyk B. (red.): *Pielęgniarstwo pediatryczne.* Wydawnictwo Lekarskie PZWL, Warszawa 2007.

URAZY UKŁADU KOSTNO-STAWOWEGO

Jerzy Sułko, Grażyna Cepuch

48

Informacje ogólne

Omawiając zagadnienia urazów układu kostno-stawowego u dzieci, należy najpierw wyjaśnić różnice w budowie układu kostno-stawowego dziecka i osoby dorosłej – są to zarówno różnice w budowie, jak i fizjologii kości.

Anatomia

Podstawową cechą kości dziecięcej jest jej wzrost (rośnięcie) i obecność chrząstki wzrostowej, dzięki której kość rośnie na długość. U osób dorosłych takiej chrząstki już nie ma. Chrząstka wzrostowa jest zlokalizowana w odcinku bliższym i dalszym, między nasadą a przynasadą kości.

Drugą ważną różnicą jest obecność grubej okostnej. To dzięki niej złamania często są nieprzemieszczone. Jeśli ulegną przemieszczeniu, to zwykle okostna jest przerwana po jednej stronie, co umożliwia łatwiejsze nastawienie takiego złamania, gdyż obecność nieprzerwanej okostnej po przeciwnej stronie służy jak zawias przy nastawianiu.

Nasady kości u noworodków są w większości chrzęstne i radiologicznie niewidoczne. Jądra kostnienia nasad pojawiają się w różnych okresach, np. nasada dalsza kości udowej jest już widoczna u noworodka, a jądro kostnienia głowy kości udowej pojawia się ok. 4. miesiąca życia, a rzepki ok. 3. roku życia. Trzon kości jest dobrze unaczyniony u noworodka, a z wiekiem to unaczynienie się zmniejsza. Trzon poszerza się obwodowo przez odokostnowe nawarstwianie się kości.

Fizjologia

Kość dziecka jest bardziej porowata i bardziej ukrwiona niż osoby dorosłej, ale ma mniejszą gęstość i jest mniej naycona składnikami mineralnymi.

Te elementy powodują, że kość dziecięca w chwili urazu przechodzi przez dłuższą fazę wygięcia elastycznego, zanim dojdzie do jej złamania. Obecność grubej okostnej także wpływa na częste utrzymywanie się odłamów blisko siebie oraz na powstawanie zagięć kątowych, dzięki czemu złamanie jest łatwiejsze do nastawienia. Także gojenie złamań zachodzi nie tylko od końców złamanej kości, ale również od okostnej. Ma to wpływ na zdolność przebudowy złamanej kości w trakcie gojenia, czyli modelowanie. Dlatego nastawiając przemieszczone złamania, dąży się do jak najdokładniejszego nastawienia, ale można akceptować pewne przemieszczenia i nie należy dążyć do idealnego nastawienia za wszelką cenę, np. operacyjnego. U dzieci do 10. roku życia akceptuje się przemieszczenia kątowe poniżej 30° oraz przemieszczenia boczne nawet o $1/_3$ szerokości, jeśli zachowana jest oś kości. Rotacyjne przemieszczenia odłamów nie mają zdolności do modelowania lub jest ono niewielkie. Również złamania kątowe zmieniające płaszczyznę stawu oraz złamania śródstawowe nie mają zdolności przebudowy i dlatego wymagają dokładnego nastawienia.

Rodzaje złamań dziecięcych

Złamania kości u dzieci dzieli się na złamania plastyczne, podoskostnowe, typu zielonej gałązki, całkowite złamania oraz złamania nasadowe, obejmujące także chrząstkę wzrostową.

Złamania plastyczne występują rzadko i zwykle dotyczą kości łokciowej. W czasie wygięcia kości dochodzi do zgniecenia beleczek kostnych po stronie wklęsłej, ale kość nie ulega przełamaniu po stronie wypukłej. Uważa się, że złamanie z wygięciem osi kości nieprzekraczającym 20° do 4. roku życia może się samoistnie przebudować. Zatem większe wygięcia plastyczne wymagają nastawienia.

Złamanie podokostnowe powstaje na skutek działania sił ściskających i często lokalizuje się na granicy przynasady i trzonu. Charakteryzuje się podokostnowym uwypukleniem kości. Najczęściej dotyczy kości promieniowej, łokciowej i piszczelowej.

Złamanie typu zielonej gałązki powstaje przy zagięciu kości i jej naprężenie powoduje złamanie, ale jego szczelina nie przechodzi przez całą szerokość kości. Uważa się, że przy nastawianiu tego typu złamania należy przełamać warstwę korową po stronie przeciwnej.

Złamania pełne (całkowite) obejmują pełną szerokość kości i dzielą się na złamania poprzeczne, spiralne oraz skośne. Takie złamania mogą być przemieszczone i nieprzemieszczone.

Złamania nasad kości zwykle obejmują chrząstkę wzrostową. Jeśli szczelina złamania przechodzi przez chrząstkę wzrostową, to mówimy u złuszczeniu nasady. Ten rodzaj złamań został zbadany i odpowiednio do przebiegu szczeliny złamania sklasyfikowany. W powszechnym użyciu jest **klasyfikacja Saltera–Harrisa**, która w swojej podstawowej formie obejmuje **pięć typów złamań**:

→ typ I to „czyste złuszczenie nasady" – linia złamania przechodzi tylko przez chrząstkę wzrostową;

→ typ II – linia złamania przechodzi przez chrząstkę wzrostową i „zagina się", przechodząc na przynasadę; w przypadku przemieszczenia powoduje to, że odłam dalszy, czyli nasada, przemieszcza się z wraz z fragmentem przynasady;

→ typ III – linia złamania przechodzi przez część chrząstki, a następnie poprzecznie przez nasadę;

→ typ IV – linia złamania przechodzi skośnie od przynasady do nasady, krzyżując chrząstkę wzrostową (złamania typu III i IV są zatem złamaniami wewnątrzstawowymi, a jako takie wymagają dokładnej, anatomicznej repozycji);

→ typ V to złamanie zgnieceniowe, które uszkadza chrząstkę wzrostową; efektem tego uszkodzenia są późniejsze zaburzenia wzrostu kości na długość lub narastające w miarę wzrostu zaburzenia osiowe.

Urazy układu kostno-szkieletowego ogólnie dzieli się na:

→ stłuczenia, polegające na uszkodzeniu tkanek miękkich, które mogą się zakończyć raną przerywającą ciągłość skóry;

→ skręcenia w wyniku urazu stawu (jego rozciągnięcia, ale bez utraty kontaktu powierzchni stawowych), polegające na naciągnięciu torebki stawowej i więzadeł okolicy stawu;

→ zwichnięcie w stawie, w którym dochodzi do przemieszczenia powierzchni stawowych względem siebie i utraty kontaktu między nimi;

→ złamania, polegające na przerwaniu ciągłości tkanki kostnej.

Zasady postępowania w urazach układu kostno-stawowego

W przypadku **stłuczenia** zaleca się okłady z lodu na stłuczone miejsce i ewentualne podanie leków przeciwbólowych, w przypadku powstania rany zaś jej zszycie (jeśli rana jest drobna, wystarczy sam aseptyczny opatrunek).

Jeśli dojdzie do **skręcenia stawu** – najczęściej dotyczy to stawu skokowego – to objawem jest silny ból i obrzęk. Może też w tej okolicy powstać krwiak. Leczenie polega na unieruchomieniu stawu, najlepiej w opatrunku gipsowym. Często stosuje się szynę gipsową i okłady z lodu na uszkodzoną okolicę, a po zmniejszeniu się obrzęku zakładany jest gips okrężny.

W przypadku **zwichnięcia w stawie** należy wykonać jego nastawienie, zwykle metodą zachowawczą, a po nastawieniu stosuje się krótkotrwałe unieruchomienie na okres ok. 2 tygodni.

Złamania bez przemieszczenia unieruchamia się w opatrunku gipsowym, a czasami wystarczy tylko zwykła podwieszka lub temblak, jak np. w złamaniu obojczyka.

Złamania przemieszczone wymagają nastawienia i unieruchomienia. Po nastawieniu metodą zachowawczą zakładamy opatrunek gipsowy, dobrze wymodelowany i stabilizujący to złamanie. Niekiedy po nastawieniu zachowawczym wykonuje się stabilizację za pomocą przezskórnie wprowadzonych drutów Kirschnera, co zapobiega wtórnemu przemieszczeniu się odłamów. Takie postępowanie jest przyjęte np. dla złamań nadkłykciowych kości ramiennej. Niekiedy niestabilne złamania nastawione zachowawczo wymagają dodatkowej stabilizacji za pomocą elastycznego pręta wprowadzonego śródszpikowo (TEN – titan elastic nail) – to z kolei jest postępowanie z wyboru np. w przypadku złamania trzonów kości przedramienia. W przypadkach niemożliwych do nastawienia zachowawczego przeprowadza się leczenie operacyjne, czyli otwarte nastawienie złamania, zawsze połączone z jakąś formą zespolenia złamania. Może to być najprostsze zespolenie za pomocą drutu/ów Kirschnera lub blaszek; bardzo często wykonuje się zespolenie śródszpikowe za pomocą drutów Kirschnera, gwoździa Rusha, elastycznych gwoździ TEN lub specjalnego gwoździa śródszpikowego blokowanego.

Po uzyskaniu zrostu złamania większość dzieci zwykle nie wymaga specjalnej rehabilitacji. Tylko nielicznym – tym, które przebyły skomplikowane złamania, złamania obejmujące więcej niż jedną kość oraz złamania towarzyszące obrażeniom wielomiejscowym i urazom czaszkowo-mózgowych i u których występują powikłania – potrzebna jest rehabilitacja.

Piśmiennictwo

1. Green NE., Swiontkowski M.F.: *Skeletal trauma in children*. Saunders, Elsevier Science, Philadelphia 2003.
2. Sułko J.: *Ocena przezskórnego zespolenia w leczeniu złamań nadkłykciowych kości ramiennej u dzieci sposobem Sokołowskiego*. Pol. Przegl. Chir., 1997, 69(6): 635–642.
3. Salonen A., Salonen H., Pajulo O.: *A critical analysis of postoperative complications of antebrachium TEN-nailing in 35 children*. Scand. J. Surg., 2012, 101(3): 216–221.

49

URAZY KLATKI PIERSIOWEJ

Dariusz Chmiel, Krystyna Twarduś

Informacje ogólne

Izolowane urazy klatki piersiowej zagrażające życiu dziecka, bez względu na swe podłoże (uraz mechaniczny, termiczny itp.), występują rzadko, znacznie rzadziej niż u dorosłych (w grupie chłopców są 2–3 razy częstsze niż u dziewczynek). Urazy te najczęściej są składową tzw. mnogich obrażeń ciała (w skrócie MOC) i stanowią jedną z kilku współistniejących lokalizacji urazów. Im dziecko młodsze, tym lokalizacja obrażeń w obrębie klatki piersiowej staje się częstsza. Według statystyk, w przypadku zgonów będących konsekwencją wypadków komunikacyjnych, ciężkie obrażenia klatki piersiowej są obarczone w ogólnej populacji ok. 10% śmiertelnością, natomiast u dzieci liczba ta wzrasta do ok. 25%, ponieważ urazy te częściej wchodzą w skład MOC. Za występowanie zgonów wczesnych w wyniku ciężkich obrażeń klatki piersiowej (zgonów „na miejscu zdarzenia" lub bezpośrednio po zdarzeniu) w głównej mierze odpowiada niedostateczna lub opóźniona diagnostyka i brak szybkiego podjęcia odpowiednich interwencji zgodnie ze standardami leczenia stanów zagrożenia życia. Najczęstszą przyczyną urazów mechanicznych u dzieci, w tym urazów klatki piersiowej, od wielu lat nieprzerwanie pozostają wypadki komunikacyjne, w przypadku których dziecko jest pasażerem samochodu lub pieszym, a ostatnio coraz częściej także kierowcą.

Klatka piersiowa u dziecka stanowi konstrukcję kostno-chrzęstną, co wpływa na jej elastyczność (im dziecko młodsze, tym większa jej elastyczność ze względu na większą ilość tkanki chrzestnej). Z jednej strony jest to korzystne w przypadku urazów niskoenergetycznych, ale z drugiej zbyt elastyczna i plastyczna klatka piersiowa w przypadku urazów, którym towarzyszy duża energia kinetyczna, nie pozwala na dobrą amortyzację i wytracenie energii urazu, czego konsekwencją jest większa podatność na uszkodzenia narządów wewnętrznych jamy klatki piersiowej. Innymi słowy – mniej jest u dzieci złamań żeber czy mostka, natomiast więcej stłuczeń płuc, serca czy też uszkodzeń dróg oddechowych i naczyń krwionośnych na skutek urazu.

Urazy mechaniczne klatki piersiowej możemy podzielić na **tępe i penetrujące**. Najpoważniejsze konsekwencje zdecydowanie przeważającej grupy urazów tępych łączą się z ostrym pourazowym uszkodzeniem aorty, uszkodzeniem rdzenia kręgowego w odcinku szyjnym oraz uszkodzeniem worka osierdziowego lub samego mięśnia sercowego (zagrożenie tamponadą serca). Do najczęściej rozpoznawanych następstw urazów należą: złamanie żeber i stłuczenia płuc oraz odma opłucnowa. W większości przypadków, w których dochodzi do obrażeń wewnętrznych w obrębie klatki piersiowej, nie dostrzega się uszkodzeń zewnętrznych w obrębie ścian klatki, a najpoważniejsze uszkodzenia często objawowo nie dominują na początku w obrazie chorobowym. Może to być przyczyną opóźnienia rozpoznania urazu nawet w przypadku poważnych obrażeń, a w konsekwencji – niepowodzenia w leczeniu.

Główne **następstwa urazów klatki piersiowej** sprowadzają się do dwóch elementów (które są ze sobą ściśle skojarzone): uszkodzenia układu oddechowego i upośledzenia funkcji hemodynamicznej układu krążenia. Krwawienie do jam klatki piersiowej, upośledzenie wentylacji, stłuczenie miąższu płuca, a także przemieszczenie narządów i struktur wewnętrznych w obrębie klatki, doprowadzają z reguły do niedotlenienia, a w konsekwencji do kwasicy ustrojowej i hipoperfuzji tkanek, co dodatkowo utrudnia postępowanie lecznicze. Niedotlenienie – hipoksja – to najczęstsze powikłanie uszkodzenia struktur klatki piersiowej, które może mieć różne patomechanizmy: krwiak opłucnowy, odma otwarta i odma prężna pourazowa (patrz rozdział 27: „Odma opłucnowa"). Rzadszym następstwem urazu i mniej burzliwym w przebiegu jest krwiak opłucnej, choć w schyłkowej formie – gdy krew wypełnia sporą część klatki piersiowej, może się stać przyczyną niewydolności oddechowej (brak skutecznej wentylacji) i ciężkiego wstrząsu oligowolemicznego. Krwiak najczęściej powstaje wskutek uszkodzenia naczyń międzyżebrowych, rzadziej zaś w wyniku krwawienia z naczyń wewnątrz klatki piersiowej czy też rozerwanego miąższu płuca. Duży krwiak opłucnej wypełnia przestrzeń, którą powinno wypełniać płuco, co powoduje jego ucisk i osłabienie lub zniesienie funkcji oddechowej. Taki krwiak wymaga niewątpliwie nakłucia, a często również prowadzenia ciągłego drenażu.

Do zaburzenia funkcji oddechowej i w konsekwencji do rozwoju hipoksji może również dojść także w wyniku upośledzenia wymiany gazowej spowodowanej bezpośrednim uszkodzeniem miąższu płucnego. Najczęściej mamy w tym przypadku do czynienia ze stłuczeniem płuca, u którego podłoża leżą powstałe w wyniku urazu rozlane krwotoki śródmiąższowe i dopęcherzykowe. Zmiany te prowadzą do niedotlenienia, podwyższenia oporów w krążeniu płucnym oraz spadku przepływu krwi przez płuca. Obraz tej jednostki chorobowej ulega rezolucji w miarę upływu czasu i we wstępnej diagnostyce rentgenowskiej (klasyczne RTG klatki piersiowej) może ona pozostać nierozpoznana, stając się w konsekwencji jednym z ważnych czynników powikłań i zgonów związanych z urazem klatki piersiowej.

Upośledzenie funkcji hemodynamicznej układu krążenia łączy się najczęściej z hipowolemią i/lub uszkodzeniem mięśnia sercowego, np. wskutek stłuczenia. Do hipowolemii dochodzi zwykle wskutek wynaczynienia krwi z uszkodzonego dużego naczynia, np. aorty lub uszkodzonej wnęki płuca bądź wskutek bezpośredniego zranienia serca, ewentualnie rozerwania worka osierdziowego. Efektem takiego stanu jest zmniejszenie rzutu serca, rozwój wstrząsu hipowolemicznego i niewydolność krążenia.

Uszkodzenie samego mięśnia sercowego, np. wskutek jego stłuczenia, może pogorszyć jego kurczliwość i zmniejszyć rzut serca, doprowadzając również do niewydolności krążenia, a dodatkowo w miejscu stłuczenia mogą powstawać ogniska zawałowe, zwłaszcza jeśli towarzyszy temu choćby niewielkie uszkodzenia tętnic wieńcowych.

Obraz kliniczny

Objawami urazu klatki piersiowej są: świszczący oddech, duszność, oddech wysiłkowy, sinica, asymetria w ruchach oddechowych, ból w klatce piersiowej oraz zmiany na skórze klatki piersiowej w postaci otarć naskórka i krwiaków.

Rozpoznanie

U dzieci z urazem klatki piersiowej wykonuje się:
→ **badanie podmiotowe**;
→ **badanie przedmiotowe klatki piersiowej**: palpacyjnie można wybadać obecność powietrza w tkance podskórnej na klatce piersiowej, szyi, głowie, a nawet jamie brzusznej; występuje bolesność uciskowa, nasilenie dolegliwości bólowych przy wdechu; osłuchowo stwierdza się wypuk nadmiernie jawny lub stłumiony, brak szmeru pęcherzykowego lub jego stłumienie w badaniu fizykalnym klatki piersiowej;
→ **badania obrazowe klatki piersiowej** (RTG, CT i USG);
→ **badanie endoskopowe** (bronchoskopię i ezofagoskopię);
→ **echokardiografię**;
→ **badania biochemiczne** (równowaga kwasowo-zasadowa, morfologia).

Leczenie

Zdecydowana większość młodszych pacjentów (ok. 90%) po urazach klatki piersiowej **nie wymaga leczenia operacyjnego**, a leczenie chirurgiczne ogranicza się jedynie do nakłucia i ewentualnego drenowania klatki piersiowej. Natomiast u pacjentów, u których stwierdzono objawy krwioplucia, rozedmy podskórnej – zwłaszcza na szyi, z dużym przeciekiem powietrza przy założonym drenażu opłucnowym (przedłużone, obfite „bąblowanie" powietrza w zestawie ssącym), należy koniecznie wykonać bronchoskopię i badanie kontrastowe (ewentualnie endoskopowe) przełyku.

Wskazania do **operacyjnej torakotomii** w przypadku obrażeń klatki piersiowej są ściśle określone i obejmują:
→ obfite, ciągłe krwawienie do jamy opłucnej odbierane drenem w objętości 1–2 ml/kg masy ciała/godzinę, przy braku stabilności hemodynamicznej mimo przetaczania drogą dożylną płynów lub krwi i jej preparatów;
→ jednorazowy, masywny wypływ krwi z drenu umieszczonego w klatce piersiowej w objętości 20–25% krwi krążącej, z utrzymującym się następnie ciągłym wypływem krwi;
→ rozerwanie przełyku; urazowe uszkodzenia przepony i mięśnia sercowego;
→ obfity drenaż powietrza („bąblowanie"), zwłaszcza utrzymujący się przewlekle, który sugeruje rozległe rozerwanie miąższu płuca lub uszkodzenie ściany dróg oddechowych, np. tchawicy lub dużych oskrzeli;
→ rozległa rana klatki piersiowej z ubytkiem tkanek – duża odma otwarta.
Stłuczenie płuca leczy się przez respiratoroterapię, którą podejmuję się nawet mimo początkowo dobrego stanu pacjenta, oraz antybiotykoterapię o szerokim spektrum działania.

Powikłania

Powikłaniami urazu klatki piersiowej są: niewydolność oddechowa i krążenia, tamponada serca i wstrząs hipowolemiczny.

Pielęgniarskie aspekty opieki nad dzieckiem z urazem klatki piersiowej

Zadania diagnostyczne i leczniczo-pielęgnacyjne

→ Ułożenie dziecka w pozycji wysokiej; zapewnienie drożności dróg oddechowych; tlenoterapia bierna na zlecenie; ocena reakcji dziecka na stosowaną tlenoterapię.

- Monitorowanie parametrów życiowych (częstotliwość i charakter tętna, oddechów, ciśnienie tętnicze krwi, wysycenie hemoglobiny tlenem co 15–30, minut, następnie co 1–2 godziny, stosownie do zmieniającego się stanu pacjenta); obserwacja zachowania pacjenta; ocena stanu świadomości i zabarwienia skóry pacjenta, ocena plwociny w kierunku krwioplucia; interpretowanie i dokumentowanie wyników obserwacji w karcie pacjenta.
- Odbarczanie żołądka przez założenie zgłębnika nosowo-żołądkowego (przy towarzyszącym urazie czaszkowo-mózgowym zgłębnik zakłada się przez jamę ustną, aby w przypadku uszkodzenia kości sitowych nie wprowadzić go do przedniego dołu czaszki); monitorowanie ilości i jakości treści zalegającej w żołądku.
- Uzupełnianie niedoborów wodno-elektrolitowych; podawanie preparatów krwiopochodnych w razie wskazań zgodnie z kartą zleceń; monitorowanie tempa nawadniania (zapobieganie przewodnieniu pacjenta); prowadzenie karty bilansu płynów.
- Udział w farmakoterapii według indywidualnej karty zleceń (podawanie leków poprawiających wydolność układu krążenia i układu oddechowego, leków przeciwbólowych, przeciwkaszlowych, antybiotyków); ocena reakcji dziecka na stosowaną farmakoterapię.
- Obserwacja drenażu założonego do jamy opłucnej; zabezpieczenie drenażu przed przypadkowym wypadnięciem; obserwowanie opatrunku wokół drenu; zapewnienie drożności i skuteczności drenażu; dokumentowanie ilości i jakości drenowanej treści (patrz rozdział 27: „Odma opłucnowa").
- Pobranie materiału do badania (grupa krwi i czynnik Rh, próba zgodności, morfologia krwi, układ krzepnięcia, elektrolity, równowaga kwasowo-zasadowa, glukoza, mocznik, kreatynina i inne zgodnie ze zleceniem).
- Założenie cewnika do pęcherza moczowego; monitorowanie diurezy (ilość i jakość moczu); dokumentowanie diurezy w karcie bilansu płynów; utrzymanie drożności i pielęgnacja cewnika Foleya zgodnie z procedurą.
- Asystowanie przy powtarzaniu badania przedmiotowego i badań obrazowych.
- Pomoc w zaspokajaniu podstawowych potrzeb dziecka; ograniczenie wysiłku fizycznego przez komasację zabiegów pielęgnacyjno-leczniczych; pomoc w zmianie pozycji ciała; delikatne wykonywanie czynności pielęgnacyjno-leczniczych, włączenie rodziny w pomoc choremu dziecku.
- Motywowanie do stopniowego podejmowania rehabilitacji oddechowej według zaleceń.
- Udzielanie wsparcia psychicznego oraz udzielanie informacji dziecku i rodzinie (zgodnie z kompetencjami pielęgniarskimi).

Piśmiennictwo

1. Krysta M.: Urazy klatki piersiowej. W: Grochowski J. (red.): *Urazy u dzieci*. Wydawnictwo Lekarskie PZWL, Warszawa 2000.
2. Meller J.L., Little A.G., Shermeta D.W.: *Thoracic trauma in children*. Pediatrics, 1984, 74(5): 813–819.
3. Cooper A.: *Thoracis injures*. Seminar. Pediatr. Surg., 1995, 4: 109.
4. Fleisher G., Ludwig S.: *Textbook of pediatric emergency medicine*. Lippincott Williams & Wilkins, Baltimore 2000.
5. Puapong D.P., Tuggle D.W.: Thoracic trauma. W: Holcomb G.W. i wsp. (red.): *Ashcraft's pediatric surgery*. Saunders Elsevier, Philadelphia 2010.

URAZY JAMY BRZUSZNEJ

50

Dariusz Chmiel, Krystyna Twarduś

Informacje ogólne

Urazy brzucha stosunkowo rzadko występują u dzieci w postaci izolowanej, najczęściej są składową mnogich obrażeń ciała. Stanowią ok. 10% wszystkich urazów mechanicznych występujących w wieku dziecięcym; przeważająca ich część (blisko 90%) jest efektem urazu tępego. Wśród najczęstszych przyczyn urazów brzucha u dzieci należy wymienić: upadki z wysokości, urazy „kierownicowe" (dziecko „nadziewa się" na kierownicę roweru przy upadku z niego – uraz charakterystyczny dla wieku dziecięcego), przygniecenia przez ciężkie przedmioty, a nade wszystko urazy doznawane podczas wypadków komunikacyjnych.

Jama brzuszna u dziecka nie ma rusztowania kostnego i w przeciwieństwie do klatki piersiowej nie jest tak dobrze chroniona. Im młodsze dziecko, tym procentowy udział brzucha w wymiarze tułowia zwiększa się i tym łatwiej dziecko doznaje obrażeń ścian i narządów jamy brzusznej. Ponadto u małych dzieci (noworodki, niemowlęta) wystające spod łuków żebrowych narządy miąższowe (wątroba, śledziona) nie są chronione przez elementy kostne i dlatego łatwiej może dochodzić do ich uszkodzeń.

Biorąc pod uwagę **mechanizmy obrażeń** narządów jamy brzusznej, można je podzielić na:

→ urazy mechaniczne drążące powodujące bezpośrednie obrażenia lub uszkodzenia narządu w jamie brzusznej lub wskutek dociśnięcia go do struktur sąsiednich jamy brzusznej, np. kręgosłupa (w tej grupie znajduje się uraz „kierownicowy" i przygniecenie ciężkim przedmiotem);

→ urazy spowodowane gwałtownym wytracaniem energii i deceleracją przyspieszeń (np. tzw. zespół pasów bezpieczeństwa);

→ urazy przenikające (obrażenia często dotyczą kilku narządów i są wynikiem np. rany kłutej lub postrzałowej).

Obok tej grupy obrażeń, będącej zwykle efektem przestępstw, zdarzają się obrażenia, które powstają w wyniku tzw. wbicia na pal, głównie na skutek nadziania się lub uderzenia kroczem o wystające i sterczące elementy metalowe (np. druty podczas zabaw na placach budowy) lub drewniane (upadek z drzewa), ewentualnie o inne wystające przedmioty. Te typy obrażeń są często początkowo ukrywane przez dziecko z powodu wstydu lub z obawy przed gniewem rodziców. W konsekwencji mogą one prowadzić do bardzo poważnych następstw i konieczności zastosowania wieloetapowego i długiego leczenia.

Należy też rozważyć możliwość doznania uszkodzenia narządów miednicy mniejszej przez dzieci w konsekwencji nadużyć seksualnych i stosowania przemocy w stosunku do dzieci, często także przy użyciu ostrych narzędzi i przedmiotów.

Spośród obrażeń narządów jamy brzusznej dokonujących się w wyniku urazu mechanicznego najczęściej zdarzają się obrażenia narządów miąższowych: śledziony, wątroby, nerek i trzustki, stosunkowo rzadko uszkodzenia żołądka oraz jelit. Należy jednak wspomnieć, że przy urazie typu „wbicia na pal" bardzo często dochodzi u dzieci do uszkodzenia końcowego odcinka przewodu pokarmowego – najczęściej jest to odbytnica lub esica.

Obraz kliniczny

Znamionami przebytego urazu brzucha u dziecka są często: ślady obrażeń w obrębie powłok brzusznych (np. owalny ślad rączki od kierownicy często w postaci podbiegnięć krwawych lub wybroczyn), ból brzucha, oszczędzanie mięśni brzucha (sylwetka dziecka przygięta, kucanie) oraz klasyczne objawy ostrego brzucha w przypadku podrażnienia otrzewnej lub rozwinięcia się zapalenia otrzewnej (początkowo objawy mogą być słabo nasilone lub dziecko starsze w obawie przed pozostaniem w szpitalu ich nie zgłasza, a nawet celowo maskuje).

Charakterystycznymi objawami **urazu trzustki** są bóle w nadbrzuszu promieniujące do lędźwi lub barków i objawy zapalenia otrzewnej (uszkodzenie miąższu i wyciek soku trzustkowego, początkowo do przestrzeni zaotrzewnowej, a następnie do całej jamy brzusznej). Nudności i/lub wymioty są objawami niespecyficznymi i choć początkowo mają burzliwy charakter, po kilku godzinach mogą całkowicie ustąpić, stając się przyczyną pomyłek diagnostycznych.

Podstawowym objawem **urazu śledziony** jest ból nadbrzusza, głównie po stronie lewej, nasilający się często w pozycji leżącej i promieniujący do lewego barku (objaw Kehra). Oprócz tego mogą występować przyspieszenie i spłycenie oddechów z tendencją do zmiany toru oddechowego z brzuszne-

go – charakterystycznego dla młodszych dzieci – na piersiowy (charakterystyczny dla młodzieży i mężczyzn). W przypadku uszkodzenia miąższu
śledziony wraz z rozerwaniem jej torebki dochodzi do krwotoku do jamy
otrzewnej i do szybkiego rozwoju wstrząsu hipowolemicznego.

Urazy wątroby i towarzyszące im **uszkodzenia miąższu i dróg żółciowych** są u dzieci drugą, po obrażeniach czaszkowo-mózgowych, przyczyną
zgonów. Większość uszkodzeń miąższu wątroby przebiega bez naruszenia
torebki wątroby, co daje szanse na leczenie zachowawcze. Wówczas w obrębie miąższu tworzy się krwiak pourazowy, dochodzący często do torebki
zewnętrznej Glissona, uwypuklający ją lub wybitnie napinający. Czasem
krwiak przebija się przez warstwę torebki. W przypadku pierwotnego pourazowego rozerwania miąższu wątroby z reguły dochodzi do groźnych
krwawień i krwotoków, a stan pacjenta szybko się pogarsza.

Uraz mechaniczny brzucha może stanowić lub rozwinąć się w stan
zagrożenia życia, ponieważ narządy i struktury jamy brzusznej, zwłaszcza
te w przestrzeni zaotrzewnowej, mogą obficie krwawić, a dodatkowo przestrzeń ta może pomieścić dużą ilość krwi (zagrożenie wstrząsem oligowolemicznym).

Rozpoznanie

U dzieci z urazem jamy brzusznej wykonuje się:

→ **badanie podmiotowe**: bardzo ważny w takich okolicznościach jest wywiad i opis okoliczności zdarzenia;
→ **diagnostykę obrazową**: u każdego dziecka (zwłaszcza młodszego – kil-
   kuletniego) należy przeprowadzić diagnostykę obrazową lub radiologiczną. Badaniem z wyboru jest USG, w dalszej kolejności tomografia
   komputerowa. Należy przy tym pamiętać, że uraz zlokalizowany w dolnej części klatki piersiowej może doprowadzić do uszkodzeń narządów jamy brzusznej, gdyż przestrzeń jamy brzusznej nie pokrywa się
   z wymiarem podłużnym brzucha jako części tułowia i swoim obszarem
   wchodzi w zakres klatki piersiowej. Innymi słowy, jama brzuszna w wymiarze podłużnym jest większa niż brzuch jako część tułowia, dlatego
   najczęściej pourazowe badanie radiologiczne obejmuje zarówno klatkę
   piersiową, jak i brzuch, i to najlepiej w pozycji pionowej lub do niej zbli-
   żonej. W razie braku możliwości pionizacji pacjenta badanie wykonuje
   się na leżąco tzw. promieniem bocznym;
→ **badania biochemiczne** (obrazują aktualny stan ogólnym dziecka, a powtarzane cyklicznie pozwalają nakreślić plan działania i ułatwiają podjęcie decyzji co do ewentualnej interwencji zabiegowej): morfologia krwi,
   enzymy trzustkowe (amylaza w surowicy i w moczu), transaminazy,
   równowaga kwasowo-zasadowa, elektrolity, układ krzepnięcia, badanie

ogólne moczu. Podwyższone stężenia amylazy w surowicy lub w moczu mogą świadczyć nie tylko o uszkodzeniu trzustki (gdyż enzym ten nie jest specyficznym enzymem trzustkowym), lecz także o uszkodzeniu jelita cienkiego (często z perforacją), jak również o ciężkich urazach twarzoczaszki lub uszkodzeniach ślinianek.

Leczenie

Leczenie zachowawcze polega na stałym monitorowaniu stanu dziecka (powtarzalne badania biochemiczne i obrazowe). Przy prowadzeniu leczenia zachowawczego u dziecka po urazie brzucha, ze zdiagnozowanymi obrażeniami narządów jamy brzusznej, muszą być spełnione następujące warunki: stabilność hemodynamiczna dziecka, prowadzenie leczenia dziecka (przynajmniej w początkowej fazie) na oddziale intensywnej terapii, ze stałym monitorowaniem parametrów życiowych, stała dostępność i możliwość wykonania badań obrazowych (CT, USG), stała dostępność laboratorium diagnostycznego, stała dostępność preparatów krwi i preparatów krwiopochodnych, obecność i stała gotowość bloku operacyjnego i doświadczonego zespołu chirurgów do przeprowadzenia zabiegu operacyjnego.

Leczenia operacyjnego wymaga tylko 20–25% dzieci z obrażeniami narządów jamy brzusznej.

Wskazania do laparotomii obejmują:
→ brak stabilność hemodynamicznej dziecka mimo stosowania intensywnej terapii płynowej (także preparatami krwi);
→ objawy perforacji przewodu pokarmowego lub zapalenia otrzewnej;
→ rany przenikające powłoki brzucha (obecnie nie jest to już wskazanie bezwzględne, w wielu ośrodkach przyjmuje się postawę wyczekującą i uwzględnia wyniki dokładnych i powtarzalnych badań diagnostycznych, w tym badań obrazowych).

Pielęgniarskie aspekty opieki nad dzieckiem z urazem brzucha

Zadania diagnostyczne i leczniczo-pielęgnacyjne

Okres przedoperacyjny

→ Powtarzanie oceny świadomości dziecka według skali Glasgow; systematyczne monitorowanie podstawowych funkcji życiowych (tętno, ciśnienie tętnicze krwi, oddech, wysycenie hemoglobiny tlenem, temperatura ciała) i obserwacja zabarwienia skóry i błon śluzowych oraz napływu

kapilarnego (obserwacja w kierunku wstrząsu pourazowego i hipowolemicznego) co 15–30 minut lub co 1–2 godziny w zależności od stanu
pacjenta; interpretowanie i dokumentowanie wyników w indywidualnej
karcie dziecka; szybkie zgłaszanie niepokojących objawów lekarzowi.

→ Założenie wkłucia obwodowego (optymalnie dwie kaniule) lub asystowanie przy zakładaniu wkłucia centralnego i pielęgnacja wkłucia zgodnie z przyjętą procedurą.

→ Podawanie płynów infuzyjnych zgodnie ze zleceniem; kontrola szybkości nawadniania; dokumentowanie ilości podanych płynów w karcie
bilansu płynów.

→ Systematyczne mierzenie obwodu brzucha kilka razy na dobę, w stałym,
wyznaczonym miejscu (zwiększający się obwód może być objawem
gwałtownego krwotoku do jamy brzusznej); obserwacja w kierunku
krwawienia (krew w odbycie, oddanie krwistego stolca może wskazywać na uszkodzenie jelita i krwotok).

→ Doraźne podawanie tlenu w razie wskazań; stała tlenoterapia bierna
przez wąsy tlenowe lub maskę o przepływie zgodnie ze zleceniem; obserwacja reakcji dziecka na stosowaną tlenoterapię (saturacja, częstotliwość i charakter oddechów).

→ Założenie zgłębnika nosowo-żołądkowego na zlecenie w celu ewakuacji
zalegającej treści; obserwacja i dokumentowanie w karcie bilansu płynów ilości i jakości treści zalegającej w żołądku.

→ Założenie cewnika do pęcherza moczowego na zlecenie, jeśli nie ma objawów wskazujących na uszkodzenie cewki moczowej; monitorowanie
diurezy (ilość i jakość moczu – obserwacja w kierunku krwiomoczu);
szybkie zgłaszanie lekarzowi niepokojących objawów.

→ Ocena bólu związanego z urazem (ocena natężenia, charakteru i lokalizacji; porównanie bólu aktualnego z bólem odczuwanym bezpośrednio
po urazie) w stałych odstępach czasu za pomocą skali do oceny bólu (np.
co pół godziny lub co 1–2 godziny); zwracanie uwagi na pozawerbalne
oznaki bólu (przyspieszenie oddechu, tętna, wzrost ciśnienia tętniczego krwi, potliwość, grymasy twarzy, płacz, ograniczanie ruchów ciała);
uwzględnianie w ocenie subiektywnych odczuć dziecka starszego; podawanie środków przeciwbólowych drogą dożylną zgodnie ze zleceniem
(**Uwaga!** Podawanie środków przeciwbólowych może nastąpić dopiero
po pełnej diagnostyce stanu dziecka, ponieważ leki mogą zmieniać obraz choroby).

→ Prowadzenie karty bilansu płynów (monitorowanie ilości przyjętych
i wydalonych płynów).

→ Udział w badaniach diagnostycznych zgodnie ze zleceniem: pobranie
materiału do badań laboratoryjnych (grupa krwi, czynnik Rh, układ
krzepnięcia, morfologia krwi, elektrolity, równowaga kwasowo-zasadowa, wskaźniki stanu zapalnego, próby biochemiczne wątroby, trzustki

i nerek, badanie ogólne moczu); przygotowanie dziecka do badań diagnostycznych i asystowanie przy wykonywaniu badania fizykalnego
i badań obrazowych.

→ W razie wskazań przygotowanie psychiczne i fizyczne dziecka do zabiegu operacyjnego w trybie nagłym (patrz rozdział 3: „Przygotowanie
dziecka do zabiegu operacyjnego").

→ Udzielanie koniecznych wskazówek i informacji dotyczących postępowania po zabiegu operacyjnym (dziecku, w zależności od jego stanu, i/
/lub jego rodzicom) zgodnie z kompetencjami pielęgniarskimi.

→ Okazanie dziecku i rodzicom wsparcia i życzliwości; zapewnienie o naszej gotowości do niesienia pomocy; towarzyszenie dziecku podczas
transportu na blok operacyjny.

Okres pooperacyjny

→ Ułożenie dziecka w pozycji bezpiecznej i zmniejszającej dolegliwości
bólowe.

→ Monitorowanie stanu klinicznego dziecka przez dokonywanie pomiarów
podstawowych parametrów życiowych (częstotliwość i charakter tętna,
oddech, ciśnienie tętnicze krwi co 15–30 minut w pierwszych godzinach
po zabiegu operacyjnym); dokumentowanie wyników pomiarów.

→ Obserwacja dziecka w kierunku powikłań związanych ze stosowaną
farmakoterapią podczas znieczulenia (np. zaburzenia krążeniowe i oddechowe, nudności i wymioty) i powikłań pooperacyjnych (np. objawów
wskazujących na zapalenie otrzewnej, krwawienia itp.).

→ Kontynuowanie nawadniania dożylnego zgodnie ze zleceniem; kontrola
stanu nawodnienia dziecka (obserwacja w kierunku objawów odwodnienia i przewodnienia); prowadzenie karty bilansu płynów; udział w farmakoterapii na zlecenie; ocena skuteczności stosowanej terapii.

→ Monitorowanie diurezy; pielęgnacja cewnika Foleya zgodnie z procedurą; obserwacja w kierunku objawów zakażenia układu moczowego (ocena
makroskopowa wydalanego moczu, objawy dysuryczne); pobranie moczu
do badania ogólnego i bakteriologicznego w razie wskazań na zlecenie.

→ Utrzymywanie zgłębnika żołądkowego do czasu powrotu perystaltyki
jelitowej; monitorowanie ilości i jakości treści zalegającej w żołądku
(utrzymywanie zbiornika z treścią poniżej poziomu łóżka); dokumentowanie w karcie bilansu płynów; obserwacja w kierunku powikłań związanych z założeniem zgłębnika.

→ Ocena charakteru i stopnia natężenia bólu oraz stanu emocjonalnego
pacjenta; podawanie leków przeciwbólowych zgodnie ze zleceniem; stosowanie niefarmakologicznych metod łagodzenia bólu; ocena efektywności prowadzonej terapii przeciwbólowej (z uwzględnieniem subiektywnych odczuć dziecka).

- Pomiary temperatury ciała; interpretowanie i dokumentowanie wyników pomiarów.
- Obserwacja stanu opatrunku na ranie pooperacyjnej; asystowanie przy zmianie opatrunku na ranie operacyjnej lub zmiana opatrunku zgodnie z procedurą; obserwacja procesu gojenia się rany i w kierunku objawów zakażenia (obrzęk i zaczerwienienie brzegów rany, ilość i charakter wydzieliny, ból); pobranie materiału do badań bakteriologicznych na zlecenie.
- Utrzymywanie drożności drenów w przypadku drenażu jamy brzusznej (zabezpieczenie drenów przed zagięciem, płukanie zgodnie ze zleceniem); zmiana opatrunków i obserwacja skóry wokół drenów; kontrola ilości i charakteru drenowanej treści oraz dokumentowanie wyników obserwacji; utrzymywanie zbiornika z treścią poniżej poziomu łóżka i opróżnianie co najmniej 2 razy na dobę.
- Zachęcanie dziecka do gimnastyki oddechowej po ustaniu działania leków anestetycznych; wyjaśnianie znaczenia wczesnego uruchamiania po zabiegu operacyjnym i konieczności wykonywania ćwiczeń izometrycznych (stosownie do stanu klinicznego dziecka i możliwości percepcyjnych); pomoc dziecku, zachęcanie rodziców/opiekunów do motywowania dziecka do poddawania się rehabilitacji.
- Zapewnienie dziecku warunków do snu i wypoczynku (cisza, spokój); komasowanie zabiegów leczniczo-pielęgnacyjnych.
- Okazywanie empatii i wsparcia emocjonalnego dziecku i rodzicom.

Piśmiennictwo

1. Bilski J.: Urazy brzucha. W: Grochowski J. (red.): *Urazy u dzieci.* Wydawnictwo Lekarskie PZWL, Warszawa 2000.
2. Chilarski A., J. Jankowska J.: *Obrażenia narządów wewnętrznych jako element urazu wielonarządowego u dzieci.* Probl. Chir. Dziec., 1992, 19.
3. Schwartz M.Z., Kangah R.: *Splenic injury in children after bunt trauma* J. Pediatr. Surg., 1994, 29(5): 596–598.
4. Peclet M., Murphy J.P.: Abdominal and urinary tract trauma. W: Holcomb G.W. i wsp. (red.): *Ashcraft's pediatric surgery.* Saunders Elsevier, Philadelphia 2010.

51 CHOROBA OPARZENIOWA

Dariusz Chmiel, Mieczysława Perek

Informacje ogólne

Najpoważniejszym powikłaniem rany oparzeniowej jest rozwój choroby oparzeniowej. Jest ona efektem gwałtownej utraty płynów oraz uwolnienia uogólnionej odpowiedzi zapalnej na zaistniały uraz. Skrajną konsekwencją choroby oparzeniowej jest wstrząs oligowolemiczny. Innym rodzajem powikłań są SIRS (systemic inflammatory response syndrome – zespół uogólnionej odpowiedzi zapalnej) oraz MODS (multiorgan dysfunction syndrome – zespół niewydolności wielonarządowej). O chorobie oparzeniowej u dzieci mówi się wówczas, gdy uraz termiczny obejmuje co najmniej ok. 10% powierzchni ciała.

Przebieg choroby oparzeniowej można podzielić na:
→ **Okres wstrząsowy**, czyli okres zagrożenia wstrząsem oligowolemicznym. Jest spowodowany gwałtownie zwiększoną przepuszczalnością naczyń włosowatych, która prowadzi do utraty płynów przez ranę oparzeniową oraz gromadzenia się płynu pod strefą oparzenia w postaci obrzęku. W wyniku wstrząsu dochodzi do zmniejszenia ilości krwi krążącej, niedotlenienia tkanek, upośledzenia krążenia w wątrobie i nerkach, zmniejszenia możliwości obronnych organizmu oraz zwiększenia podatności na zakażenia.
→ **Okres kataboliczny**, w którym dochodzi do samoistnego rozpadu tkanek martwiczych w ranie oparzeniowej i ogólnoustrojowej mobilizacji energetycznej oraz do samooczyszczania rany. Jest to okres szybkiego zużywania rezerw białkowych organizmu, dalszej ucieczki białek osocza, narastającej niedokrwistości i powstania rozległej rany oparzeniowej z niebezpieczeństwem zakażenia. Charakteryzuje się głębokimi zaburzeniami metabolicznymi i zaburzeniami czynności narządów wewnętrznych. Okres katabolizmu można skrócić, wycinając z rany oparzeniowej martwe tkanki.

- → **Okres anaboliczny**, trwający aż do wyrównania wszelkich zaburzeń natury ogólnej i całkowitego zagojenia się ran, wraz z uformowaniem się blizn. Jeśli właściwe leczenie nie doprowadzi do zagojenia rany, dochodzi do postępującego wyniszczenia, uporczywej niedokrwistości i narastających zaburzeń czynności narządów wewnętrznych.
- → **Okres regeneracji**, czyli zagojenia się oparzenia lub rozwoju wyniszczającej choroby oparzeniowej prowadzącej do zgonu. U chorych, u których nie nastąpiło wygojenie rany oparzeniowej, okres ten zwany jest również **okresem przewlekłej choroby oparzeniowej**.

Obraz kliniczny

Objawy ogólnoustrojowe obejmują:
- → oligowolemię (obniżenie ciśnienia tętniczego krwi, przyspieszenie czynności serca, słabo napięte, nitkowate tętno, skąpomocz, a następnie bezmocz). Utrata ok. 20% krwi krążącej powoduje wystąpienie wstrząsu oligowolemicznego i grozi śmiercią pacjenta;
- → zagęszczenie krwi krążącej i zwolnienie jej przypływu, co powoduje niedokrwienie narządów prowadzące do niedotlenienia oraz niewydolności krążenia i osłabienia mięśnia sercowego;
- → zmniejszenie filtracji i wydzielania moczu;
- → kwasicę metaboliczną na skutek niedotlenienia.

Rozpoznanie

Diagnostyka choroby oparzeniowej obejmuje:
- → **ocenę stanu klinicznego oraz stopnia ciężkości oparzenia** (rozległość rany oparzeniowej, głębokość rany, lokalizacja uszkodzeń, wiek dziecka, ewentualne obrażenia towarzyszące);
- → **badania laboratoryjne** (morfologia krwi z płytkami, elektrolity, mocznik, kreatynina, mioglobina, kinaza kreatynowa [CK] w surowicy, transaminazy, glukoza, białko całkowite, albuminy, gazometria krwi tętniczej, koagulogram);
- → **EKG** (stały monitoring), **RTG klatki piersiowej**.

Leczenie

Resuscytacja płynowa – postępowanie przeciwwstrząsowe. Przetaczanie krystaloidów według reguły Parkland w modyfikacji Baxtera. Reguła zaleca podawanie w ciągu pierwszych 24 godzin od oparzenia tylko hipertonicznych roztworów NaCl lub mleczanu Ringera. W pierwszej dobie przetacza się 4–5 ml 0,9% roztworu NaCl na każdy procent oparzonej powierzchni o głębokości od stopnia IIa na każdy kilogram masy ciała. Hipertoniczność roztworu soli fizjologicznej otrzymuje się przez dodanie do każdych 100 ml obliczonej objętości 5 ml 8,4% roztworu dwuwęglanu sodu ($NaHCO_3$). Obliczoną objętość krystaloidów przetacza się w pierwszej dobie w następujący sposób – połowa objętości jest podawana w ciągu pierwszych 8 godzin, a w ciągu kolejnych 16 godzin drugie 50% obliczonej objętości płynów. W drugiej dobie terapii płynowej zmniejsza się objętość płynów o 50%. Dobowe zapotrzebowania organizmu na wodę i elektrolity jest uzupełniane w ilości ok. 1500 ml/m^2 powierzchni ciała.

Leczenie ogólnoustrojowe choroby oparzeniowej: leczenie przeciwbólowe, antybiotykoterapia i leczenie immunostymulujące (Sandoglobulin P, Intraglobin F), postępowanie przeciwtężcowe i przeciw WZW typu B, krew i preparaty krwiopochodne, profilaktyka ostrych owrzodzeń żołądka (wrzodu Curlinga) (beta-blokery, H_2-blokery, leki miejscowo osłaniające śluzówkę, np. sole glinu), leczenie żywieniowe (pozajelitowe i enteralne), leki przeciwzapalne – profilaktyka zespołu SIRS.

Dziecko wyprowadzone ze wstrząsu jest poddawane intensywnemu leczeniu ran oparzeniowych (demarkacja i leczenie przeszczepami skóry), co pozwala na uniknięcie zakażenia miejscowego i uogólnionego.

Pielęgniarskie aspekty opieki nad dzieckiem z chorobą oparzeniową

Zadania diagnostyczne i leczniczo-pielęgnacyjne

→ Przygotowanie dziecka i udział w badaniach diagnostycznych; pobieranie krwi do badań laboratoryjnych (grupa krwi i czynnik Rh, morfologia krwi z rozmazem i płytkami, mioglobina, aktywność CK, CRP, równowaga kwasowo-zasadowa, koagulogram, elektrolity, mocznik, kreatynina, glukoza, trójglicerydy, cholesterol, białko całkowite, albuminy); pobieranie moczu (badanie ogólne i bakteriologiczne); pobieranie wymazów z rany oparzeniowej (mikrobiologiczne); asystowanie przy ewentualnym wykonywaniu badań obrazowych.

→ Prowadzenie stałego nadzoru bezprzyrządowego, którego celem jest obserwacja i ocena zabarwienia, wilgotności, elastyczności i temperatury skóry, napływu kapilarnego, wyglądu opatrunków (zabarwienie i intensywność przesiąkania treścią surowiczą, ropną lub krwawą), stanu świadomości (aktywność kontaktu z otoczeniem, niepokój psychiczny i ruchowy, pobudzenie motoryczne, drgawki, senność). W ocenie należy uwzględnić stopień nasilenia danego objawu, częstość występowania oraz tendencję do nasilania się, zmniejszania lub stabilizacji.

→ Pomiary godzinowe podstawowych parametrów życiowych (tętno, ciśnienie tętnicze krwi, oddechy, ośrodkowe ciśnienie żylne, temperatura ciała, stałe monitorowanie EKG, szczególnie po oparzeniach prądem) za pomocą urządzeń monitorujących (nadzór przyrządowy).

→ Kontrolowanie pracy aparatury monitorującej i ewentualnie (jeśli były wskazania) wspomagającej utrzymanie prawidłowej wentylacji płuc i wymiany gazowej; dokumentowanie wyników pomiarów w karcie obserwacyjnej.

→ Założenie obwodowego wkłucia naczyniowego i/lub asystowanie podczas zakładania wkłucia centralnego; zabezpieczenie i pielęgnacja wkłuć naczyniowych zgodnie z procedurą.

→ Założenie cewnika do pęcherza moczowego; monitorowanie diurezy godzinowej oraz prowadzenie i ocena bilansu płynów (kontrola funkcjonowania nerek); pielęgnacja cewnika moczowego zgodnie z procedurą.

→ Założenie zgłębnika do żołądka i ocena wydzielania żołądkowego (rodzaj, objętość, pH wydzieliny); podawanie zgodnie ze zleceniem leków alkalizujących w celu profilaktyki ostrych owrzodzeń śluzówki żołądka (wrzodu Curlinga).

→ Przygotowanie i prowadzenie resuscytacji płynami zgodnie z indywidualną kartą zleceń według reguły 3R: replacement – wyrównywanie utrat przez ranę oparzeniową (reguła Parkland w modyfikacji Baxtera), regular – pokrycie dobowego zapotrzebowania płynowego i repair – uzupełnienie innych utrat, np. zalegania w żołądku; przestrzeganie objętości i szybkości podawania płynów, dokumentowanie w karcie bilansu płynów.

→ Udział w ocenie skuteczności terapii płynowej; o prawidłowym nawodnieniu i normalizacji stanu ogólnego świadczy: szybkie wypełnianie się kapilar łożyska paznokci, zaróżowione, ciepłe kończyny, normalizacja ciśnienia tętniczego krwi, ośrodkowego ciśnienia żylnego, wartości hematokrytu, masy ciała, częstotliwości tętna (poniżej 100 uderzeń/minutę), oddechu (poniżej 30/minutę), diurezy godzinowej (1 ml/kg masy ciała/godzinę) i temperatury ciała.

→ Udział w modyfikowaniu płynoterapii (rodzaj, objętość, skład, szybkość podawania) w zależności od stanu klinicznego dziecka, czasu, jaki upłynął od oparzenia, i wyników badań uzupełniających.

→ Ocena natężenia bólu; udział w terapii bólu (podawanie leków przeciwbólowych i uspokajających zgodnie ze zleceniem w celu utrzymania dziecka w ciągłej „analgosedacji"); ułożenie dziecka w pozycji minimalizującej ból; podawanie leków przeciwbólowych przed zmianą opatrunków i zabiegami rehabilitacyjnymi; wykonywane zabiegów leczniczo-pielęgnacyjnych w sposób delikatny i skoordynowany; ocena skuteczności leczenia przeciwbólowego z uwzględnieniem stanu klinicznego i wieku dziecka.

→ Udział w farmakoterapii (podawanie zgodnie ze zleceniem preparatów krwi, albumin, H_2-blokerów [cymetydyna, ranitydyna], czynników krzepnięcia, leków podtrzymujących wydolność układu krążenia, leków przeciwzapalnych [profilaktyka zespołu SIRS]).

→ Zapobieganie zaburzeniom termoregulacji: hipotermii (udział w płynoterapii, utrzymywanie temperatury otoczenia w granicach 28–33°C, unikanie sytuacji narażających dziecko na utratę ciepła) lub hipertermii (podejmowanie działań pielęgnacyjno-leczniczych w celu obniżenia temperatury ciała). Gorączka u dziecka oparzonego może wystąpić w wyniku zakażenia, stresu, nasilonych procesów katabolicznych i dolegliwości bólowych.

→ Zapewnienie dziecku poczucia bezpieczeństwa; umożliwienie jak najczęstszych kontaktów z rodzicami/opiekunami; udzielanie dziecku i rodzicom wsparcia psychicznego i informacyjnego; stworzenie atmosfery życzliwości; okazywanie empatii.

→ Zapobieganie zakażeniu przez:
  – przestrzeganie zasad aseptyki i antyseptyki podczas podawania leków drogą dożylną i żywienia pozajelitowego (filtry przeciwbakteryjne, wymiana zestawów do przetoczeń co 24 godziny lub w razie potrzeby);
  – udział w profilaktycznej lub celowanej antybiotykoterapii, terapii przeciwgrzybiczej oraz profilaktyce tężca (podanie anatoksyny);
  – zakładanie opatrunków antybakteryjnych i ich zmiana zgodnie ze zleceniem i zaleceniem producenta; asystowanie przy usuwaniu martwiczych tkanek i pokrywaniu ran oparzeniowych autoprzeszczepem, alloprzeszczepem lub innym opatrunkiem biologicznym (najlepsza metoda zapobiegania zakażeniu);
  – zapewnienie czystości otoczenia; mycie i dezynfekcja łóżka; stosowanie sterylnej bielizny pościelowej i osobistej oraz codzienna jej wymiana;
  – obserwacja dziecka pod kątem miejscowych i ogólnych cech zakażenia (ocena rany oparzeniowej i okolicy oparzenia; monitorowanie temperatury ciała, interpretacja wyników badań – morfologii krwi, CRP, OB, wymazów z rany oparzeniowej);
  – poinformowanie rodziców o konieczności przestrzegania reżimu sanitarnego (konieczność mycia i dezynfekcji rąk, zakładanie fartucha i obuwia ochronnego, ograniczenie liczby osób odwiedzających dziecko);

→ Udział pielęgniarki w leczeniu żywieniowym. Droga żywienia (pozajelitowe, dojelitowe) uzależniona jest od stanu klinicznego dziecka oraz stosowanego leczenia analgetycznego i sedacyjnego. W pierwszej dobie po oparzeniu dziecko pozostaje na ścisłej diecie ze względu na zaburzenia perystaltyki i krążenia trzewnego prowadzące do anemizacji śluzówki żołądka i jelit.

Odżywianie pozajelitowe:
- przygotowanie i podawanie zleconych preparatów odżywczych z zachowaniem zasad jałowości; żywienie pozajelitowe u oparzonego dziecka jest rozpoczynane w drugiej lub trzeciej dobie po oparzeniu i kontynuowane przez 24 godziny na dobę (bez przerw na pobyt pacjenta na bloku operacyjnym); okres odżywiania jest uzależniony od stanu dziecka;
- prowadzenie wnikliwej obserwacji dziecka w czasie żywienia pozajelitowego (stan ogólny, kontrola parametrów życiowych, masy ciała, prowadzenie bilansu płynów); interpretacja wyników badań (elektrolity, glukoza w surowicy krwi, morfologia krwi, białko całkowite, mocznik, kreatynina, triglicerydy, transaminazy).

Żywienie drogą dojelitową:
- karmienie dziecka przez zgłębnik dożołądkowy zgodnie ze zleceniem i obowiązującą procedurą;
- zachęcanie do przyjmowania pokarmów drogą doustną; częste podawanie posiłków w małych ilościach, estetycznie przygotowanych i urozmaiconych, z uwzględnieniem preferencji smakowych;
- obserwowanie dziecka pod kątem tolerancji pokarmu; dokumentowanie ilości spożytych posiłków; ocena stanu odżywienia przez systematyczne pomiary masy ciała.

U dzieci oparzonych dąży się do jak najwcześniejszego wprowadzenia żywienia dojelitowego, aby zapobiec powikłaniom wynikającym z wyłączenia przewodu pokarmowego (początkowo dzieci karmi się przez zgłębnik dożołądkowy, później doustnie). Zmiana diety leczniczej (wysokokalorycznej i wysokobiałkowej) na normalną następuje po zagojeniu się ran oparzeniowych.

→ Udział w miejscowym leczeniu rany oparzeniowej (zakładanie opatrunków i ich zmiana zgodnie ze zleceniem i zaleceniami producenta):
- ogrzanie do temperatury 28–30°C sali opatrunkowej, a także płynów, maści i kremów używanych do zabiegu (wyjęcie z lodówki na kilka godzin przed zmianą opatrunku);
- zachowanie warunków jałowości i kolejności zakładania opatrunków (kończyny, tułów, szyja, głowa) oraz wykonywanie czynności sprawnie i delikatnie; zastosowanie dodatkowych warstw zabezpieczających przed przesiękiem wydzieliny na zewnątrz; unikanie ucisku na ranę i jej okolice;
- w przypadku leczenia operacyjnego asystowanie przy wycinaniu martwych tkanek i pokrywaniu rany oparzeniowej opatrunkami biologicznymi.

Zadania rehabilitacyjne

→ Wysokie ułożenie pacjenta; wyprostowanie i odwiedzenie kończyn z wykorzystaniem dostępnego sprzętu (łuski termoplastyczne, szyny, protezy).

→ Udział we wczesnym usprawnianiu (od trzeciej doby pod warunkiem wydolności układu krążenia, braku złamań kości w oparzonych kończynach i braku zaawansowanych objawów posocznicy); udział w ćwiczeniach biernych na sali operacyjnej podczas zakładania opatrunków; stosowanie rehabilitacji ruchowej w wodzie podczas kąpieli dziecka; udział w ćwiczeniach bierno-rozciągających (kończyn dolnych i górnych); przygotowanie dziecka (przez bandażowanie kończyn dolnych) oraz pomoc przy pionizacji i chodzeniu; zachęcanie dziecka do wykonywania ćwiczeń mimicznych (przy oparzeniach twarzy) oraz samodzielnych ćwiczeń dłoni i terapii zajęciowej (przy oparzeniach dłoni).

→ Zachęcanie do aktywności ruchowej i motywowanie dziecka do kinezyterapii czynnej (co najmniej dwukrotnie w ciągu dnia); prowadzenie ćwiczeń w formie zabawy; obserwacja i ocena postępu leczenia usprawniającego.

Zadania edukacyjne

→ Uświadamianie dziecku/rodzicom podczas hospitalizacji i leczenia konieczności przestrzegania zaleceń terapeutyczno-pielęgnacyjnych; wyjaśnianie znaczenia przestrzegania higieny, mycia i dezynfekcji rąk, oraz unikania kontaktu z dzieckiem w okresie przeziębienia.
Przygotowując dziecko do wypisu do domu, należy:

→ usunąć kaniule naczyniowe oraz cewnik moczowy (cewnik na tyle wcześniej, aby można było skontrolować oddawanie moczu przez dziecko);

→ przekazać informacje i zalecenia dotyczące: pielęgnacji oparzonych miejsc, pielęgnacji skóry dziecka, czasowego zakazu ekspozycji na słońce, zaleceń dietetycznych, czasu i miejsca wizyty poszpitalnej, sposobu stosowania zleconych leków;

→ uwrażliwić na konieczność kontynuowania rehabilitacji oraz leczenia blizn (stosowanie maści zmiękczających, łusek, szyn korekcyjnych, leczenie uciskiem [elastyczne ubrania]); poinformować o innych możliwościach leczenia blizn (np. laserem generującym promieniowanie podczerwone);

→ przekazać informacje o zasadach refundacji niezbędnego wyposażenia i sprzętu, np. ubrań uciskowych, oraz możliwości pomocy psychologicznej.

Aspekty psychospołeczne

Pobyt w szpitalu, rozłąka z rodzicami, długotrwała hospitalizacja oraz uciążliwe i bolesne leczenie prowadzą do zachwiania równowagi psychicznej dziecka. Często u dzieci obserwuje się regresję do niedojrzałych zachowań, bardzo silny lęk, poczucie zagrożenia, uczucie gniewu, bierny lub czynny protest, a u dzieci starszych – zachowania agresywne. Unieruchomienie dziecka spowodowane oparzeniem i leczeniem ogranicza jeden z głównych czynników rozwoju człowieka – aktywność własną – i co się z tym wiąże aktywność poznawczą oparzonych dzieci. Zmieniony wygląd spowodowany bliznami często jest powodem braku samoakceptacji, wstydu i skrępowania, poczucia inności i mniejszej wartości, bycia gorszym i mniej atrakcyjnym. Szczególnie widoczne jest to u dzieci, u których blizny oparzeniowe dotyczą twarzy. Wstyd i unikanie kontaktów społecznych prowadzi do deprywacji wielu potrzeb, takich jak: potrzeba uznania, akceptacji, własnej wartości i miłości, i może spowodować nieodwracalne zmiany w psychice dziecka.

Piśmiennictwo

1. Hemington-Gorse S.J.: *Colloid or crystalloid for resuscitation of major burns.* J. Wound Care, 2005; 14.
2. Markowska A., Szewczyk M., T.: *Opieka nad dzieckiem oparzonym.* Pielęg. Chir. Angiol., 2009, 1: 14–19.
3. Perek M.: Uraz termiczny. W: *Modele opieki pielęgniarskiej nad dzieckiem z chorobą ostrą i zagrażającą życiu.* Wydawnictwo Lekarskie PZWL, Warszawa 2012.
4. Puchała J., Spodaryk M., Jarosz J.: Oparzenia. W: Grochowski J. (red.): *Wybrane zagadnienia z chirurgii dziecięcej.* Wydawnictwo Fundacji „O Zdrowie Dziecka", Kraków 1999.
5. Szmida A.: Oparzenia. W: Czernik J. (red.): *Chirurgia dziecięca.* Akademia Medyczna we Wrocławiu, Wrocław 2008.

52 DZIECKO KRZYWDZONE FIZYCZNIE

Mieczysława Perek, Krystyna Twarduś

Informacje ogólne

Przemoc wobec dziecka jest zjawiskiem złożonym i może przybierać różne formy. Wyróżniono cztery kategorie krzywdzenia: fizyczne, nadużycie seksualne, krzywdzenie emocjonalne i zaniedbywanie. Przez krzywdzenie dziecka rozumie się każdą działalność rodziców lub opiekunów, która ujemnie wpływa na zdrowie oraz rozwój fizyczny i psychospołeczny dziecka. Krzywdzenie fizyczne (maltretowanie) jest umyślnym zadawaniem dziecku urazów cielesnych. Obejmuje nie tylko znęcanie się, okrucieństwo i tortury, ale również kary fizyczne. Maltretowanie występuje we wszystkich grupach społecznych, niezależnie od szerokości geograficznej, warunków ekonomicznych, wykształcenia, wieku i religii wyznawanej przez rodziców. Sprawcami przemocy wobec dziecka są najczęściej rodzice, a więc osoby w sposób naturalny predysponowane do zapewnienia dziecku poczucia bezpieczeństwa i pomocy we wszystkich trudnych sytuacjach. Zespół dziecka maltretowanego może wystąpić w każdym wieku, ale w większości obserwuje się u dzieci do 3 lat (połowę stanowią niemowlęta).

Objawy specyficzne dla przemocy fizycznej

Objawy somatyczne

→ Podbiegnięcia krwawe na twarzy (policzkach, wargach), karku, ramionach, klatce piersiowej, tułowiu, pośladkach, udach, w okolicach zewnętrznych narządów płciowych.
→ Wylewy symetryczne wokół obydwu oczu oraz za uchem w okolicy wyrostka sutkowatego i zewnętrznych narządów płciowych oraz linijne wylewy wzdłuż fałdów pośladkowych.

- → Ślady duszenia, krępowania i wiązania (na szyi, nadgarstkach, kostkach); ślady dłoni od gwałtownego chwytania lub potrząsania.
- → Uderzenia z odciskiem palców lub całej dłoni na policzku; ślady szczypania, ugryzienia zębami; odciski przedmiotu, którym dziecko było bite, np. pasa, rzemienia, kija, bata, klamry paska.
- → Nietypowe ślady po oparzeniach, np. punktowe ślady po gaszeniu papierosa na skórze, ślady po oparzeniach na częściach ciała normalnie przykrytych; głębokie ślady całego gorącego przedmiotu, z nieregularnymi brzegami, bardziej intensywne na jednym końcu; oparzenia „skarpetkowe" na stopach małego dziecka lub oparzenia „rękawiczkowe" na rękach.
- → Otarcia naskórka; otwarte, zakażone rany w nietypowych miejscach; rany cięte i kłute (szczególnie w okolicach innych niż stopy i dłonie); długie i głębokie zadrapania lub cięcia, np. ostrzem brzytwy, nożem itp.
- → Pętliste lub linijne krwawe pręgi; regularne przebarwienia skóry na plecach, pośladkach, kończynach dolnych; obrzęki na dłoniach i stopach.
- → Blizny na ciele, za uszami, na głowie; trwałe ubytki włosów w wyniku wyrwania włosów razem ze skórą.
- → Wybite zęby; uszkodzenia podniebienia i dziąseł (rezultat karmienia na siłę).
- → Bolesność w miejscach doznanego urazu oraz ból utrudniający chodzenie lub siedzenie.
- → Liczne złamania w obrębie kości długich (współistniejące z uszkodzeniem przynasad), żeber i kręgów; wgłobienia kości czaszki; objawy kliniczne złamań kości długich (ból, ograniczona ruchomość, wygięcie, skrócenie kończyny, ustawienie kończyny pod kątem); objawy pseudozapalne (obrzęk, zaczerwienienie, stan podgorączkowy, leukocytoza, zesztywnienie stawu).
- → Objawy neurologiczne (pobudzenie, a następnie senność, nudności, wymioty, rozdrażnienie, sztywność karku, drgawki, wybroczyny na dnie oka, krwiaki podtwardówkowe).
- → Bóle i wymioty w wyniku urazów narządów wewnętrznych; tępe urazy okolic brzucha mogą powodować rozerwanie torebki narządów miąższowych lub pęknięcia samych narządów i niedrożność jelit; ostre uderzenia mogą być przyczyną perforacji dwunastnicy, żołądka, jelita grubego i pęcherza moczowego; urazy narządów wewnętrznych zdarzają się częściej u dzieci powyżej 2. roku życia są najczęściej spowodowane kopnięciem, tępym uderzeniem lub miażdżącym ciosem.

Objawy behawioralne

- → Ospałość, apatia, smutek, bierność, nieśmiałość, izolowanie się od kolegów, depresja bądź niepokój, pobudzenie, agresja i autoagresja.

- → Reakcje regresywne, np. brak kontroli fizjologicznej u dziecka powyżej 4. roku życia (moczenie dzienne, nocne, niekontrolowane oddawanie stolca).
- → Reakcje kompulsywne (kołysanie się, ssanie palca, obgryzanie paznokci).
- → Dolegliwości psychosomatyczne (bóle głowy lub brzucha, nudności, wymioty, pocenie się, duszność, moczenie nocne, tiki).
- → Trudności w nauce; brak koncentracji i uwagi.
- → Brak łaknienia; zaburzenia snu (niespokojny, płytki, przerywany, koszmary senne).
- → Wyrażanie lęku przed rodzicami; niechęć do powrotu do domu; noszenie ubrań zakrywających kończyny górne i dolne nawet w upalne dni; gwałtowne uniki (kulenie się) w odpowiedzi na próbę dotknięcia czy pogłaskania; opory przed rozbieraniem się, np. do badania lekarskiego, na lekcjach wychowania fizycznego.
- → Postawy ekstremalne (wrogość, agresja, napady złości, zachowania aspołeczne lub nadmierna uległość, wycofywanie się, zbyt pośpieszne przepraszanie, nadmierna uczuciowość bez powodu).
- → Niereagowanie płaczem na ból i/lub brak reakcji na płacz innych. Niska samoocena; wyraźny brak radości życia.
- → Zaprzeczanie obecności lub minimalizowanie znaczenia ran i siniaków; zachowania typu „mały dorosły"; przybieranie w zabawach ról ofiar, prześladowców lub wybawicieli.

Rozpoznanie

Z wyjątkiem przypadków ekstremalnych rozpoznanie jest często trudne. Trudności diagnostyczne są związane z: ukrywaniem krzywdzenia, brakiem objawów jednoznacznie specyficznych, niewiarą, że rodzice mogą spowodować uraz, który okaleczy dziecko. Przemoc może sugerować: niezgodność wywiadu ze stanem klinicznym, brak świadków urazu, opóźnienie w udzieleniu pomocy, rozbieżność między okolicznościami podanymi przez rodziców a stwierdzanymi objawami, podobne „wypadki" w wywiadzie, brak zainteresowania rodziców dzieckiem, postrzeganie dziecka jako upośledzonego fizycznie lub umysłowo lub jako dziecka z różnymi defektami, niewyjaśniona absencja w szkole, występowanie licznych i przewlekłych sytuacji stresorodnych w rodzinie, brak wsparcia ze strony rodziny.

Podstawą medycznej diagnozy zespołu dziecka maltretowanego są następujące elementy:
- → wywiad (pozwala ustalić czynniki ryzyka krzywdzenia ze strony rodziny, matki, dziecka);

- ocena rozwoju psychoruchowego dziecka (pozwala ustalić, czy dziecko było w stanie samo spowodować uraz);
- badanie przedmiotowe, które uwzględnia wygląd dziecka (brudne, zaniedbane, występowanie obrażeń ciała w różnych stadiach gojenia) i stan ogólny dziecka (u niemowląt i małych dzieci często stwierdza się niedobór masy ciała w stosunku do wzrostu);
- badania laboratoryjne, które są przydatne przez wykluczenie lub identyfikację innych stanów patologicznych (np. badanie układu krzepnięcia);
- badanie radiologiczne: kości długich (w przekroju przednio-tylnym i bocznym), głowy oraz u dzieci poniżej 2. roku życia szczegółowe badanie radiologiczne całego ciała (konieczne w każdym przypadku podejrzenia o maltretowanie fizyczne); obraz radiologiczny zależny jest od okresu, jaki upłynął od urazu (np. w przypadku uszkodzenia przynasad kości długich obraz radiologiczny może nie potwierdzić urazu, gdyż przynasady goją się szybko, nie pozostawiając zmian);
- inne badania obrazowe: ultrasonografia (może wcześniej niż badanie rentgenowskie ujawnić uszkodzenia przynasad, chrząstki oraz wylewy podokostnowe trzonu), tomografia komputerowa (podstawowe badanie przy urazach czaszki i kręgosłupa), scyntygrafia, rezonans magnetyczny.

Leczenie

- Hospitalizacja dziecka i prowadzenie dokładnej dokumentacji fotograficznej i klinicznej.
- Leczenie stanu somatycznego w zależności od rodzaju doznanego urazu (patrz rozdziały 51: „Choroba oparzeniowa", 50: „Urazy jamy brzusznej", 47: Urazy czaszkowo-mózgowe" i 49: „Urazy klatki piersiowej").
- Udział w interdyscyplinarnym, zespołowym postępowaniu mającym na celu zapobieganie kolejnym skutkom przemocy. Postępowanie to obejmuje: terapię indywidualną z dzieckiem, rodzicami i z rodzeństwem, terapię rodzinną, grupową (tworzenie grup samopomocowych), edukację rodziców na temat skutków krzywdzenia dziecka i modyfikacji ról rodzicielskich. Terapia powinna być kontynuowana po powrocie dziecka do domu przez okres kilku lat.

Pielęgniarskie aspekty opieki nad dzieckiem krzywdzonym fizyczne

Zadania diagnostyczne i leczniczo-pielęgnacyjne

Pielęgniarka uczestniczy w ustalaniu, czy uraz jest wynikiem wypadku (przypadkowy), czy też powstał w wyniku przemocy wobec dziecka (nieprzypadkowy) przez:

→ zbieranie wywiadu dotyczącego okoliczności powstania urazu. Jeżeli wywiad jest niejasny, dziecko było wielokrotnie hospitalizowane z powodu urazów, zmiany pourazowe są w różnych stadiach gojenia, a rodzina, w której dziecko się wychowuje, jest patologiczna, istnieje duże prawdopodobieństwo, że urazy mogą być następstwem maltretowania;

→ analizę sytuacji rodzinnej pod kątem występowania czynników ryzyka krzywdzenia, metod wychowawczych stosowanych w rodzinie, relacji rodzice–dziecko, sposobów rozwiązywania sytuacji konfliktowych i radzenia sobie z negatywnymi emocjami;

→ obserwację zachowania dziecka (patrz „Objawy behawioralne");

→ przygotowanie psychiczne dziecka i pomoc w wykonywaniu badań diagnostycznych (fizykalnego, obrazowych) oraz pobranie materiału do badań laboratoryjnych.

W przypadku stwierdzenia faktu krzywdzenia dziecka do zadań pielęgniarki należy:

→ powiadomienie instytucji powołanych do ochrony i pomocy dziecku krzywdzonemu, np. Zespołu do Spraw Nieletnich komendy rejonowej policji;

→ sporządzenie precyzyjnej i obiektywnej dokumentacji z przeprowadzonego badania dziecka (ocena obrażeń, stanu fizykalnego, emocjonalnego i zachowania dziecka);

→ zapewnienie dziecku bezpieczeństwa przez hospitalizację dziecka (oddzielenie od sprawcy i środowiska, w którym dochodzi do przemocy) oraz minimalizowanie natężenia strachu i lęku u dziecka (okazywanie zrozumienia, serdeczności i akceptacji, empatii, pozytywnego zainteresowania);

→ nawiązanie kontaktu emocjonalnego i rozmowa z dzieckiem (zachęcanie do mówienia o swoich uczuciach i obawach, wskazanie osoby, której może opowiedzieć o swoich przeżyciach, umożliwienie zadawania pytań);

→ obserwacja i monitorowanie stanu dziecka w zależności od doznanych obrażeń, np. w kierunku objawów ostrego brzucha, objawów neurologicznych przy urazach głowy lub podejrzeniu zespołu potrząsania;

→ podjęcie działań leczniczo-pielęgnacyjnych adekwatnych do rodzaju obrażeń, np. podawanie na zlecenie lekarza środków farmakologicznych (leków przeciwbólowych, uspokajających), zaopatrzenie ran, założenie opatrunku gipsowego itp.;

→ zapewnienie dziecku terapii psychologicznej w celu przywrócenia równowagi emocjonalnej i zniwelowania negatywnych skutków przemocy;

→ organizowanie i proponowanie różnych form aktywności, aby dziecko nie miało czasu na rozpamiętywanie swojego cierpienia, a jednocześnie mogło realizować swoje plany i marzenia; zapewnienie warunków do wypoczynku, snu, nauki i innych zajęć adekwatnych do wieku;

→ utrzymywanie pozytywnych relacji z rodzicami dziecka; poinformowanie ich o konieczności korzystania z pomocy profesjonalistów w celu zdobycia niezbędnej wiedzy i umiejętności wychowawczych oraz radzenia sobie z własnymi stresami i rozwiązywania sytuacji konfliktowych.

Zadania edukacyjne

→ Uświadomienie rodzicom/opiekunom prawnym konsekwencji przemocy wobec dziecka (śmierć, kalectwo, choroby somatyczne uwarunkowane uszkodzeniami narządów wewnętrznych, np. nerek lub płuc, deficyty neurologiczne, głębokie zaburzenia emocjonalne, społeczne, intelektualne i moralne).

→ Dostarczenie wiedzy o dziecku i jego specyficznych właściwościach rozwojowych.

→ Udzielenie pomocy rodzicom w identyfikowaniu czynników ryzyka, które doprowadziły do przemocy i wskazanie możliwości ich modyfikacji.

→ Wspieranie i pomoc rodzicom/opiekunom prawnym w wypracowywaniu prawidłowych zachowań i sposobów komunikacji oraz umacnianiu więzi rodzicielskich.

→ Wskazanie dostępnych pomocy i źródeł informacji w celu poprawy relacji w rodzinie (książki, broszury, plakaty, foldery, które mogą pomóc w sytuacjach konfliktowych i stresowych oraz w trudnościach wychowawczych).

→ Motywowanie rodziców do podjęcia współpracy z instytucjami, które zajmują się specjalistyczną pomocą i udzielaniem wsparcia rodzinie, np. ośrodkami i fundacjami przeciwdziałania przemocy, poradniami zdrowia psychicznego, terenowymi Komitetami Ochrony Praw Dziecka.

Aspekty psychospołeczne

Przemoc wobec dziecka, jak każde znaczące doświadczenie, wywiera istotny wpływ na funkcjonowanie społeczno-emocjonalne dziecka, zaburzając proces jego rozwoju. Ma konsekwencje dla zdrowia fizycznego, rozwoju umysłowego, stanu psychicznego oraz umiejętności współżycia z innymi ludźmi. U maltretowanych dzieci od ok. 3. roku życia prawie zawsze występują zaburzenia mowy i motoryki oraz silna nadpobudliwość, apatia, fobie i tiki.

Bezpośrednimi reakcjami dziecka na krzywdzące zachowania są: wzrost agresywności, niska samoocena, nieumiejętność wchodzenia w relacje interpersonalne oraz wrogość w stosunku do otoczenia. Dziecko, mając negatywny obraz własnej osoby, często traci na całe życie zdolność kochania innych ludzi i ufania im. Odczuwając swoją niską wartość, jest przeświadczone, że nikt go nie potrzebuje. Inną reakcją na krzywdzenie są zachowania agresywne ze skłonnościami do okrucieństwa. Agresja i nienawiść mogą być skierowane na tych, którzy bezpośrednio krzywdzą, lub na przedmioty, zwierzęta, rówieśników, a także dzieci młodsze, słabsze. Dzieci krzywdzone wyrządzają krzywdę innym.

Przemoc doświadczona w dzieciństwie oddziałuje na człowieka również w życiu dorosłym. Prawie wszyscy dorośli, którzy w dzieciństwie doświadczyli jakiejkolwiek przemocy, cierpią na zaskakująco podobne symptomy: zachwianie poczucia własnej wartości prowadzące do autodestrukcyjnych zachowań. Czują się bezwartościowi i niekochani i jest im bardzo trudno zbudować pozytywny obraz samego siebie.

Piśmiennictwo

1. Jundziłł I.: *Dziecko – ofiara przemocy.* Wydawnictwa Szkolne i Pedagogiczne, Warszawa 1993.
2. Margolis A.: *Zespół dziecka maltretowanego. Diagnostyka medyczna.* Fundacja Dzieci Niczyje, Warszawa 1998.
3. Pospiszyl I.: *Razem przeciw przemocy.* Wydawnictwo Akademickie „Żak", Warszawa 1999.
4. Zmarzlik J., Piwnik E.: *Dziecko pod parasolem prawa.* Fundacja Dzieci Niczyje, Warszawa 1999.

WSTRZĄS POURAZOWY

Krzysztof Solecki, Iwona Fąfara

53

Informacje ogólne

Urazy są główną przyczyną hospitalizacji i zgonów u dzieci poniżej 14. roku
życia. Najczęściej do ciężkich urazów dochodzi w wyniku wypadków komunikacyjnych. U dzieci dominują urazy tępe; urazy penetrujące są wielokrotnie rzadziej spotykane, ale wiążą się z większą śmiertelnością.

Wstrząs jest stanem zagrożenia życia spowodowanym spadkiem przepływu krwi i utlenowania życiowo ważnych narządów, prowadzącym do
upośledzenia ich funkcji i wydolności. Do wstrząsu pourazowego dochodzi
najczęściej z powodu utraty znacznej objętości krwi krążącej (wstrząs hipowolemiczny) w wyniku krwawienia pourazowego lub utraty dużej ilości
płynu pozakomórkowego (oparzenia). Krwotoki pourazowe mogą być zewnętrzne i wewnętrzne, trudniejsze do rozpoznania i wynikające najczęściej z urazu narządów miąższowych. Narządy jamy brzusznej u dzieci są
słabiej chronione przez żebra i powłoki brzuszne niż u osób dorosłych. Najczęściej do krwotoków wewnętrznych dochodzi w wyniku urazów wątroby
i śledziony. Znaczne krwawienie towarzyszyć może także złamaniom kości
udowych i miednicy. Urazy klatki piersiowej mogą prowadzić do wstrząsu
wskutek przemieszczenia śródpiersia i upośledzenia nawrotu żylnego, np.
w odmie prężnej. Znacznie rzadziej dochodzi do wstrząsu z powodu niewydolności serca w wyniku stłuczenia lub tamponady (wstrząs kardiogen-
ny). Inny mechanizm ma wstrząs neurogenny (rdzeniowy), występujący po
urazach kręgosłupa z poprzecznym uszkodzeniem rdzenia kręgowego, gdy
dochodzi do nagłego rozszerzenia łożyska naczyniowego i spadku ciśnienia
tętniczego krwi.

Obraz kliniczny

U dzieci znaczna utrata krwi kompensowana może być przez dużą zdolność do obkurczania łożyska naczyniowego (centralizacja krążenia), dlatego objawy wstrząsu mogą być niewidoczne aż do chwili utraty ok. 30% objętości krwi krążącej. Pierwszym objawem wstrząsu jest tachykardia. W początkowej fazie u dziecka ciśnienie tętnicze krwi może być prawidłowe. W objawowym wstrząsie dochodzi do przyspieszenia tętna i zmiany jego charakteru (nitkowate, słabo napięte) oraz do spadku ciśnienia tętniczego krwi i zapadnięcia się żył szyjnych. Oddech staje się przyspieszony, płytki, pojawia się sinica obwodowa, skóra jest blada, zimna, spocona. Dochodzi do skąpomoczu lub bezmoczu, występują zaburzenia świadomości będące wynikiem niedokrwienia mózgu (pobudzenie, senność, drażliwość, a nawet utrata przytomności).

Rozpoznanie

Wstrząs rozpoznaje się na podstawie objawów klinicznych. W celu ustalenia jego przyczyny wstępną **diagnostykę obrazową** można wykonać już przy przyjęciu pacjenta. Szybkie badanie ultrasonograficzne FAST (focused assessment with sonography in trauma) pozwala na wykrycie obecności krwi w jamie otrzewnej, w worku osierdziowym lub jamie opłucnej, dzięki czemu możliwe jest ustalenie przyczyny wstrząsu (krwiak opłucnej, krwotok wewnątrzotrzewnowy lub tamponada serca). Po stabilizacji stanu pacjenta można wykonać szczegółowe badanie USG, zdjęcia RTG lub tomografię komputerową.

Leczenie

W przypadku pacjenta we wstrząsie pourazowym obowiązuje postępowanie zgodnie z regułą ABC – w pierwszej kolejności należy zapewnić drożność dróg oddechowych i prawidłową wentylację. Aktywnie krwawiące rany należy zaopatrzyć sterylnymi opatrunkami uciskowymi. Aby skutecznie uzupełniać objętość łożyska naczyniowego, konieczne jest założenie obwodowych wkłuć żylnych o możliwie dużej średnicy. Preferowanymi miejscami kaniulacji są: żyła pośrodkowa łokcia oraz żyła odpiszczelowa w okolicy kostki przyśrodkowej. W przypadku trudnej kaniulacji żył obwodowych u dzieci poniżej 6. roku życia można wykorzystać dostęp doszpikowy za pomocą specjalnych igieł. Według Polskiej Rady Resuscytacji u dziecka w stanie krytycznym, jeśli próby założenia wkłucia dożylnego trwają ponad minutę, należy uzyskać dostęp doszpikowy, który może być utrzymany do czasu uzyskania pewnego dostępu żylnego. Punkcję wykonuje się 2 cm poniżej guzowatości piszczeli. Wkłucie naczyniowe może być założone również chirurgicznie, przez odsłonięcie żyły (wenesekcję), najczęściej na poziomie kostki przyśrodkowej lub uda w okolicy pachwinowej. Po zapewnieniu dostępu żylnego należy rozpocząć resuscytację płynową. Jeżeli przy prawidłowym ciśnieniu tętniczym występują objawy zaburzenia perfuzji obwodowej, należy podać bolus izotonicznych krystaloidów w ilości 20 ml/ /kg masy ciała. Po każdym bolusie płynów powinno się ponownie ocenić stan kliniczny dziecka według reguły ABC, aby zadecydować, czy jest potrzebny kolejny bolus płynowy. Jeżeli ciśnienie skurczowe utrzymuje się poniżej granicy 70 mm Hg + 2 × wiek w latach, a u nastolatków poniżej 90 mm Hg, zazwyczaj konieczne jest podanie 40–60 ml/kg krystaloidów, a następnie 10–20 ml/kg masy ciała koncentratu krwinek czerwonych. Wynikiem prawidłowej resuscytacji płynowej jest stopniowo poprawiający się stan świadomości dziecka, spowolnienie rytmu serca, wzrost ciśnienia tętniczego, ucieplenie i prawidłowe zabarwienie skóry, powrót diurezy.

W przypadku wstrząsu wywołanego tamponadą serca wykonuje się nakłucie i odbarczenie worka osierdziowego. Odmę prężną odbarcza się nakłuciem lub drenażem opłucnej. Po okresie resuscytacji dokonuje się ponownej oceny stanu pacjenta, pobiera się materiał na dodatkowe badania laboratoryjne (morfologia i grupa krwi, gazometria, badania biochemiczne, układ krzepnięcia) oraz wykonuje konieczne badania obrazowe. W przypadkach, w których niemożliwe jest uzyskanie stabilizacji hemodynamicznej z powodu utrzymującego się krwawienia wewnętrznego, konieczne jest leczenie operacyjne w trybie nagłym.

Pielęgniarskie aspekty opieki nad dzieckiem we wstrząsie pourazowym

Zadania diagnostyczne i leczniczo-pielęgnacyjne

→ Stałe monitorowanie przyrządowe i bezprzyrządowe stanu dziecka, pomiar i ocena parametrów życiowych (ciśnienie tętnicze krwi, częstotliwość i charakter tętna, oddech, saturacja, temperatura ciała) co 15–30 minut, w zależności od stanu ogólnego dziecka; interpretacja i dokumentowanie wyników.
→ Ocena stanu świadomości według skali Glasgow (utrzymywanie kontaktu słownego i wzrokowego ocena logiczności odpowiedzi).
→ Obserwacja skóry (zabarwienie, wilgotność, elastyczność, ucieplenie), napływ kapilarny).

→ Zabezpieczenie i stabilizacja kręgosłupa szyjnego kołnierzem Schantza w przypadku podejrzenia urazu tego odcinka kręgosłupa.

→ Założenie wkłucia obwodowego zgodnie z procedurą (optymalnie dwa wkłucia obwodowe o dużej średnicy); pielęgnacja wkłucia według procedury.

→ Udział w procesie diagnostycznym przez asystowanie przy wykonywaniu badania fizykalnego, badań obrazowych (USG, RTG, TC, MRI) i pobieranie materiału do badań laboratoryjnych (morfologia krwi, jonogram, układ krzepnięcia, grupa krwi i czynnik Rh, próba zgodności, transaminazy, mocznik, badanie ogóle moczu).

→ Udział w farmakoterapii (podawanie leków drogą dożylną oraz przetaczanie ogrzanych płynów [krystaloidów, koloidów], koncentratu krwinek czerwonych, osocza, uzupełnianie niedoborów elektrolitowych); ocena skuteczności prowadzonej płynoterapii; modyfikowanie w zależności od wyników badań i zlecenia.

→ Zapewnienie komfortu cieplnego; zapobieganie wystąpieniu dreszczy (powodują przyspieszenie czynności serca oraz wzrost ciśnienia tętniczego krwi); kontrola i dokumentowanie temperatury ciała.

→ Ocena stopnia natężenia i charakteru dolegliwości bólowych z wykorzystaniem dostępnych skal do oceny bólu (przyspieszenie tętna, spłycenie oddechu, wzmożona potliwość, grymasy na twarzy, płacz, postękiwanie świadczą o nasileniu bólu); podanie leków przeciwbólowych; ocena skuteczności zastosowanej terapii.

→ Stałe monitorowanie saturacji krwi włośniczkowej i stosowanie tlenoterapii biernej przez maskę lub wąsy tlenowe w razie wskazań zgodnie ze zleceniem.

→ Założenie cewnika Foleya do pęcherza moczowego zgodnie z procedurą; obserwacja ilości i barwy wydalanego moczu (diureza godzinowa) i dokumentowanie obserwacji w karcie bilansu płynów.

→ Zabezpieczenie jałowym opatrunkiem ran na skórze; kontrola opatrunków w kierunku nasilenia krwawienia.

→ Obserwacja w kierunku objawów krwotoku wewnętrznego (obniżone ciśnienie tętnicze, tachykardia, blada, spocona skóra).

→ Założenie zgłębnika do żołądka zgodnie z procedurą; ocena i dokumentowanie jakości i ilości treści zalegającej w żołądku.

→ Prowadzenie karty bilansu płynów.

→ Komasowanie czynności pielęgnacyjnych; wykonywanie czynności pielęgniarskich delikatnie i sprawnie, bez narażenia dziecka na wychłodzenie i dolegliwości bólowe.

Piśmiennictwo

1. Brongel L. Ciężkie, mnogie i wielonarządowe obrażenia ciała. W: Zawadzki A. (red.): *Medycyna ratunkowa i katastrof.* Wydawnictwo Lekarskie PZWL, Warszawa 2011.
2. Kapała A., Kapała W.: *Pacjent we wczesnym okresie po operacji.* Mag. Pielęg. Położn., 2012, 10: 14–15.
3. Rysiakiewicz K.: Urazy narządów jamy brzusznej. W: Czernik J. (red.): *Chirurgia dziecięca.* Akademia Medyczna we Wrocławiu, Wrocław 2008.
4. Europejska Rada Resuscytacji (ERC), Polska Rada Resuscytacji (PRR): *Wytyczne resuscytacji 2010.*

SKOROWIDZ

www.ingramcontent.com/pod-product-compliance
Lightning Source LLC
Chambersburg PA
CBHW082133210326
41599CB00031B/5967